全国高职高专医药院校临床医学专业
"双证书"人才培养"十二五"规划教材

供临床医学、口腔医学、中医学、康复、检验、影像等专业使用

眼耳鼻咽喉口腔科学

主 编 周 平

副主编 李 爱 谢家儒 谢和新 何文清

编 者 （以姓氏笔画为序）

付桂荪 武汉纺织大学附属医院
刘院斌 山西医科大学汾阳学院
孙 霞 山西医科大学汾阳学院
李 爱 乌兰察布医学高等专科学校
李 敏 湖北科技学院五官医学院
何文清 重庆三峡医药高等专科学校
张扬帆 广州医科大学卫生职业技术学院
陈宏丽 山西医科大学汾阳学院
周 平 荆楚理工学院医学院
郭建华 乌兰察布医学高等专科学校
谢和新 荆楚理工学院第一临床学院
谢家儒 广州医科大学卫生职业技术学院
潘松林 荆楚理工学院第二临床学院

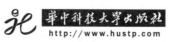
华中科技大学出版社
http://www.hustp.com
中国·武汉

内 容 简 介

本书是全国高职高专医药院校临床医学专业"双证书"人才培养"十二五"规划教材。

本书分为眼科学、耳鼻咽喉科学、口腔科学三篇,在编写设计上的总体框架按眼、耳鼻咽喉、口腔顺序编排,同时各篇以"应用解剖与生理""检查法""常用诊疗操作技术""疾病""预防保健"为顺序安排,便于阅读和查找。教材文中配有大量插图,末尾附有彩色图片,图文并茂,有助于读者学习理解。

本书可供临床、护理、康复、美容、口腔、药学等专业使用。

图书在版编目(CIP)数据

眼耳鼻咽喉口腔科学/周　平　主编.—武汉:华中科技大学出版社,2013.5
ISBN 978-7-5609-9070-5

Ⅰ.①眼…　Ⅱ.①周…　Ⅲ.①眼科学-高等职业教育-教材　②耳鼻咽喉科学-高等职业教育-教材③口腔科学-高等职业教育-教材　Ⅳ.①R77　②R76　③R78

中国版本图书馆 CIP 数据核字(2013)第 113796 号

眼耳鼻咽喉口腔科学　　　　　　　　　　　　　　　　　周　平　主　编

策划编辑:陈　鹏
责任编辑:周　琳
封面设计:范翠璇
责任校对:周　娟
责任监印:周治超
出版发行:华中科技大学出版社(中国·武汉)
　　　　　武昌喻家山　　邮编:430074　　电话:(027)81321915
录　排:华中科技大学惠友文印中心
印　刷:**武汉鑫昶文化有限公司**
开　本:787mm×1092mm　1/16
印　张:20.25　插页:6
字　数:453 千字
版　次:2017 年 1 月第 1 版第 4 次印刷
定　价:58.00 元

全国高职高专医药院校临床医学专业"双证书"人才培养"十二五"规划教材丛书编委会

总 序

《国家中长期教育改革和发展规划纲要(2010—2020 年)》中明确指出:发展职业教育是推动经济发展、促进就业、改善民生、解决"三农"问题的重要途径,是缓解劳动力供求结构矛盾的关键环节,必须摆在更加突出的位置;要把提高质量作为重点,以服务为宗旨,以就业为导向,推进教育教学改革;要实行工学结合、校企合作、顶岗实习的人才培养模式;要制定职业学校基本办学标准,加强"双师型"教师队伍和实训基地建设,提升职业教育基础能力;要积极推进学业证书和执业资格证书"双证书"制度,推进职业学校专业课程内容和职业标准相衔接。

临床医学不同于其他学科,它是一门实践科学,必要的理论知识在医疗行为中是必需的,对临床诊疗具有指导意义,但单纯有理论知识而没有或缺乏实践经验是不能够成为一个好医生的。由于医学教育的特殊性,临床医学教学理念应贯彻落实以服务为宗旨,以就业为导向,以能力为本位,以产、学、研结合为基本途径,大力推行"双证书"制度,促进人才培养模式创新,拓宽学生就业面。执业资格证书是表明劳动者具有从事某一职业所必备的学识、技能的证明,国家执业资格证书是现代人就业的通行证,它通过一定的社会职业系统来发展,也必将促进社会职业系统的规范化。实施"双证书"制教学,能够增强学生的实践能力、创新能力和就业能力。学生在获得学业证书的同时,获得相应的执业资格证书,能够增强学生的就业竞争力。鉴于当前的新形势,对高职高专临床医学专业教材的建设提出了更高的要求。但是现有的各种高职高专临床医学专业教材存在着各种问题:本科教材的压缩版,不符合高职高专临床医学专业的教学实际,未能与最新的助理医师执业资格考试大纲衔接,不利于学生考取执业资格证书;教学内容过于陈旧,缺乏创新,未能体现最新的教学理念;版式设计也较呆板,难以引起学生的兴趣等。因此,符合高职高专教学实际的新一轮教材建设迫在眉睫。

为了更好地适应高职高专临床医学专业的教学发展和需求,更好地实施"双证书"制度,突出卫生职业教育的特色,华中科技大学出版社在全国卫生行业职业教育教学指导委员会副主任委员、著名医学教育专家文历阳教授的指导下,在认真、广泛调研的基础上,组织了全国 30 多所高职高专医药院校,遴选教学经验丰富的 200 多位一线教师,共同编写了全国高职高专医药院校临床医学专业"双证书"人才培养"十二五"规划教材。

本套教材力争适应性广、实用性强,符合高职高专学生的认知水平和心理特点,符合社会对临床医学专业人才的需求特点,适应岗位对临床医学专业人才知识、能力和素质的需要。因此,本套教材将体现以下编写特点。

(1)注重学业证书和助理医师执业资格证书相结合,体现职业教育理念,提升学生的就业竞争力。

（2）围绕教育部"卓越医师计划"，加强对学生实践能力、人文素质和国际化能力的培养。

（3）基础课教材以"必需、够用"为度，专业课教材突出实用性和针对性，加强临床实训内容，以案例为引导。

（4）基础课程注重联系后续课程的相关内容，专业课程注重满足执业资格标准和相关工作岗位需求。

（5）注重体现医学人文教育理念，培养和加强学生核心竞争力。

（6）注重教材表现形式的新颖性，文字叙述力求通俗易懂，版面编排力求图文并茂、版式灵活，以激发学生的学习兴趣。

（7）多媒体教学手段辅助。在推出传统纸质教材的同时，立体化开发各类配套出版物，包括多媒体电子教案、与教材配套的实验与实训课教程、学习指导等。

本套教材得到了各学校的大力支持与高度关注，它将为新时期高职高专临床医学专业的课程体系改革作出应有的贡献。我们衷心希望这套教材能在相关课程的教学中发挥积极作用，并得到各位读者的青睐。我们也相信本套教材在使用过程中，通过教学实践的检验和实际问题的解决，能不断得到改进、完善和提高。

全国高职高专医药院校临床医学专业"双证书"人才培养"十二五"规划教材
编写委员会

前　言

依照全国高职高专医药院校临床医学专业"双证书"人才培养"十二五"规划教材主编会议精神和教材编写委员会意见，本教材体现"三基""五性""一特定"原则。三基即基本知识、基本理论、基本技能；五性即思想性、科学性、创新性、启发性、先进性；一特定即特定的对象，是指针对三年制高职高专临床医学专业学生。每门课程教学和实习都有时间限制，需要严格按照规定的学时数来合理安排教材。教材编写以专业培养目标为导向，以职业技能培养为根本，体现高职高专"双证书"教育的特色。

本教材分为眼科学、耳鼻咽喉科学、口腔科学三篇，在编写设计上的总体框架按眼、耳鼻咽喉、口腔顺序编排，同时各篇以"应用解剖及生理""检查法""常用诊疗操作技术""疾病""预防保健"为顺序安排，便于阅读和查找。增设"知识链接"，紧跟新知识、新技术的发展，提升学生学习兴趣，开阔学生视野，为培养未来高素质、综合型人才打好基础。本教材文中配有大量插图，末尾附有彩色图片，使知识更加形象逼真，有助于学生学习理解。

在编写过程中，根据高职高专院校临床医学专业学生的特点，结合国内基层医院"大五官科"临床工作领域的现状，教材注重体现"双证"需要，"一增一减"：适当增加助理执业医师考试的知识点，各学科成熟的诊疗新进展及有关学科疾病的现代观点，以适应助理执业医师考试要求；口腔科学已经发展成一门独立的一级学科，临床医学专业医师对口腔科疾病诊疗只需一定的了解，因此适当减少口腔科学部分在教材中的比重。

本教材在编写过程中，得到了全国多所高职高专医药院校从事临床、教学和科研工作的老师及相关单位领导的大力支持，在此，谨向他们表示衷心感谢！由于时间仓促和编者水平有限，疏漏之处在所难免，恳请各位专家、同仁和广大师生批评指正。

编　者

目 录

第三篇　口腔科学

第一篇

眼科学

第一章

眼的应用解剖及生理

眼为视觉器官,由眼球、视路和附属器三部分组成。视觉功能由眼球和视路完成,而眼附属器能使眼球运动并起保护作用。

第一节 眼球的应用解剖及生理

眼球近似球形,出生时正常眼球的前后径约 16 mm,3 岁时达 23 mm,成年时平均为 24 mm。成年时平均垂直径 23 mm,水平径 23.5 mm。眼球平视前方时,一般突出于外侧眶缘 12～14 mm。眼球由眼球壁和眼球内容物组成(图 1-1)。

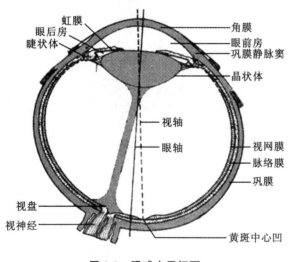

图 1-1 眼球水平切面

一、眼球壁

眼球壁由外向内分为三层,分别为纤维膜、葡萄膜和视网膜。

(一)纤维膜

纤维膜由前 1/6 的角膜和后 5/6 的巩膜构成,二者相连处为角巩膜缘。它主要由纤维结缔组织构成,有保护眼球内部组织和维持眼球形状的作用。

1. 角膜(cornea) 位于眼球前级中央的透明部分,呈横椭圆状。角膜中央部厚 0.5～0.55 mm,周边部厚约 1.0 mm,横径 11.5～12 mm,角膜前表面的曲率半径为

7.8 mm,后表面约为 6.8 mm,总屈光度为 43～48 D。

组织学上角膜由外向内分为 5 层(图 1-2):①上皮细胞层:由 5～6 层复层鳞状上皮细胞组成,对细菌有较强抵抗力,再生能力强,不留瘢痕。②前弹力层:均质无细胞的透明膜,损伤后不能再生,愈合后由瘢痕组织代替,形成角膜云翳。③基质层:由排列整齐的纤维薄板组成,厚约 500 μm,占角膜厚度的 90%,损伤后不能再生,由瘢痕组织代替。④后弹力层:富有弹性的透明均质膜,抵抗力较强,损伤后可以再生。⑤内皮细胞层:贴于后弹力层后面的一层六角形细胞,内皮细胞密度随年龄增加而降低,具有一定的房水屏障功能,不能再生,损伤后由临近细胞扩展和移行来覆盖。

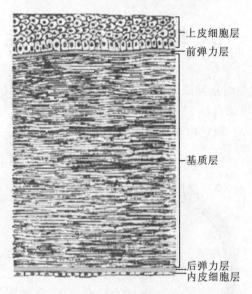

图 1-2　角膜组织示意图

角膜的生理特点:①具有透明性,无色素细胞,无角化层,是重要的屈光间质;②无血管,营养代谢主要来自房水、泪膜和角膜缘血管网,供氧来自泪膜和房水;③富含感觉神经,是三叉神经的眼支,分布于上皮细胞之间,无髓鞘,因此感觉十分敏锐。

2. 巩膜　位于外层后 5/6 的瓷白色部分,由致密的纤维组织构成,前部与角膜相连,后部与视神经交接处分为内外两层,外 2/3 移行于视神经鞘膜,内 1/3 呈网状结构,视神经由此穿出,称为巩膜筛板。巩膜厚薄不一,四周眼外肌肌腱附着处最薄(0.3 mm),视神经周围最厚(1.0 mm)。组织学上将巩膜分为三层,即表层巩膜、巩膜实质层、棕黑层。巩膜的生理特点:①深层血管、神经极少,代谢缓慢,故炎症时不如其他组织急剧,但病程迁延;②巩膜筛板处视神经穿出,易受眼内压影响。

3. 角巩膜缘　角巩膜缘是半透明的角膜和巩膜的移行区,平均宽约 1.0 mm。前界起于前弹力层的止端,后缘止于后弹力层止端,包含有小梁网及 Schlemm 管等组织。Schlemm 管又称巩膜静脉窦,是房水输出的通道。由角巩膜缘后面和虹膜根部前面构成的隐窝,称为前房角。角巩膜缘是临床上许多内眼手术切口的标志部位,也是角膜干细胞所在之处。

（二）葡萄膜

葡萄膜（uvea）因富含色素和血管，又称血管膜、色素膜。由前向后可分为虹膜、睫状体和脉络膜三部分。其具有遮光、营养眼球和调节的功能。

1. 虹膜（iris） 圆盘状的薄膜，位于晶状体之前、角膜后，周边与睫状体相连，表面有放射状的虹膜纹理。中央有直径 2.5～4 mm 的圆孔，称为瞳孔。角膜后面与晶状体前面之间的空隙被虹膜分隔成为前后两腔，称为前房和后房，内充满房水。虹膜内有环形的瞳孔括约肌，由副交感神经支配，有缩瞳作用，还有放射状的瞳孔开大肌，由交感神经支配，有开大瞳孔的作用。

虹膜的生理特点：①根据进入眼内光线的强弱，调节瞳孔的大小，从而调节进入眼内的光线，保证成像清晰；②虹膜组织血管丰富，且富含三叉神经末梢，在炎症时有剧烈的眼部疼痛症状。

2. 睫状体（ciliary body） 前接虹膜根部，后续脉络膜，宽 6～6.5 mm，矢状面为三角形，前 1/3 较肥厚称睫状冠，内表面有 70～80 个睫状突，后 2/3 薄而平坦称平坦部（或睫状环），与脉络膜连接处称锯齿缘。从睫状体至晶状体赤道部有晶状体悬韧带相连。睫状体内有睫状肌，睫状肌与虹膜中的瞳孔括约肌、瞳孔开大肌统称为眼内肌。睫状肌含有三种平滑肌纤维，即纵形肌纤维、放射状肌纤维和环形肌纤维。

睫状体的生理特点：①睫状突的上皮细胞分泌房水，维持眼压，营养眼球内部组织；②调节功能，看近物时睫状肌收缩，悬韧带放松，晶状体变凸，屈光力增加；③睫状体富含感觉神经，炎症时可以引起疼痛。

3. 脉络膜（choroid） 起自锯齿缘，止于视盘周围，有丰富的血管及色素细胞。

脉络膜的生理特点：具有营养眼球壁和遮光的作用。

（三）视网膜

视网膜（retina）为眼球壁的最内层，是一层透明薄膜，前起自锯齿缘，后止于视盘周围。视盘又称视乳头，是视神经纤维汇集眼球后部穿出眼球的部位，位于眼球后极偏鼻侧，直径约 1.5 mm，呈橙红色的圆形盘状结构。视盘中央有小凹陷区，称为视杯或生理凹陷。距视盘颞侧约 3 mm 处有一中央无血管的凹陷区，解剖上称中心凹，临床上称黄斑，其中央有一小凹，解剖上称中心小凹，临床上称黄斑中心凹，是视觉最敏感的部位（彩图 1）。瞳孔中央与黄斑中心凹的连线称视轴。

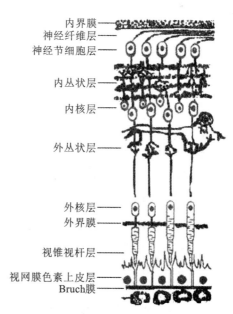

内界膜
神经纤维层
神经节细胞层

内丛状层

内核层

外丛状层

外核层
外界膜

视锥视杆层

视网膜色素上皮层
Bruch膜

图 1-3　视网膜组织示意图

组织学上视网膜分为 10 层(图 1-3):①视网膜色素上皮层;②视锥视杆细胞层;③外界膜;④外核层;⑤外丛状层;⑥内核层;⑦内丛状层;⑧神经节细胞层;⑨神经纤维层;⑩内界膜。

视网膜神经上皮层的主要作用是形成视觉神经冲动,以三级神经元传递,即光感受器,经双极细胞传至神经节细胞,向视盘汇聚成视神经。光感受器由视杆细胞和视锥细胞组成。视锥细胞主要集中在黄斑区,而中心凹处只有视锥细胞,且此区神经元传递呈单线连接,因此视力最敏锐。视盘仅有神经纤维,没有视细胞,因此在视野中形成生理盲点。

二、眼球内容物

眼球内容物包括房水、晶状体和玻璃体,都是无血管的透明间质,和角膜一并共同构成眼的屈光系统。

(一)房水

房水是由睫状突上皮细胞产生,充满前房和后房的透明液体,总量为 0.25~0.3 mL。房水的主要成分为水,还有少量氯化物、蛋白质、维生素 C、少量无机盐和尿素等,呈弱碱性。

房水的功能:①为眼内组织提供营养和氧,尤其是角膜和晶状体,并排除代谢产物;②调节眼内压;③是屈光介质之一,有屈光作用。

睫状体分泌产生房水,它所产生的房水循环途径如下:睫状突上皮细胞→后房→瞳孔→前房→前房角→小梁网→巩膜静脉窦→集液管、房水静脉→睫状前静脉→血液循环(彩图 2)。

(二)晶状体

晶状体位于虹膜、瞳孔之后,玻璃体之前,借晶状体悬韧带和睫状体相连。晶状体形如双凸透镜,是重要的屈光介质,由晶状体囊和晶状体纤维组成。人的一生中,晶状体纤维不断从周边生成,把旧纤维挤向中心形成晶状体核,核外较新的纤维称为晶状体皮质。随着年龄的增长,晶状体核不断浓缩扩大,皮质增厚而导致晶状体核的弹性逐渐减弱。

晶状体的功能:①屈光度约 19 D,可以通过晶状体凸度变化而改变屈光,保证物体在不同距离仍能成像清晰;②可以滤过部分紫外线,保护视网膜。

(三)玻璃体

玻璃体是位于晶状体后面的透明胶质体,主要成分是水和胶质,占眼内容积的4/5,约 4.5 mL。其前面有一凹面,称为玻璃凹,晶状体镶嵌于此。

玻璃体的功能:①玻璃体无血管及神经,有很好的透光作用,是眼内屈光介质之一;②对晶状体、视网膜等组织有支持和减震作用,维持眼球正常形态;③代谢极低,没有再生能力。

第二节　视路的应用解剖及生理

视路(visual pathway)是视觉传导的通路,是指从视网膜光感受器开始到大脑枕叶视中枢的传导径路,包括视网膜、视神经、视交叉、视束、外侧膝状体、视放射和大脑枕叶视中枢(彩图 3)。

视路从视神经开始,穿视神经孔入颅,在颅骨蝶鞍处形成视交叉,此处视神经分为两组(鼻侧纤维交叉,颞侧纤维不交叉),之后来自同侧视网膜的颞侧不交叉纤维和对侧视网膜鼻侧的交叉纤维形成视束,绕过大脑脚入外侧膝状体,更换神经元后入视放射,最终止于大脑枕叶后部的纹状区视中枢。

视路中的神经纤维在各段排列不同,所以在视路系统发生病变损害时,对神经纤维的损害不同,表现出相应的视野改变,故检查视野改变有助于神经损伤的定位。

第三节　眼附属器的应用解剖及生理

眼附属器是保护和支持眼球的组织结构,包括眼睑、结膜、泪器、眼外肌和眼眶。

一、眼睑

眼睑(eye lids)位置在眼眶前部,覆盖在眼球的表面,分为上睑和下睑,其游离缘称为睑缘。上、下眼睑之间的裂隙称为睑裂。眼睑外端联合处称外眦,内端联合处称内眦。向前平视时上睑遮盖角膜上部 1～2 mm。内眦处有一肉状隆起,称泪阜。上、下睑缘内侧各有一个乳头状隆起,其中央有一小孔称上、下泪小点,是泪道入口。组织学上眼睑从外向内分 5 层:①皮肤层:人体最薄。②皮下组织:易出现水肿。③肌肉层:眼轮匝肌由面神经支配,司眼睑闭合;提上睑肌由动眼神经支配,提起上睑;睑板肌受交感神经支配,使睑裂开大。④睑板层:内有垂直排列的睑板腺(Meibomian 腺),开口于睑缘,分泌类脂质。⑤结膜层:即睑结膜。眼睑可以保护眼球,防止角膜干燥。

二、结膜

结膜(conjunctiva)是半透明、光滑且富有血管的黏膜组织,覆盖在眼睑后面、部分眼球前面,分为睑结膜、球结膜及穹窿结膜,由这三部分结膜形成囊状间隙称为结膜囊。睑结膜位于睑板之后,与睑板紧密相连,不易被推动。球结膜覆盖于眼球前部的巩膜表面,止于角巩膜缘,与巩膜连接疏松,可被推动。穹窿结膜是球结膜与睑结膜的移行部分,皱襞多,便于眼球活动。

结膜的分泌腺有副泪腺和杯状细胞。副泪腺包括位于睑板上缘的 Wolfring 腺,位于穹窿部结膜下的 Krause 腺,分泌浆液。杯状细胞位于结膜上皮细胞层,分泌黏液。

结膜的血液供应来源于眼睑的动脉弓和睫状前动脉。

结膜有感觉神经和交感神经,对痛觉、温觉、触觉敏感。结膜杯状细胞分泌黏液,参与形成泪膜,保持眼睛湿润。结膜直接与外界接触,有防止眼内感染及异物侵犯等作用。

三、泪器

泪器(lacrimal apparatus)包括泪腺和泪道两部分。

泪腺位于眼眶外上方的泪腺窝内,分泌泪液,排出管有 10～12 根,开口于外上穹窿结膜处。泪道由泪点、泪小管、泪囊和鼻泪管四部分组成,是泪液排泄的通道。泪腺产生泪液后排至结膜囊内,经瞬目运动涂布于眼球前表面,并逐渐汇集到内眦部,流入上、下泪点,经泪小管流至泪囊,最后入鼻泪管。

四、眼外肌

眼外肌(extraocular muscles)是司眼球运动的横纹肌,每眼各有 4 条直肌和 2 条斜肌。4 条直肌为上直肌、下直肌、内直肌和外直肌,2 条斜肌为上斜肌和下斜肌。4 条直肌起于眶尖部视神经周围的总腱环,向前止于巩膜表面角膜缘后。上斜肌也起自总腱环,沿眶上壁与眶内壁交界处前行至眶内上缘处变为肌腱,穿过滑车的纤维环,反折向后经上直肌的下面,到达眼球赤道部后方,止于眼球外上巩膜处。下斜肌起于眶壁的内下侧,经下直肌与眶下壁之间向后外上伸展,止于赤道部后外侧的巩膜上。

眼外肌对眼球的作用:内、外直肌使眼球内转和外转。上、下直肌收缩除能使眼球上、下转动外,还有使其内转内旋、外转外旋的作用。上、下斜肌收缩时主要分别使眼球内旋和外旋,此外,上斜肌有下转、外转的作用,下斜肌有上转、外转的作用。

除外直肌由第Ⅳ脑神经、上斜肌由第Ⅵ脑神经支配外,其余眼外肌均由第Ⅲ脑神经支配。

五、眼眶

眼眶(orbit)呈四边锥形,内容纳眼球,它由 7 块骨构成,即额骨、蝶骨、筛骨、腭骨、泪骨、上颌骨和颧骨。眼眶有四个壁:上壁、下壁、内侧壁和外侧壁。成人眼眶深度为 4～5 cm,外侧壁稍偏后,眼球暴露较多,有利于视野的开阔,同时增加了外侧外伤的可能性。由于眼眶与鼻窦相毗邻,故鼻窦病变可累及眶内。

眼眶壁上有许多孔、裂、缝隙等,为血管及神经的通道,重要的有视神经孔、眶上裂、眶下裂。其中视神经孔有视神经、眼动脉、交感神经通过,眶上裂有第Ⅲ、Ⅳ、Ⅴ、Ⅵ脑神经第一支,眼上静脉及脑膜中动脉的眶支通过,眶下裂有第Ⅴ脑神经第二支、眶下神经、眶下动脉、眶下静脉等通过。

第四节　眼的血液供应与神经支配

一、眼的血液供应

1. 眼球的血液供应　眼球的血液供应主要来自颈内动脉的分支眼动脉。眼动脉经视神经管进入眶内,分成两个系统:一个是视网膜中央血管系统,主要供应视网膜内层;另一个是睫状血管系统,供应除视网膜中央静脉外的眼球及其他部分,包括葡萄膜、视网膜外层、视神经、巩膜等。

眼球静脉回流主要经视网膜中央静脉、涡静脉及睫状前静脉三个途径汇入海绵窦。

2. 眼附属器的血液供应　眼附属器除由来自颈内动脉的分支眼动脉供给以外,还有颈外动脉分支面动脉、颞浅动脉和眶下动脉供应。

二、眼的神经支配

支配眼的神经丰富,共有 6 对脑神经与眼有关。①运动神经:第Ⅲ脑神经动眼神经、第Ⅳ脑神经滑车神经、第Ⅵ脑神经展神经支配眼外肌运动,第Ⅶ脑神经面神经支配眼轮匝肌完成闭睑动作。②感觉神经:第Ⅱ脑神经视神经,参与视觉的传导。第Ⅴ脑神经三叉神经的第一支眼神经,司眼球、上睑、泪腺等的感觉。三叉神经第二支上颌神经司下睑感觉。③睫状神经及睫状神经节。眼球受睫状神经支配;睫状神经节由三种不同来源的神经根组成,睫状神经节内含有支配眼球组织的感觉纤维,眼内手术常施行球后麻醉,阻断此神经节,达到镇痛作用。

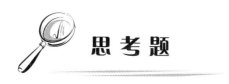

思 考 题

一、名词解释

1. 视路

2. 眼附属器

3. 黄斑

二、填空题

1. 眼的屈光系统包括_____、_____、_____和_____。

2. 眼球由_____和_____组成。

3. 视觉最敏锐处是_____。

三、选择题

1. 黄斑中心凹视觉最敏锐是由于（　　）。

A. 视神经纤维比较密集　　　　B. 有大量的视锥细胞

C. 是神经纤维汇总区　　　　　D. 有大量的视杆细胞

2. 对角膜的描述哪项错误？（　　）

A. 为重要的屈光间质　　　　　B. 厚 0.3～1 mm

C. 组织学上分五层　　　　　　D. 无血管

3. 角膜感觉敏锐是由于角膜上皮层密布（　　）末梢。

A. 面神经　　　B. 动眼神经　　　C. 交感神经　　　D. 三叉神经

四、问答题

1. 眼球壁和眼球内容物各有哪些结构？

2. 简述房水的循环途径及功能。

（孙　霞）

第二章

眼科常用检查法

眼科检查的目的是评价眼的解剖生理结构和视觉功能,对于提高眼科疾病诊断的准确性有很大帮助。

第一节 视功能检查

视功能检查可分为视觉心理物理学检查(包括视力、视野、色觉、暗适应、立体视觉、对比敏感度检查)及视觉电生理检查两大类。

一、视力检查

视力即视锐度,是指视网膜的黄斑中心凹分辨相邻两物点的能力,分为远、近视力检查两种。检查时又分为裸眼视力和戴镜视力。

1. 远视力检查 在我国,视力检查常应用国际标准视力表(图 2-1),以小数法记录视力。检查视力须两眼分别进行,常规是先右后左。视力表须按标准亮度的光线照明,被检者距离视力表 5 m,使被检眼与 1.0 行等高,正常视力标准为 1.0。

测量步骤及记录:首先被检者用手掌或挡板遮盖一眼,但不要压迫眼球,被检眼不能眯眼。嘱被检者根据检查者的指示,说出或用手势表示视标的缺口方向,逐行检查,记录能辨认出其中最小一行视标的视力。如能辨认出 1.0 全部视标,对下一行进行辨认,如都辨认不出记录为 1.0,如辨认出 1 个视标,则记录为 1.0^{+1},如在 1.2 行认错 2 个图标,则记录为 1.2^{-2}。如果在 5 m 处连最大的视标(0.1 行)也不能认出,那么让被检者走近视标,直到能认出最大视标为止。这时可根据公式 $V=d/D$ 计算,V 为实际视力,d 为实际看到

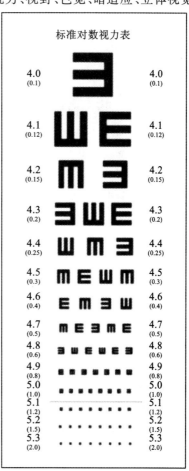

标准对数视力表

4.0 (0.1)	4.0 (0.1)
4.1 (0.12)	4.1 (0.12)
4.2 (0.15)	4.2 (0.15)
4.3 (0.2)	4.3 (0.2)
4.4 (0.25)	4.4 (0.25)
4.5 (0.3)	4.5 (0.3)
4.6 (0.4)	4.6 (0.4)
4.7 (0.5)	4.7 (0.5)
4.8 (0.6)	4.8 (0.6)
4.9 (0.8)	4.9 (0.8)
5.0 (1.0)	5.0 (1.0)
5.1 (1.2)	5.1 (1.2)
5.2 (1.5)	5.2 (1.5)
5.3 (2.0)	5.3 (2.0)

图 2-1 国际标准视力表

0.1行视标的距离，D 为正常视力的人应当看清 0.1 行的最远距离（50 m）。如被检者在 3 m 距离看清 0.1 行视标，则记录为 0.06（3/50=0.06）。如被检者在 1 m 处仍看不到最大视标，则让被检者辨认指数。从 1 m 处逐渐靠近，直到正确辨认指数为止，记录指数检测距离，如"指数/30 cm"。在 5 cm 处仍不能辨认指数，可以让被检者辨认是否有手在眼前摇动，记录其能看清手动的最远距离，如在 10 cm 处可以看到，即记录为"手动/10 cm"。对不能辨认眼前手动者，应检查有无光感。光感的检查应在暗室内进行，检查者距被检者 5 m 开始，先用手或挡板遮盖单眼，不得透光。检查者持一光源在被检者的眼前方，时亮时灭，让其辨认是否有光。如 5 m 处不能辨认时，将光源移近，记录被检者有光感的最远距离，如"光感/5 cm"。不能辨认者说明视力消失，临床上记录为"无

右眼	左眼
＋ ＋ ＋	－ ＋ ＋
＋ ＋ ＋	－ ＋ ＋
＋ ＋ ＋	－ ＋ ＋

图 2-2　光定位检查记录图

光感"。有光感者，为进一步了解视网膜功能，还需检查光定位，方法是嘱被检者正视前方，于眼前 1 m 处，分别将光源置于正前上、中、下，颞侧上、中、下，鼻侧上、中、下共 9 个方位，嘱被检者指出光源的方向，并记录，能辨认处记"＋"，不能辨认处记"－"（图 2-2）。

2. 近视力检查　近视力是衡量视觉系统在阅读距离能辨别的最小视标的能力。近视力检查常用标准近视力表或 Jaeger 视力表（用 $J_1 \sim J_7$ 表示，J_1 最好，J_7 最差）。

测量步骤及记录：在光线充足的条件下，将视力表放在眼前 30 cm 处，正常近视力为 1.0/30 cm。须同时检查远、近视力，首先被检者用手掌或挡板遮盖一眼，被检眼不能眯眼，鼓励患者尽量读出尽可能小的视标，直至在一行中有半数的视标读错，该行的上一行即被检者的视力。

轻度近视患者远视力差但近视力正常，老视或调节功能障碍的患者远视力正常但近视力差。小儿出生时视力略低于 0.1，5～7 岁可达正常 1.0，幼儿时期如视力发育障碍，则形成弱视。婴幼儿的视力检查虽不能得到小儿的配合，但可检查注视反射和跟随反射是否存在。

二、视野检查

视野是指眼球向正前方固视不动时所见的空间范围，反映了周边视力。视野检查不仅能诊断早期青光眼，还能诊断和监测视网膜及中枢神经系统疾病。距注视点 30° 以内的范围称为中心视野，30° 以外称为周边视野。视野小于 10° 者即使中心视力正常也属于盲。

视野检查方法如下所述。

1. 简单对比法　被检者与检查者对视，眼位等高，相距 0.5 m。检查单眼，遮盖另一眼，检查者将手指在各方向从外周向中央移动，被检者能在各方向与检查者同时看到手指，可认为视野大致正常。此方法不需仪器，但不精确。

2. 弧形视野计检查法　弧形视野计是检查周边视野的仪器（图 2-3）。被检者坐于视野计前，下颏固定于颏架上，被检眼正对视野计中心，注视白色固定目标，遮盖另一

眼。视野计为180°的弧形,半径为33 cm,选用适宜的视标(常用的直径为3 mm或5 mm),从圆弧周边向中心缓慢移动视标,嘱被检者刚一发现视标或辨出颜色时,立即告知。将此时视标在弧上的位置记录在周边视野表上。将圆弧转动30°后再查,依次查12个径线。白色视标正常视野范围为颞侧90°、鼻侧60°、上方55°、下方70°。蓝、红、绿色视野依次递减10°左右。此法操作简便。

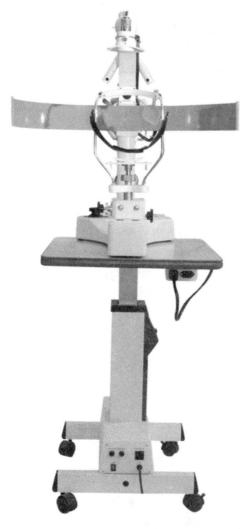

图2-3 弧形视野计

3. 平面视野计检查法 平面视野计是检查中心视野的设备。在自然光线下或人工照明下进行。被检者坐在黑色屏布前1 m处,将下颌固定于颌架上,嘱被检眼注视平面视野计中心的白色目标点,遮盖另一眼,用适宜的视标(常用直径为2 mm),先查出生理盲点的位置和大小,然后在各子午线由周边向中心缓慢移动视标,并在移动中均匀地做与进行方向垂直的轻微摆动,让被检者说出何处看到视标变形、变色或消失,用大头针在视野屏上作出记号。此法适合发现较小的中心视野(即 30°以内视野)的缺损,除生理盲点外出现任何暗点都是病理性暗点。

4. Amsler 方格检查法   用来检查 10°范围的中心视野,双眼在阅读距离分别注视方格,这种方法常用来评估黄斑功能。黄斑病变时被检者会感到直线扭曲、方格大小不等、某处方格的线条缺失或暗影遮盖等。

5. Goldmann 视野计检查法   Goldmann 视野计既可查周边视野,又可查中心视野,既可做动态检查,又可做静态检查。

6. 自动化视野计检查法   自动化视野计是电脑控制的静态定量视野计,能自动按照程序,根据被检者的应答(以按钮的方式表示看见与否)得出结论。它是目前较为敏感的视野检查设备。

三、色觉检查

色觉即颜色视觉,是视网膜受不同波长光线刺激后产生的感觉。色觉障碍是对各种颜色心理感觉的不正常,是一种性染色体连锁隐性遗传病,也可见于某些视神经、视网膜疾病,后者称获得性色盲。色觉障碍分为色盲及色弱,色盲有红色盲、绿色盲、全色盲三种,最常见的为红、绿色盲。发病率男性远高于女性。

色觉检查属于主觉检查,我国常用假同色图法(色盲本)检查,国内常用的有俞氏、贾氏和汪氏色盲本。检查方法:应首先检查视力,视力不能太差。检查时,将色盲本置于明亮的自然光线下(但光线不能直接照射在色盲本上),距离被检者 50 cm,让被检者 5 s 内读出色盲本上的数字或图形,按色盲本所附的说明,判定是否正确,是哪一种色盲或色弱。能够正确认出,但表现出困难或辨认的时间延长者为色弱。此外还有 FM-100 色彩试验、D-15 色盘试验及色觉镜检查法。

四、暗适应

暗适应可用于检查视网膜视杆细胞的功能。当人从强光下进入暗处时,开始对周围物体无法辨认,之后逐渐能看清暗处的物体,这种对光的敏感度渐增,最终达到最佳状态的过程称为暗适应。

暗适应检查的方法如下所述。

1. 对比法   被检者与暗适应功能正常的检查者同时进入暗室,在相同距离和条件下分别记录辨别周围的物体的时间,从而粗略测试被检者的暗适应能力。

2. 暗适应计法   用一定的刺激光和记录仪记录下暗适应曲线的过程,其中包括对比敏感度的倒数和时间值。

暗适应检查可以客观和量化地评定夜盲症状,也可用来诊断和观察各种可以引起夜盲的疾病,如视网膜色素变性、维生素 A 缺乏症等。

五、对比敏感度

对比敏感度是指明暗对比变化下,人眼视觉系统对不同空间频率的视标的辨识能力。单纯用视力表检查视力,只能反映黄斑在高对比度下对小目标的分辨能力,却不能全面地了解视觉的灵敏度,例如用黑字写在白纸上时两人的视力相等,再用黑字写在灰纸上时,两人的视力就不一定相等。这种检查有助于更早地发现眼病。

六、立体视觉

立体视觉又称深度觉,或三维空间视觉,是双眼视觉中的最高级功能,其衡量单位为视锐度。立体视觉一般需以双眼单视为基础,可用同视机或立体视觉检查图片来检查。正常成年人视锐度≤60弧秒。

七、视觉电生理检查

视觉电生理检查是利用视器的生理活动了解视觉功能,包括:①眼电图(EOG),异常时可以反映视网膜色素上皮病、光感受器细胞疾病、中毒性视网膜疾病及脉络膜疾病;②视网膜电图(ERG),可辅助诊断各种视网膜疾病;③视觉诱导电位,可用于黄斑病变、视神经疾病、青光眼的诊断及客观视力的测定。

第二节 眼各部检查

眼部的检查又称客观检查法。检查应按由外向内、先右眼后左眼、先健眼后患眼的顺序进行。

一、眼附属器检查

(一)眼睑

在自然光线下观察眼睑皮肤有无红肿、淤血、气肿、瘢痕,有无睑内、外翻,上睑下垂等,睫毛有无脱落及方向异常,两睑是否对称,睑缘有无鳞屑、溃疡等。

(二)泪器

观察泪腺区是否肿胀,有无压痛,泪点有无外翻或闭塞,泪囊区有无红肿压痛或瘘管,挤压泪囊区有无分泌物自泪点反流,泪道冲洗是否通畅。了解泪腺分泌功能须做泪液分泌试验;检查泪道有无阻塞可做荧光素钠试验、泪道冲洗、X线碘油造影或超声检查。

(三)结膜

将眼睑向上下翻转检查睑结膜及穹窿部结膜,观察有无结膜充血、乳头肥大、滤泡增生、瘢痕、溃疡、睑球粘连、异物或分泌物潴留;检查球结膜时,用拇指和食指将上、下睑分开,观察有无充血、出血、色素沉着、异物、疱疹等。

(四)眼球位置及运动

两眼直视时,观察角膜位置是否位于睑裂中央,高低位置是否相同,有无向外、向下偏斜，有无眼球震颤。观察眼球大小有无异常、有无突出或内陷。嘱患者向各方向转动眼球，观察有无运动异常。

检测眼球突出可用 Hertel 突眼计测量。正常平均值为 12～14 mm，两眼差距不超过 2 mm。

（五）眼眶

观察双侧眼眶是否对称，眶缘触诊有无肿物、缺损、压痛、异常搏动等。

二、眼球检查

眼球分眼前段和眼后段，检查眼前段常用两种方法，即斜照法和裂隙灯显微镜法。斜照法即一手持带有聚光灯泡的手电筒，从眼的侧方距眼约 2 cm 处照射，另一手持放大镜置于眼前，检查角膜、前房、虹膜及晶状体。裂隙灯由两个系统组成，即供照明的光源投射系统和供观察的放大系统，附加前置镜、前房角镜、三面镜等附件，还可观察前房角、玻璃体和眼底。

1. 角膜 观察角膜大小、透明度、光滑度、弯曲度。检查有无异物、新生血管、瘢痕、角膜后沉积物等。①检查角膜上皮有无缺损：用 1%～2%荧光素钠液滴于结膜囊内，观察上皮有无染色。②检查角膜弯曲度：嘱被检者背光，检查者一手持 Placido 板，将板的正面向着被检者，另一手拇指和食指分开睑裂，规则而清晰的同心圆为正常影像，椭圆者为规则散光，扭曲者为不规则散光。③检查角膜知觉：用消毒棉签的纤维从被检者侧面移近并触及角膜，如不能引起瞬目反射，或者两眼所需触力有明显差别，则表明角膜知觉减退。

2. 巩膜 让被检者转动眼球，观察有无黄染、结节、压痛、局限性隆起、溃疡或肿物等。

3. 前房 观察前房深浅，可将手电筒灯光由外眦处照向内眦，如鼻侧虹膜全被照亮，为深前房；如仅照亮 1 mm 或更少，则为浅前房，有潜在的发生闭角性青光眼的危险；观察有无积血、积脓，房水有无混浊。

4. 虹膜 观察颜色有无异常、纹理是否清晰，有无粘连、震荡、新生血管、结节、根部离断及缺损等。

5. 瞳孔 观察双侧瞳孔是否等大、等圆，位置是否居中，边缘是否整齐。正常成人瞳孔在自然光线下的直径为 2.5～4 mm，幼儿及老人稍小，检查瞳孔对光与集合反射，对于了解眼部病变与中枢神经功能损害有重要意义。

(1) 直接光反射：在暗室内，光线照射一眼，该眼瞳孔缩小为直接光反射，需该眼的传入神经和传出神经通路共同参与。

(2) 间接光反射：在暗室内，遮盖右眼（或左眼）使该眼不受光线照射，用光线照射左眼（或右眼），右眼（或左眼）瞳孔缩小。需遮盖眼瞳孔反射的传出途径参与。

(3) 辐辏反射：眼睛从注视远处目标，转向注视近处目标的过程中，双侧瞳孔缩小的反应。眼在看近处的过程中，会有三个动作同时发生：瞳孔括约肌收缩产生瞳孔缩小的同时，睫状肌收缩产生调节动作以及内直肌收缩产生集合运动。

6. 晶状体 观察晶状体有无混浊及位置变化。

7. 玻璃体 散瞳后，在裂隙灯下可看到玻璃体前 1/3 的病变，注意是否有混浊飘动，有无出血。

8. 眼底检查 眼底检查最好在暗室进行，必要时可用药物放大瞳孔详查眼底。检眼镜是眼底检查的重要工具，可以检查玻璃体、视网膜、脉络膜、视神经疾病，分为直接检眼镜和间接检眼镜两种。

（1）直接检眼镜：所见眼底为正像，视野范围为 $10°\sim12°$，放大率约 16 倍(图2-4)。

① 检查者的位置：检查右眼时，检查者站在被检者的右侧，用右手持镜，用右眼观察；检查左眼时，检查者站在被检者的左侧，用左手持镜，用左眼观察(四左、四右)。

② 操作步骤：先将镜片拨到 $+8\sim+10$ D，用彻照法观察眼的屈光间质有无混浊，距被检眼 $10\sim20$ cm，将检眼镜灯光射入瞳孔。正常时瞳孔

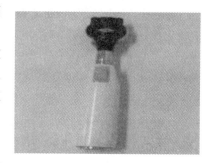

图 2-4 直接检眼镜

区呈橘红色反光；角膜、晶状体或玻璃体有混浊时，红色反光中出现黑影，此时嘱被检者转动眼球，如黑影移动的方向与眼球方向一致，说明混浊位于晶状体前方，如相反则位于晶状体后方，如不动则混浊在晶状体。再将转盘拨到"0"处，将检眼镜置于被检眼前约2 cm处，检查眼底。可拨动转盘直至看清。嘱患者正视前方，检眼镜光源从颞侧约15°处投入可以检查视盘，再嘱患者向上下左右各方向注视，以检查视网膜周边部，最后嘱患者注视检眼镜灯光，以检查黄斑部。

③ 眼底检查记录：记录屈光间质是否存在混浊，以及混浊的形态及部位；记录盘沿及视盘色泽，有无水肿、充血及倾斜等；记录杯盘比(视杯直径(C)与视盘直径(D)之比，正常$C/D\leqslant0.3$)，要求记录水平及垂直位的杯盘比；记录动、静脉宽度比(正常动、静脉管径之比为 2∶3)，有无动、静脉交叉压迫；记录视网膜病变的大小、形态、位置、色泽和深度，大小可用视盘直径(PD)来表示；记录黄斑区有无出血、水肿及渗出等变化。

（2）间接检眼镜：诊断眼底疾病最重要的仪器之一。所见眼底为上下左右均相反的倒像，放大 4 倍。视野范围较直接检眼镜大，可比较全面地观察眼底情况，有利于发现视网膜周边部，诸如视网膜裂孔、格子样变性及玻璃体视网膜迁移等病变，使视网膜裂孔的封闭及垫压等操作可以在直视下进行，成为检查和治疗视网膜脱离的必备工具。

9. 眼压测量 眼压又称眼内压，测量方法包括指测法和眼压计测量法。

1) 指测法 最简单估计眼压的方法，测量时嘱患者两眼尽量向下看，检查者将两食指尖放在上睑板上缘的皮肤面，两食指交替轻压眼球，检查波动感，凭借指尖感觉，估计眼球的硬度。记录：眼压正常为 T_n，眼压轻度增高为 $T+1$，眼压很高为 $T+2$，眼压极高，眼球坚硬如石为 $T+3$，眼压稍低为 $T-1$，眼压很低为 $T-2$，眼压极低为 $T-3$。

2）眼压计测量法　有压平式、压陷式和非接触式三种,正常眼压平均值为1.47～2.79 kPa(11.0～21.0 mmHg)。

（1）Schiotz眼压计:此眼压计我国目前应用比较广泛。

步骤如下:①患者低枕仰卧,滴0.5%丁卡因2～3次,等待充分的表面麻醉后,准备眼压计,包括矫正眼压计,用75%酒精擦拭眼压计底板,待干,测量时嘱患者举起左手食指,作为注视点,使角膜处于水平正中位;②检查者右手持眼压计,左手拇指及食指分开上、下睑固定于眼眶缘上,不可使眼球受压,将眼压计底板垂直放在角膜中央;③先用5.5 g砝码,读指针刻度,如读数小于3,则需用更换更重的砝码再量;④按刻度读数查表得出眼压的实际数字,即眼压＝砝码重量/指针读数;⑤测毕结膜囊内滴抗生素滴眼剂。

（2）Goldmann压平眼压计:这是目前国际通用的眼压计,测量结果较为准确。它是压平眼压计的一种,附装在裂隙灯显微镜上,用显微镜观察,取坐位测量。

（3）非接触眼压计:它也是一种压平眼压计,其优点是可以手持使用,无需接触角膜,避免交叉感染。此眼压计的原理是利用一种可控的空气脉冲,将角膜压平一定面积,再利用监测系统记录受角膜表面反射的光线和压平此面积所需的时间,自动转换成眼压值。其缺点是所测数值可能偏低。

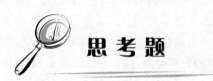

思考题

一、名词解释

1. 视力

2. 视野

3. 暗适应

二、填空题

1. 眼压测量方法包括_____和_____。

2. 白色环境下正常人动态视野平均值是上方_____、下方_____、鼻侧_____、颞侧_____。

3. 色觉是眼辨别_____的功能。

三、选择题

1. 被检者在3 m距离看清0.1行视标,则视力为(　　)。

A. 0.02　　　　B. 0.04　　　　C. 0.06　　　　D. 0.08

2. 视野检查时,同一被检者测得的视野范围最大是(　　)色视标。

A. 白　　　　B. 蓝　　　　C. 红　　　　D. 绿

3. 视功能检查不包括下列哪项检查?(　　)

A. 视力　　　　　　　B. 裂隙灯显微镜　　　　　C. 光感

D. 视野　　　　　　　E. 色觉

四、问答题

视功能检查包括哪些内容？

（孙　霞）

第三章

眼科常用诊疗操作技术

第一节 结膜囊冲洗法

【适应证】

(1) 内眼手术前冲洗结膜囊以清洁消毒。

(2) 眼部组织受伤时,结膜囊内存留大量的异物,冲洗及中和化学物质。如化学伤需要急救时在没有冲洗液的情况下,可用清水、凉开水、自来水冲洗,应分秒必争。

(3) 某些眼部疾病时,结膜囊冲洗可以减少分泌物、脱落坏死组织和致病菌。

【洗眼壶冲洗法】

(1) 做好患者的思想工作,使其了解冲洗的目的及意义,以便更好地配合。

(2) 准备消毒洗眼壶,壶嘴部用消毒橡皮小帽套住,壶口部用消毒纱布遮盖,壶内注入洗眼液。

(3) 洗眼液可用消毒生理盐水或3%硼酸溶液,温度以37 ℃为宜,用前检查液体不能过冷、过热。同时备有搪瓷受水器及消毒棉球。

(4) 患者取坐位或仰卧位,头略抬高向患侧倾斜,令患者手托受水器,把受水器紧贴住患者的面颊部,使受水器保持低于眼的水平位置,嘱患者不可将受水器移动,以免冲洗后水流出。

(5) 操作者右手持洗眼壶,左手轻轻翻转患者的上、下睑,洗眼壶应靠近患眼以减小冲洗的压力,但不可触及眼睑及睫毛,以免污染洗眼壶嘴。水速不可过快。先将洗眼液注入患眼的周围皮肤,使患者先适应,然后再将液体注入结膜囊内,但不可直接冲在角膜上,同时让患者上、下、左、右转动眼球,以使结膜囊冲洗充分,必要时翻转眼睑充分冲洗睑结膜及穹窿部结膜。在化学伤冲洗时,冲洗液的量和冲洗时间要比一般冲洗时的多和长,冲力宜大,距离要稍远,这样才能更好地清除结膜囊内的化学物质。

(6) 冲洗完毕用消毒棉签擦去眼睑皮肤上的水,然后取下受水器。

【注意事项】

(1) 冲洗时不要把患者衣物及床单弄湿。

(2) 冲洗液切勿溅入患者健眼及医务人员眼内。

(3) 对于有角膜溃疡及眼球穿通伤者,冲洗时切勿压迫眼球,避免翻眼睑,防止眼内容物被压出。

（4）使用过的受水器、洗眼壶要消毒后备用。传染性眼病患者使用过的用具，一定要严密消毒。

第二节　泪道冲洗

【适应证】

（1）了解泪道通畅情况，为泪道疾病的诊断提供临床上的依据。

（2）用作暂时治疗伴有严重的角膜溃疡或全身不适于手术的慢性泪囊炎患者。

（3）作为泪道或内眼手术术前准备，以防止术后感染。

【操作方法】

（1）做好患者的思想工作，使其精神放松，取得合作。

（2）表面麻醉，患者取坐位或仰卧位，用消毒棉签蘸表面麻醉药物放在下泪小点上，嘱患者闭眼 3～5 min。

（3）注射器抽取冲洗液，操作者左手食指持棉球将下睑拉开，嘱患者注视上方，右手持注射器将针尖垂直进入泪小点 1.2～2 mm，然后转水平方向，向内眦部沿下泪小管方向推进 4～6 mm（图 3-1），这时应将下睑朝颞侧方向拉紧，以免泪小管黏膜皱折阻挡针头推进，之后将冲洗液缓慢注入泪道，并询问患者有无液体流入鼻腔或咽喉，同时观察泪点处有无液体或分泌物反流、反流物的量、推注有无阻力。根据冲洗情况以判断泪道是否通畅。

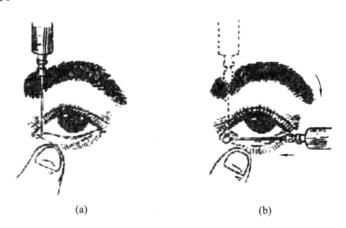

(a)　　　　　　　　　　(b)

图 3-1　泪道冲洗

（4）冲洗结束后，详细记录冲洗情况，包括进针部位、有无阻力、冲洗液流通情况（包括患者感觉）、有无分泌物反流、冲洗后局部有无反应等，必要时滴上抗生素滴眼剂。

【泪道冲洗情况判断】

推冲洗液时无阻力，患者自觉有液体流入咽部或有吞咽动作，表示泪道通畅；冲洗时有阻力,需加压才有少量液体流到鼻腔,提示通而不畅,上、下泪点有少量液体反流,提示鼻泪管狭窄;冲洗液完全从原路返回,为泪小管阻塞;冲洗液从泪小管进入,从上泪小管反流,提示泪总管阻塞;从下泪小管冲洗,液体从上、下泪点反流且有黏液或脓液冲出,鼻及咽部无液体,为鼻泪管阻塞,并有慢性泪囊炎。

【注意事项】

(1) 将患者的头部紧靠在椅背上,固定头部。

(2) 泪小点狭小者,先用泪点扩张器扩大泪点,再行冲洗。

(3) 急性泪囊炎及急性泪囊周围炎的患者严禁冲洗泪道,禁止挤压泪囊区。

(4) 操作动作要轻、稳、准确,以免损伤周围组织。

(5) 注入冲洗液时,观察下睑是否肿胀,如出现肿胀,为冲洗液注入皮下,形成假道,应立即停止冲洗,给予抗感染治疗,避免发生感染。

第三节 眼部用药

一、滴眼药水法

【适应证】

(1) 预防和治疗眼部疾病。

(2) 眼部检查,如散瞳验光、检查眼底、荧光素染色等。

【操作方法】

患者取坐位或仰卧位,头稍向后仰,嘱患者眼睛向上方注视,操作者站在头侧或对面,用棉签拉开下睑,暴露下穹窿部,把药物点在结膜囊内,轻轻提拉上睑皮肤,使药水进入上穹窿部,嘱患者眼睑轻微闭合 1～2 min,防止药液外流。用干棉签吸去眼周围渗出的药液。如需滴数种药物时,各药物间隔 3～5 min,使药液充分与角膜、结膜接触,以获得较好的治疗效果。

【注意事项】

(1) 如眼部有分泌物先用棉签拭去再滴眼药水。

(2) 毒性药物如阿托品,点药后应用棉球压迫泪囊区,对儿童尤为重要,以免引起全身反应。

(3) 角膜感觉灵敏,不可将药物直接滴在角膜上,以免刺激角膜产生闭睑动作。

(4) 用滴管滴眼切勿将滴管倒置以防药液污染。滴药时药瓶口不可离眼过近,以免接触眼睑及睫毛导致感染。

(5) 药物如有变质或沉淀,应立即更换。

二、涂眼膏法

眼膏在结膜囊内融化缓慢而药效较药水持久,但白天用后会影响视物的清晰度,故多于睡前使用,且可防止晨起时因分泌物过多而引起眼睑粘连。

【操作方法】

左手持棉签拉开下睑,右手持眼膏直接将药膏挤入下穹窿结膜,如不需用眼垫包敷眼睛,则嘱患者闭眼数分钟,以助眼膏在结膜囊内融化吸收,也可轻轻按摩眼睑,使眼膏均匀涂布,并擦净眼睑周围的眼膏。

【注意事项】

(1)用玻璃棒法涂眼前,应检查玻璃棒是否光滑完整,以免损伤角膜。

(2)用软管法涂眼时,可先用消毒干棉签擦去头部眼膏再涂,管口不可触及眼部。

(3)对有眼球穿通伤或角膜溃疡的患者,操作者动作应轻柔,勿压迫眼球,更不要按摩,以免造成角膜穿孔导致严重后果。

第四节　结膜下注射

结膜下注射是将药物注射到球结膜与巩膜间的疏松间隙内,通过睫状前动脉及其分支(结膜后动脉与角膜周围血管网)吸收,使药物在眼内的浓度增高,作用时间延长。常用的药物有抗生素、皮质类固醇、散瞳药或自身血清。

【适应证】

(1)眼前节炎症,如角膜炎、巩膜炎、虹膜睫状体炎等。

(2)角膜异物取出术后或手术后预防感染。

【操作方法】

(1)患者取半卧位或仰卧位。

(2)在结膜囊内用麻醉药物(0.5%丁卡因或2%利多卡因)做表面麻醉,每隔3 min一次,共2~3次,然后用生理盐水冲洗结膜囊。

(3)操作者取1 mL注射器,吸取药液,右手持注射器,左手拉开患者下睑,注射位置一般在颞上或颞下的球结膜下,嘱患者向相反的方向固视,以暴露球结膜及穹窿部结膜,将注射针头距角膜缘4~5 mm处,避开血管,轻轻挑起注射部位的结膜,将针尖的斜面刺入结膜下即可,然后将药物缓缓注入结膜下,使结膜呈鱼泡状隆起。注射药量一般为0.3~0.5 mL。

(4)注射完毕抽出针体,松开下睑,嘱患者闭眼休息3~5 min。

【注意事项】

(1)如果患者不合作,可用开睑器或拉钩分开眼睑,以便操作。进入结膜下阻力较小,并可透见结膜下的针头的斜面,如遇到阻力,不可强行进针,防止损伤眼球。应避免对着角膜方向进针,以防患者不合作而误伤角膜,同时注意针头不可垂直于眼球,以免刺入眼内。

(2)结膜下注射以每隔一天一次为宜,每次应该更换注射部位,避免在同一处多次注射,造成出血、瘢痕、粘连。

(3) 对于炎性虹膜粘连要散瞳孔者,散瞳合剂药量少,应靠近角膜注射,而注射抗生素或抗生素内加入激素时,因剂量大而使球结膜隆起较高,引起患者不安,应在靠近穹窿部注射,以颞上方球结膜为宜。

第五节　球后注射

球后注射是将药物注入球后肌圆锥内,使药物直接作用于眼后段及视神经周围。

【适应证】

(1) 眼球后部炎症,如后部葡萄膜炎、视网膜脉络膜炎、球后视神经炎、视神经炎、缺血性视盘病变等。

(2) 内眼手术的睫状神经节阻滞麻醉。

(3) 降低急性闭角型青光眼急性发作时的高眼压。

【操作方法】

(1) 患者取仰卧位,头部固定。

(2) 用3‰碘伏消毒下睑外侧眶缘周围皮肤。

(3) 操作者站在患者头顶侧,用碘伏消毒过的左手拇指和食指固定注射点,嘱患者眼睛向鼻上方固视,右手持注射器,在外1/3与内2/3交界处稍上方的皮肤面进针,先垂直向后进针约1 cm,此时常稍有阻力,穿过此韧性组织(即眶隔),针头有下沉感,将针头向鼻上方倾斜,继续进针,深入眶内不超过3.5 cm,此时进入肌圆锥内(彩图4),回抽无血,证明不在血管内,即可缓慢注入药液,药量一般为2~4 mL。

(4) 注射药液完毕后,以消毒棉球压迫局部3~5 min,防止球后出血。

【注意事项】

(1) 严格执行无菌操作,避免感染。

(2) 正常情况下,注射针穿过眼睑向眶尖部进针时,应松软无阻力,如有抵阻感则更换部位,不得强行进针,以免刺伤眼球。

(3) 进针不宜超过3.5 cm,以防刺入颅内,不要过于偏于鼻侧,以免伤及视神经和血管。

(4) 注射后出现突发视力障碍,且眼球突出,说明出现球后出血,应嘱患者闭合双眼,用绷带加压包扎。

第六节　结膜异物取出

【适应证】

各种原因引起的结膜异物。

【操作方法】

(1)患者取仰卧位,滴表面麻醉剂(如0.5％丁卡因)1～2次。

(2)异物较为明显,附着于结膜表面,如昆虫等,可用棉签轻轻拭出。

(3)异物多而细小,如沙粒、尘土、碎屑等,须上下翻转眼睑,彻底冲洗结膜囊。

(4)已嵌入结膜内的异物,如爆炸伤引起的结膜异物,可用针头或异物镊轻轻剔出或夹取,先取大而突出的,小而深层的可待其自行排出结膜面时再取,以免过多损伤结膜。

(5)取出异物后,需用抗生素点眼或结膜下注射,必要时遮盖患眼。

【注意事项】

取异物时,针尖要背向角膜方向剔出,以免损伤角膜。

第七节　角膜异物取出

【适应证】

各种原因引起的角膜表层或深层的不同性质的异物。

【操作方法】

(1)患者取仰卧位,滴表面麻醉剂(如0.5％丁卡因)1～2次。

(2)在光线充足的条件下,操作者用拇指和食指分开患者的上、下睑,嘱其固视一方向。

(3)附着于角膜表面的异物可用蘸生理盐水的无菌棉签轻轻拭去。

(4)嵌入角膜表面的异物,需用消毒针头轻轻剔除,针头取水平方向,以免刺伤角膜。

(5)如为铁质异物,几小时后将与角膜组织发生铁锈沉着,取异物时须将铁锈环一并剔除,但不可勉强。

(6)多发的角膜异物,如爆炸伤,应先用生理盐水冲洗,突出角膜表面的先取出,嵌入角膜基质内的可分期取出,以免损伤角膜组织,形成瘢痕,必要时应在手术室于显微镜下取出。

(7)异物取出后,须用抗生素点眼或结膜下注射。

【注意事项】

(1)对于深层或不易剔除的角膜异物,切勿强行剔除,避免引起角膜穿孔。

(2)角膜异物取出术所用器械,必须严格消毒,加强无菌操作,以免引起角膜感染。

第八节　眼　部　冷　敷

眼部冷敷可使眼部毛细血管收缩,减少出血量,降低血管壁的通透性,使渗出减少,减轻水肿,还可缓解局部神经传递速度,降低疼痛感,具有镇痛、消肿、止血、防止炎症扩散的作用。

【适应证】

眼睑外伤小于48 h,出血或急性炎症剧痛的患者。

【操作方法】

(1)湿冷敷:将无菌毛巾置于冰块或冷水中浸湿,覆盖于盖有消毒敷料的眼部,随时更换,保持湿冷。

(2)干冷敷:将冰袋或盛有冰水的塑料袋,用干毛巾包裹,置于眼部。

【注意事项】

(1)冷敷时间一般为每次20 min,每日2～3次。

(2)为避免冻伤皮肤,冷敷前应在眼睑周围皮肤上涂少许凡士林软膏。

(3)有角膜溃疡和虹膜睫状体炎的患者,严禁冷敷,以免加重病情。

第九节　眼　部　热　敷

眼部热敷可使局部毛细血管扩张,促进血液循环,加快新陈代谢,增强抗毒机制,改善局部营养,促进炎性病变的消退,还可降低末梢神经的兴奋性,减轻疼痛,消除刺激症状。

【适应证】

(1)眼睑、泪囊及眼球前段的急性炎症,如角膜炎、巩膜炎及虹膜睫状体炎等。

(2)前房出血超过48 h,且无再次出血的患者。

(3)非急性期眼部外伤,局部肿胀且无皮肤破溃的患者。

【操作方法】

(1)汽热法:用盛满开水的保温瓶,瓶口蒙一层无菌纱布,嘱患者将患眼由远到近逐步靠近瓶口,并用双手围成筒状,使热气集中于眼部。

(2)湿热法:无菌敷料放入沸水中,拧至半干,待温度适宜(以患者能够耐受为宜),即可敷于患眼部。为保持有效温度,隔3～5 min更换一次。

(3)干热法:用热水袋或玻璃器皿盛以热水,水温40～50 ℃,敷在垫有2～3层无菌敷料的患眼上。

【注意事项】

(1)热敷时间一般为每次15～20 min,每日2～4次。

(2)为避免烫伤皮肤,热敷前应在眼睑周围皮肤上涂少许凡士林软膏。

(3)热敷温度不宜过高,以患者能够耐受为宜,避免烫伤角膜。

(4)有出血倾向、急性结膜炎、急性闭角型青光眼、病灶已化脓及眼睑皮肤湿疹者不宜热敷。

思 考 题

一、填空题

1. 眼部冷敷时间一般为每次_____ min，每日_____次。

2. 多而细小的结膜异物，首先应该_____。

二、问答题

1. 冲洗结膜囊的适应证有哪些？

2. 李某，男，65岁，工人。双眼流泪3年，因左眼有黏液脓性分泌物溢出1年而就诊，否认外伤史。查体：眼睑位置无异常，双泪小点位置及大小正常，压迫泪囊右眼无改变，左眼有黏液脓性分泌物溢出。双上睑结膜轻度充血。为进一步明确诊断，可进行哪项操作？操作注意事项有哪些？

3. 眼部冷敷的作用有哪些？

（孙　霞）

第四章

眼睑、泪器及结膜疾病

眼睑位于眼球外表面，是眼球的主要保护屏障。眼睑在颜面占有重要位置，常见的疾病主要有炎症、位置与功能异常、先天异常和肿瘤等。治疗眼睑病时，要注意保持眼睑的完整性及其与眼球的正常关系，还应注意美容的问题。

泪器包括泪液的分泌部和排出部两大部分。泪器病的主要症状是流眼泪。分泌部的疾病主要包括泪腺炎和泪腺肿瘤；排出部的疾病主要包括泪道狭窄（或阻塞）及泪囊炎，特别是慢性泪囊炎为常见病。

结膜是一层半透明的黏膜组织，富含神经、血管。结膜病包括炎症、外伤、先天异常和肿瘤等，特别是结膜炎为眼科最常见的疾病之一。

第一节　眼　睑　病

一、睑腺炎

睑腺炎（hordeolum）是化脓性细菌侵入眼睑腺体而引起的一种急性炎症。若为睫毛囊或其附属的皮脂腺（Zeis 腺）或变态汗腺（Moll 腺）感染，称为外睑腺炎，又称为麦粒肿；若为睑板腺感染，称为内睑腺炎。

【临床表现】

临床表现主要为局部红、肿、热、痛等急性炎症的表现。①外睑腺炎的炎症反应主要位于睫毛根部的睑缘处，开始时红肿范围较弥散，触诊时发现硬结，压痛（＋），可有同侧耳前淋巴结肿大和压痛。如临近外眦角，疼痛更明显，还可引起球结膜水肿。脓点常溃破于皮肤面（彩图 5）。②内睑腺炎的炎症常局限于睑板腺内，肿胀较局限，疼痛和压痛均较外睑腺炎剧烈，有硬结，脓点向结膜囊内破溃，少数可向皮肤面破溃（彩图 6）。在年老体弱者，当致病菌毒力强烈时，睑腺炎可在眼睑皮下组织扩散，发展为蜂窝组织炎，此时整个眼睑红肿，可波及同侧颜面部，眼睑不能睁开，压痛明显，触之较硬，球结膜可高度水肿暴露于睑裂之外，可伴发热、头痛等全身症状。如不及时处理，可引起败血症或海绵窦血栓等而危及生命。

【治疗】

早期局部热敷，每次 10~15 min，连续 3~4 天，局部应用抗生素滴眼液或眼膏 4~6 天，重症或合并全身症状者，全身应用有效抗生素；当脓肿形成后，应切开排脓。外睑腺炎的切口在皮肤面,切口与睑缘平行,内睑腺炎的切口常在睑结膜面,切口与睑缘垂直。

二、睑板腺囊肿

睑板腺囊肿(chalazion)是因睑板腺分泌物潴留引起的特发性无菌性慢性肉芽肿性炎症,通常称为霰粒肿。

【临床表现】

多见于青少年或中年人,可能与其睑板腺分泌功能旺盛有关。其主要表现为眼睑皮下有圆形肿块(彩图7),大小不一,进展缓慢,可以上、下眼睑或双眼同时发生单个或多个,亦可反复发作,一般无疼痛、压痛。小的囊肿可无明显自觉症状,需仔细触摸才能发现;较大的囊肿可使眼睑皮肤隆起,但与皮肤无粘连,睑结膜面略呈紫红色或灰红色隆起。小的囊肿可自行吸收,但多数长期不变,或逐渐长大,质地变软,也可自行溃破,排出胶样内容物,在睑结膜面形成肉芽肿,加重摩擦感。如继发感染时,则形成急性化脓性炎症。

【治疗】

小而无症状的睑板腺囊肿无需治疗,待其自行吸收;大者可通过热敷或向囊腔内注射糖皮质激素促其吸收;如不能消退,应在局麻下手术切除(彩图8);对于反复发作或老年人睑板腺囊肿,应将切除标本送病理检查,以排除睑板腺癌的可能。

三、睑缘炎

睑缘炎(blepharitis)是指睑缘表面、睫毛毛囊及其腺组织的亚急性或慢性炎症。主要分为鳞屑性、溃疡性和眦部睑缘炎三种。

(一)鳞屑性睑缘炎

鳞屑性睑缘炎(squamous blepharitis)是由于睑缘的皮脂溢出所造成的慢性炎症。常见诱因如屈光不正、视疲劳、营养不良和不良卫生习惯等。患者自觉眼部刺痛、痒和烧灼感。睑缘充血、潮红,睫毛和睑缘表面附着上皮鳞屑,睑缘表面有点状皮脂溢出,皮脂集于睫毛根部,形成黄色蜡样分泌物,干燥后结痂。去除鳞屑和痂皮后,暴露出充血的睑缘,但无溃疡或脓点。睫毛易脱落,但可再生。如长期不愈,可使睑缘肥厚、后唇钝圆、泪小点肿胀、外翻而溢泪。

【治疗】

尽量避免刺激因素,去除诱因,此外还应注意营养和体育锻炼,增强抵抗力。局部用生理盐水或3%硼酸溶液清洁睑缘,拭去鳞屑或痂皮后涂抗生素眼膏,2~3次/天。痊愈后可减少至1次/天,至少持续2周,防止复发。

(二)溃疡性睑缘炎

溃疡性睑缘炎(ulcerative blepharitis)是睫毛毛囊及其附属腺体的慢性或亚急性化脓性炎症。大多为金黄色葡萄球菌感染引起,也可由鳞屑性睑缘炎感染后转变为溃疡性睑缘炎。常见诱因如屈光不正、视疲劳、营养不良和不良卫生习惯等。患者自觉眼部刺痛、痒和烧灼感,且较鳞屑性睑缘炎更重。眼睑皮脂分布更多,睫毛根部散布小脓疱,有痂皮覆盖,去除痂皮后露出睫毛根部和浅小溃疡。毛囊因感染被破坏,睫毛易随痂皮脱落,且不能再生,形成秃睫。溃疡愈合后,瘢痕组织收缩,形成睫毛乱生,如刺激角膜,可引起角膜损伤。如患病较久,可引起慢性结膜炎和睑缘肥厚、睑缘外翻、泪小点肿胀或阻塞而溢泪。

【治疗】

本病比较顽固难治,最好进行细菌培养和药敏试验,选用敏感药物积极治疗。首先应去除各种诱因,注意个人卫生习惯,然后用生理盐水或 3% 硼酸溶液清洁局部,去除脓痂和松脱睫毛,清除毛囊中的脓液,再涂抗生素眼膏,4 次/天。炎症完全消退后,应持续治疗 2～3 周,以防复发。

（三）眦部睑缘炎

眦部睑缘炎(angular blepharitis)多因莫-阿(Morax-Axenfeld)双杆菌感染引起,或与维生素 B_2 缺乏有关。多为双侧性,主要发生于外眦部。患者自觉眼部异物感、痒和烧灼感。外眦部睑缘充血、肿胀,并有浸润、糜烂。邻近结膜常伴慢性炎症,严重者内眦部也可受累。

【治疗】

滴用 0.25～0.5% 硫酸锌眼液,3～4 次/天;适当服用维生素 B_2 或复合维生素 B 可能有帮助;如有慢性结膜炎应同时治疗。

四、睑内翻和倒睫

睑内翻(entropion)是指眼睑特别是睑缘向眼球方向卷曲的位置异常。当睑内翻达到一定程度时,睫毛也倒向眼球,刺激角膜,因此睑内翻和倒睫常同时存在(彩图 9)。根据病因可分为如下三类。

（1）痉挛性睑内翻:由于睑部眼轮匝肌痉挛所致,主要发生于下睑,常见于老年人,又称为老年性睑内翻。

（2）先天性睑内翻:多见于婴幼儿,大多由于内眦赘皮、睑缘轮匝肌过度发育或睑板发育不全所引起。

（3）瘢痕性睑内翻:上、下睑均可发生,由于睑结膜睑板瘢痕收缩所致,主要见于沙眼、结膜烧伤、天疱疮等,常伴倒睫。

【临床表现】

患者有畏光、流泪、异物感、刺痛、眼睑痉挛、摩擦感等症状。睫毛刺激角膜可引起角膜上皮脱落,甚至角膜溃疡,如长期不愈,可有新生血管生长而失去透明性,引起不同程度视力下降。

【治疗】

痉挛性睑内翻可先用局部注射肉毒杆菌毒素治疗,无效时可手术切除松弛皮肤和切断部分眼轮匝肌纤维;先天性睑内翻随年龄增长,可自行消失,因此不必急于手术,但如果患儿5~6岁,睫毛仍然内翻,刺激角膜,可考虑手术;瘢痕性睑内翻必须手术治疗,可采用睑板楔形切除术或睑板切断术。

五、睑外翻

睑外翻(ectropion)是指眼睑向外翻转离开眼球,睑结膜常不同程度地暴露在外(彩图10),下睑比上睑更常见。临床上可分为如下三类。

(1)瘢痕性睑外翻:由眼睑皮肤面瘢痕收缩牵引所致。

(2)老年性睑外翻:仅限于下睑,由于老年人下睑皮肤及外眦韧带、眼轮匝肌松弛、功能减弱或变性,使睑缘不能紧贴眼球。

(3)麻痹性睑外翻:也仅见于下睑,由于面神经麻痹,眼轮匝肌收缩功能丧失,重量使之下坠引起外翻。

【临床表现】

常有溢泪、畏光、疼痛等症状。轻者仅有眼睑后缘稍离开眼球,重者则眼睑外翻,部分或全部眼睑暴露在外,使睑结膜失去泪液的湿润,最初局部充血,久之干燥、粗糙、高度肥厚,呈现角化。

【治疗】

瘢痕性睑外翻须手术治疗,最常用的是游离植皮术;老年性睑外翻也可行整形手术,作"Z"或"V-Y"形皮瓣矫正;麻痹性睑外翻关键在于治疗面瘫,局部涂眼膏保护角膜、结膜,或作暂时性睑缘缝合。

六、上睑下垂

上睑下垂(ptosis)是指提上睑肌或睑板肌功能不全或丧失,导致上睑部分或全部下垂,即双眼平视前方时,上睑遮盖角膜超过2 mm(彩图11)。上睑下垂可分为先天性和获得性两类。先天性者多为双侧,常伴有眼球上转运动障碍,可出现抬头仰视、皱额、耸肩等现象;获得性者多有相关病史或伴有其他症状,如重症肌无力所致上睑下垂具有晨轻午重的特点,注射新斯的明后症状明显减轻。

【治疗】

先天性者以手术治疗为主。如果遮盖瞳孔为避免弱视应尽早手术。获得性者应先进行病因治疗,无效时再考虑手术。

第二节　慢性泪囊炎

慢性泪囊炎(chronic dacryocystitis)为常见病,多见于中老年女性。主要由于鼻泪管狭窄或阻塞后,因泪液滞留于泪囊内、伴发细菌感染引起。慢性泪囊炎的发病与沙眼、泪道外伤、鼻炎、鼻中隔偏曲、下鼻甲肥大等因素有关。

【临床表现】

主要症状为溢泪。检查可见结膜充血,下睑皮肤出现湿疹,挤压泪囊区,有黏液或黏液脓性分泌物自泪小点溢出。泪道冲洗时,冲洗液反流,并伴有黏液脓性分泌物。由于分泌物大量潴留,泪囊扩张,可形成泪囊黏液囊肿。慢性泪囊炎是眼部的感染灶,如果发生眼外伤或行内眼手术,则极易引起细菌性角膜溃疡或化脓性眼内炎。因此应高度重视慢性泪囊炎对眼的潜在威胁,尤其在内眼手术前,需冲洗泪道。泪道通畅,无分泌物溢出是手术的前提条件。

【治疗】

(1) 药物治疗:先挤压泪囊区挤出分泌物或行泪道冲洗后,局部用抗生素滴眼液滴眼,4～6次/天。

(2) 手术治疗:开通阻塞的鼻泪管是治疗慢性泪囊炎的关键,常用的是泪囊鼻腔吻合术。

第三节 结 膜 炎

结膜与外界环境相接触,正常情况下,结膜组织具有一定的防御能力。当全身或局部防御能力减弱或致病因素过强时,将使结膜组织发生急性或慢性的炎症,其特征是血管扩张、渗出和细胞浸润,这种炎症统称为结膜炎(conjunctivitis),是最常见的眼病之一。

【病因】

本病可分为感染性和非感染性两大类。

(1) 感染性:由病原微生物感染所致,如细菌、病毒、真菌、寄生虫等。

(2) 非感染性:由外界的物理性刺激(如沙尘、紫外线等)和化学性损伤(如酸、碱、有毒气体等)导致。还有些结膜炎与免疫因素或全身相关疾病有关。

【临床表现】

1. 症状 眼部常有痒、异物感、烧灼感、流泪、分泌物多等。如累及角膜还可出现畏光、疼痛、视力下降。

2. 体征 体征是正确诊断结膜炎的重要依据。

(1) 结膜充血:为结膜表面毛细血管扩张所致。结膜充血源于结膜表面血管,色鲜红,愈近穹窿部愈明显,随着结膜的推动,充血的血管可被移动,当向结膜囊滴1‰肾上腺素时血管收缩,结膜充血明显减轻或消失;睫状充血源于角膜缘深层血管网,呈暗红色,愈近角膜缘愈明显,充血的血管不能随结膜的推动而移动,当向结膜囊滴1‰肾上腺素时充血不消失;两者都存在的为混合充血(彩图12)。

(2) 分泌物:可为脓性、黏液脓性或浆液性。最常引起脓性分泌物的为淋球菌和脑膜炎球菌(彩图13),其他致病菌通常引起黏液脓性分泌物,病毒性结膜炎的分泌物呈水样或浆液性。

（3）乳头增生、滤泡形成:乳头多位于睑结膜睑板上缘和近内、外眦的睑结膜,由增生肥大的上皮层皱叠或隆凸而成,呈红色天鹅绒状细小隆起,裂隙灯下见中心有扩张的毛细血管到达顶端,并呈轮辐样散开。滤泡是由淋巴细胞聚集而成,呈外观光滑、半透明隆起的结膜改变,中央无血管,血管丛周边基底部向顶部逐渐消失。

（4）结膜下出血:严重的结膜炎除结膜充血外还可出现点状或片状的结膜下出血,色鲜红,量多时弥漫整个球结膜下,呈暗红色（彩图 14）。

（5）真膜和伪膜:由脱落的结膜上皮细胞、白细胞、病原体和富含纤维素性的渗出物混合而成。真膜是严重炎症反应渗出物在结膜表面凝结而成,强行剥除后易出血;伪膜是上皮表面的凝固物,易剥离（彩图 15）。

（6）球结膜水肿:血管扩张时,渗出液进入疏松的球结膜下,导致结膜水肿。水肿严重时可突出于睑裂之外（彩图 16）。

（7）结膜瘢痕:当损害累及结膜基质层时形成瘢痕。早期瘢痕表现为结膜穹窿变浅,伴有线状或星状、花边状的上皮纤维化（彩图 17）;后期可引起瘢痕性睑内翻倒睫、睑球粘连等并发症。

（8）假性上睑下垂:由于细胞浸润或瘢痕形成使上睑组织肥厚、重量增加而造成下垂,多见于沙眼等。

（9）耳前淋巴结肿大:这是病毒性结膜炎的重要体征。

【诊断】

临床上根据结膜炎的基本症状和体征可作出诊断,但确诊病因尚需实验室检查。实验室检查(如结膜囊细菌培养或刮片等)最好在急性期取材,必要时可进行结膜病变部位的病理活检。

【治疗】

首先是对因治疗。局部治疗是不可替代的,必要时配合全身治疗。

（1）冲洗结膜囊:用生理盐水或 3％硼酸溶液冲洗结膜囊,1～2 次/天,清除结膜囊内分泌物、真膜或伪膜。

（2）局部用药:结膜炎治疗最基本的给药途径。急性期应频繁使用滴眼液,每小时1～2 次,病情好转后可减少滴眼次数;睡前宜涂眼膏,可发挥持续作用。

（3）全身治疗:严重的结膜炎(如淋菌性结膜炎等)除了局部治疗还需全身使用抗生素。

【预防】

传染性结膜炎可造成流行性感染,因此必须做好预防。结膜炎多为接触传播,故提倡勤洗手,注意个人卫生;医务人员检查患者后要洗手消毒,防止交叉感染;传染性结膜炎患者应隔离,用过的器具采取消毒处理;对幼儿园、游泳池等人员集中的场所进行卫生宣传、加强管理。

【预后】

大多数结膜炎痊愈后不留下并发症,少数因累及角膜可造成视力损害,严重或慢性的结膜炎可发生永久性改变,如睑球粘连等。

第四节 沙 眼

沙眼(trochoma)是由沙眼衣原体引起的一种慢性传染性角膜结膜炎,是导致视力下降甚至失明的主要疾病之一。

【病因】

沙眼是由 A、B、C 或 Ba 抗原型沙眼衣原体感染结膜、角膜所致。沙眼衣原体由我国汤非凡、张晓楼等人于 1955 年用鸡胚培养的方法在世界上首次分离出来。沙眼衣原体耐寒怕热,紫外线和肥皂水对其无杀灭作用,即使在 $-50\ ^{\circ}\text{C}$ 以下尚能存活,如遇 $70\ ^{\circ}\text{C}$ 以上温度、75% 酒精、0.1% 福尔马林或 1% 苯酚则很快被杀灭。

【临床表现】

急性沙眼感染主要发生在学前和低年龄儿童,但直到成年,早期的瘢痕并发症才变得明显。一般起病缓慢,多为双眼发病,潜伏期为 5~14 天。幼儿感染后,症状隐匿,可自行缓解,不留后遗症,成人沙眼为急性或亚急性炎症,经过 1~2 个月急性期之后进入慢性期。慢性沙眼可反复感染,病程迁延数年至数十年。

急性期:畏光、流泪、有异物感,黏液性或黏液脓性分泌物较多。可见眼睑红肿,结膜充血,乳头增生,上下穹隆部有大量滤泡,可合并弥漫性角膜上皮炎及耳前淋巴结肿大。

慢性期:痒,有异物感和烧灼感,结膜充血减轻,睑结膜滤泡增生、乳头形成,可出现垂帘状角膜血管翳,按侵犯的面积以"P+""P++""P+++""P++++"表示(彩图18)。还可出现白色线状、网状、片状睑结膜瘢痕(彩图 19)。角膜缘滤泡发生瘢痕化改变临床上称为 Herbert 小凹。

后遗症和并发症:严重沙眼会留下后遗症和并发症,损害视力。它包括:①睑内翻倒睫,由于睑板肥厚变形与睑结膜瘢痕收缩引起;②上睑下垂;③睑球粘连;④慢性泪囊炎,沙眼病变侵袭泪道黏膜引起;⑤实质性角结膜干燥症,由于结膜瘢痕破坏杯状细胞及阻塞腺体排出口引起(彩图 20);⑥角膜混浊,因沙眼引起角膜上皮炎、角膜血管翳,再加以睑内翻倒睫的刺激,最终导致角膜混浊(彩图 21)。

【临床分期】

1979 年在第二届全国眼科学术会议上制订了适合我国国情的沙眼分期方法。

Ⅰ期(进行活动期):上睑结膜乳头与滤泡并存,上穹隆组织模糊不清,有角膜血管翳。

Ⅱ期(退行期):上睑结膜自瘢痕开始出现至大部分变为瘢痕,仅残留少许活动性病变为止。

Ⅲ期(完全瘢痕期):上睑结膜活动性病变完全消失,代之以瘢痕,无传染性。

同时按活动性病变(滤泡和乳头)占上睑结膜总面积的多少制订了沙眼的分级标准:占 1/3 面积以下者为"＋",占 1/3～2/3 面积者为"＋＋",占 2/3 以上面积者为"＋＋＋"。

【诊断】

世界卫生组织(WHO)要求诊断沙眼时至少符合下述标准中的两条:①上睑结膜有 5 个以上滤泡;②典型的睑结膜瘢痕;③角膜缘滤泡或 Herbert 小凹;④广泛的角膜血管翳。除了临床表现外,实验室检查可以确定诊断。

【鉴别诊断】

1. 慢性滤泡性结膜炎 常见于儿童及青少年,皆为双侧。下穹隆及下睑结膜见大小均匀、排列整齐的滤泡,结膜充血并有分泌物,数年后不留痕迹而自愈,无角膜血管翳。

2. 包涵体性结膜炎 滤泡以下睑和下穹隆明显,无角膜血管翳。

3. 巨乳头性结膜炎 有明确的角膜接触镜佩戴史。

【治疗】

包括局部治疗、全身治疗和并发症治疗。

1. 局部治疗 常用 0.1%利福平眼液、0.3%氧氟沙星眼液和磺胺类眼液滴眼,4～6 次/天,晚上涂红霉素、四环素眼膏,疗程 10～12 周或以上。

2. 全身治疗 急性期或严重的沙眼应全身应用抗生素治疗。

3. 并发症治疗 手术矫正睑内翻倒睫,是防止晚期沙眼瘢痕形成导致失明的关键措施。

【预防】

培养良好的卫生习惯,避免接触传染,改善环境,搞好公共卫生。

第五节 翼状胬肉

翼状胬肉(pterygium)为睑裂区肥厚的球结膜及其下的纤维血管组织呈三角形向角膜侵入,形似昆虫翅膀,因而得名,是常见的变性性结膜病。

【病因】

病因不明,可能与长期紫外线照射、气候干燥和接触风沙有关,故多见于户外工作者,常在睑裂斑的基础上发展而成。

【临床表现】

多双眼发病,以鼻侧多见。小的翼状胬肉一般无症状,偶有异物感;当病变接近瞳孔区时,因引起角膜散光或直接遮挡瞳孔区而引起视力下降。典型的翼状胬肉分为头、颈、体三部分,它们没有明显的分界。头部为三角形尖端,是位于角膜的部分;颈部为角膜缘部分;体部为球结膜处。按其病变进行情况可分为进行期和静止期。

1. 进行期 胬肉头部前端角膜灰色浸润,其颈、体部充血、肥厚(彩图22);

2. 静止期 胬肉头部平坦,头部前方角膜透明,颈部及体部薄而无充血(彩图23)。

【诊断和鉴别诊断】

翼状胬肉病变直观,诊断并不困难,但需与其他疾病鉴别。

1. 假性胬肉 由于外伤、手术及炎症伤及角膜边缘区而导致的结膜与角膜的粘连(彩图24)。可以发生在角膜的任何位置,其下方常常可以被探针通过。

2. 睑裂斑 呈黄白色三角形外观,无血管,很少侵入角膜。

【治疗】

(1) 静止期小胬肉一般不需要治疗,但应尽可能减少风沙、阳光等刺激。

(2) 进行期胬肉,侵及瞳孔区,或严重影响外观、眼球运动受限者,可进行手术治疗。

手术治疗应体现三个目的:①安全地将胬肉切除干净;②达到良好的光学效果;③避免复发。手术方式有单纯胬肉切除术或结膜下转移术,胬肉切除加球结膜瓣转移术或羊膜移植术等。

(3) 抗复发治疗:局部使用 0.02% 丝裂霉素 C 或 β 射线照射。

第六节 干 眼 症

干眼症(dry eye)是指任何原因引起的泪液质或量异常,或动力异常导致的泪膜稳定性下降,并伴有眼部不适和(或)眼表组织病变特征的多种疾病的总称。

【分类】

1995 年美国干眼研究组所制订的分类方法较常用,其将干眼分为:①分泌不足型;②蒸发过强型。

【临床表现】

干眼症最常见的症状是视疲劳、异物感、干涩感。其他症状有眼红、眼胀、眼痛、畏光、烧灼感、痒及不能耐受烟尘环境等。轻者可发现泪河变窄,结膜失去光泽、轻度充血,进一步发展,泪河干涸,角膜表面粗糙、有浅层点状上皮脱失,出现丝状角膜炎。晚期角膜干燥、角化、混浊,视力严重受损。

【诊断】

目前干眼症的诊断尚无统一标准。诊断时主要依据以下 4 个方面:①症状;②泪液分泌量不足和泪膜不稳定;③眼表面上皮细胞损害;④泪液渗透压增加。

【治疗】

干眼症是慢性疾病,多需长期治疗。根据干眼症的严重程度可采取以下治疗原则。

1. 按临床类型

（1）分泌不足型:补充泪液、保存泪液、减少蒸发、增加泪液分泌、抑制炎症和免疫反应。

（2）蒸发过强型:主要针对睑板腺功能障碍治疗,抑制炎症、清洁眼睑、减少蒸发、采用脂质替代治疗。

2. 按病情轻重

（1）轻度患者:仅给予黏稠度较小的人工泪液。

（2）中度患者:主要应用黏稠度较大、不含防腐剂的人工泪液,二线治疗方法是泪小点栓塞。

（3）重度患者:加用环孢素和泪小点栓塞,最后考虑手术(眼睑缝合术或自体颌下腺移植术)。

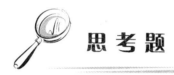

思考题

一、名词解释

1. 沙眼

2. 干眼症

二、选择题

1. 泪液分泌部包括（　　　）。

A. 泪腺　　　　　　　　B. 睑板腺　　　　　　　　C. 结膜杯状细胞

D. 副泪腺　　　　　　　E. 皮脂腺

2. 俗称的"红眼病"是（　　　）。

A. 急性卡他性结膜炎　　　　　　　B. 变态反应性结膜炎

C. 春季结膜炎　　　　　　　　　　D. 病毒性角膜炎

3. 引起沙眼的病原体是（　　　）。

A. 病毒　　　　B. 衣原体　　　C. 支原体　　　D. 细菌

4. 世界上首次分离出沙眼病原体的国家是（　　　）。

A. 中国　　　　B. 美国　　　C. 澳大利亚　　　D. 荷兰

三、问答题

1. 张某,女,32岁,因左眼长一硬结数个月,红痛3天就诊。检查:全身情况(一);双眼视力1.0,左眼上睑皮肤红肿,近睑缘处有一硬结,压痛(十),相应睑结膜面呈紫红色,未见脓点,其余检查(一)。

（1）此患者的诊断和鉴别诊断是什么?

（2）此患者如何治疗？

2. 简述结膜充血与睫状充血的鉴别要点。

3. 简述 WHO 诊断沙眼的标准。

4. 试述沙眼致盲的主要机制。

5. 简述干眼症的诊断依据。

（李　敏）

第五章

角膜、巩膜病

角膜是眼球前部近球形的透明组织,与瓷白色的巩膜一起共同构成眼球最外层的纤维膜。角膜病是主要的致盲性眼病之一。炎症、外伤、变性、营养不良等各种原因引起的角膜混浊是我国致盲的主要原因,其中以感染所致的角膜炎症为多见。

巩膜病以炎症最常见,其次为巩膜变性。

第一节　角膜炎概述

角膜是外界光线进入眼内的窗户,也是重要的屈光介质。组织学上可将其分为5层:上皮细胞层、前弹力层、基质层、后弹力层、内皮细胞层。角膜表面有丰富的三叉神经末梢,使角膜成为全身最敏感的组织。角膜没有血管,免疫学上处于相对的免疫赦免区域。角膜的营养主要来源于角膜缘的血管网、房水和泪膜。角膜的透明性依赖于:角膜基质层胶原纤维整齐规则的排列;完整的角膜上皮和内皮细胞"泵"的功能,使角膜处于相对脱水的状态。角膜中央直径约 4 mm 区域为光学区,前后表面的屈光力之和约为 +43 D,约占全眼球屈光力的 70%,改变角膜的屈光力可明显改变眼球的屈光状态。角膜抵抗力下降、外源性或内源性致病因素都可引起角膜组织炎症发生,统称为角膜炎。

【病因】

1. 外因　外因主要为细菌、真菌、病毒等侵袭角膜,特别是当角膜上皮细胞损伤时,更容易发生角膜炎。

2. 内因　内因指来自全身的内因性疾病,如自身免疫性疾病类风湿性关节炎,可出现角膜病变。

3. 局部蔓延　由于胚胎学上的同源关系及解剖学上的连续性,临近组织的炎症可蔓延至角膜,如严重的结膜炎可引起角膜炎。

【病理】

虽然角膜炎的病因多种多样,但是病理过程大致相同,可分为浸润期、溃疡期、溃疡消退期和愈合期四个阶段。

致病因子侵袭角膜,引起角膜缘血管网充血、炎性渗出及炎性细胞侵入,形成局限性灰白色混浊病灶,称角膜浸润,经治疗后浸润可吸收,角膜能恢复透明;若病菌的毒力强或治疗不及时,浸润加重、向深部进行、发生组织坏死,坏死的角膜上皮和基质脱落形成角膜溃疡;如不及时治疗,溃疡继续发展向后部基质深层侵犯,致使角膜基质进行性溶解变薄,变薄区靠近后弹力层时,在眼压作用下后弹力层膨出,呈透明水珠状;继续发展则角膜穿孔,此时前房变浅或消失,房水流出,虹膜可嵌顿在溃口。若穿破口位于角膜中央,则房水不断流出,导致穿孔区不能完全愈合,形成角膜瘘。角膜穿孔或角膜瘘极易发生眼内感染,最终可致失明、眼球萎缩。如及时治疗及患者自身的免疫反应,抑制了致病因子对角膜的侵袭,溃疡逐渐减轻、愈合。溃疡愈合后根据深浅不同,而遗留厚薄不等的瘢痕。浅层的瘢痕性混浊薄如云雾状,透过混浊部分仍能看清虹膜纹理者称角膜云翳;混浊较厚略呈白色,但仍可透见虹膜者称角膜斑翳;混浊很厚不能透见虹膜者称角膜白斑。如果角膜瘢痕中嵌顿有虹膜组织,便形成粘连性角膜白斑,提示角膜有穿孔史。若白斑面积大,虹膜又与之广泛粘连,则可能堵塞房角,房水外流受阻,眼压升高,引起继发性青光眼。在高眼压作用下,混有虹膜组织的角膜瘢痕膨出形成紫黑色隆起,称为角膜葡萄肿(图 5-1)。

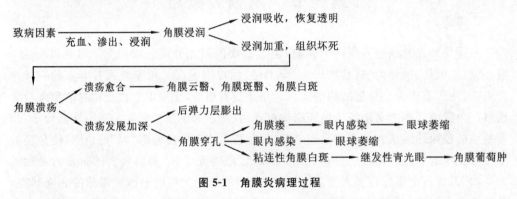

图 5-1　角膜炎病理过程

内源性角膜炎常发生在角膜基质层,一般不引起角膜溃疡,修复后瘢痕亦位于深层,但在炎症消散和组织修复过程中,会有新生血管长入角膜。

【临床表现】

角膜刺激症状表现为畏光、流泪、眼痛及眼异物感,重者伴有眼睑痉挛。睫状充血或混合充血。角膜混浊,角膜水肿,浸润期、溃疡期及愈合期的角膜瘢痕均可造成角膜混浊,不同程度影响视力。角膜新生血管有促进损伤修复的作用,但同时也影响了角膜的透明性。前房反应从轻度的房水闪辉至前房积脓不等。房水混浊、瞳孔缩小、虹膜后粘连提示发生了虹膜睫状体炎。

【诊断】

临床上根据角膜炎的基本症状和体征可作出诊断,但应强调病因诊断和早期诊断。询问有无眼外伤、感冒、眼部用药及全身疾病等病史。根据眼部刺激症状及睫状充血、角膜浸润混浊或角膜溃疡的形态特征等即可作出诊断。实验室检查:通过病原微生物检查或组织学检查寻找病原菌。

【治疗】

原则是去除病因,控制感染,增强全身及局部抵抗力,促进炎症吸收和组织修复,减少瘢痕形成。

1. 抗感染 针对不同微生物,选用敏感药物。可用眼药水、眼膏,严重者加用球结膜下注射及全身使用抗生素。

2. 散瞳 伴有虹膜睫状体炎,应用 1‰ 阿托品眼药水或眼膏散瞳,减轻炎症刺激,防止虹膜后粘连。老年人前房浅者宜用 2% 后马托品滴眼,以防诱发青光眼。

3. 类固醇激素 严格掌握适应证。感染性角膜溃疡表面愈合后,为减少瘢痕的形成,可同时局部或全身谨慎应用类固醇激素。必须注意,角膜溃疡进行期、单纯疱疹病毒性角膜溃疡、真菌性角膜炎患者禁用。

4. 预防穿孔 溃疡近穿孔时,应避免挤压眼球,安静休息,降低眼压;治疗便秘、咳嗽等;结膜囊涂抗生素及散瞳眼膏;加压绷带包扎或结膜瓣遮盖,以保护创面,促进愈合。为了有效清除感染性病灶,缩短疗程,防止穿孔,可考虑做治疗性角膜板层移植术。如已穿孔则做穿透性角膜移植术。

5. 其他 加强全身和局部营养,促进炎症吸收及溃疡修复。局部热敷,遮盖患眼,口服 B 族维生素、维生素 C 等。

6. 后遗症治疗 角膜翳经一年以上的药物治疗视力仍低于 0.1 者,可根据具体情况考虑角膜移植或光学虹膜切除。粘连性角膜白斑继发青光眼时,应行抗青光眼手术。

第二节 细菌性角膜炎

细菌性角膜炎是由细菌引起的化脓性角膜炎,是常见的角膜炎之一。通常起病急,发展迅速,如果得不到有效治疗,可发生角膜溃疡、穿孔,甚至眼内炎,最终导致眼球萎缩。

【病因】

导致细菌性角膜炎的致病菌多种多样,常见的有葡萄球菌、铜绿假单胞菌等。

1. 局部因素 由于角膜外伤继发毒力较强的细菌感染而发病。常见的角膜外伤有树枝划伤、倒睫、角膜接触镜擦伤、角膜异物剔除等。干眼、慢性泪囊炎等患者一旦角膜上皮受损,也易发生此病。

2. 全身因素 如营养不良、糖尿病、长期应用免疫抑制剂等。

【临床表现】

本病起病急,发展快,眼部疼痛、畏光、流泪、眼睑痉挛、视力下降等;结膜睫状充血或混合充血、水肿。角膜首先出现灰白色或黄白色约米粒大或绿豆大浸润点,边界不清,周围角膜组织水肿,不久发生坏死脱落形成溃疡,表面多有黄白色脓液附着。如溃疡未能控制,继续向四周及深部发展,坏死组织不断脱落,最终导致溃疡穿孔,虹膜脱出。由于细菌毒素不断渗入前房刺激虹膜睫状体,往往有前房积脓、角膜后沉着物等。革兰氏阳性菌角膜感染常发生于已受损角膜,表现为圆形或椭圆形局灶性脓肿病灶(彩

图 25）。革兰氏阳性菌特别是铜绿假单胞菌所致角膜溃疡，多发生于角膜异物剔除术后或佩戴接触镜后，也可见于使用了被铜绿假单胞菌污染的荧光素钠溶液或其他眼液，早期即出现难以忍受的眼痛、畏光、流泪及大量脓性分泌物，视力急骤下降。眼睑红肿，高度混合充血，结膜水肿，由于铜绿假单胞菌产生蛋白溶酶，表现为快速发展的角膜液化性坏死。前房积脓严重，往往经过 24 h 即可波及角膜，甚至引起角膜穿孔、眼内炎（彩图 26 至彩图 28）。

【治疗】

因起病急骤，病情凶猛，后果严重，故必须迅速控制溃疡的发展。

（1）局部使用抗生素：用 0.3％氧氟沙星等眼药水，每半小时滴眼 1 次，病情控制后逐渐减量。睡前涂抗生素眼膏。必要时做角膜细菌学检查，待结果回报后调整用药。

（2）1％阿托品眼药水或眼膏散瞳，1～3 次/天。

（3）如溃疡行将穿孔或已穿孔者，结膜囊涂抗生素眼膏及阿托品眼膏，加压绷带包扎，应及早考虑角膜移植。

（4）口服大量 B 族维生素、维生素 C 等，局部热敷。

（5）必要时全身使用抗生素。

第三节 真菌性角膜炎

真菌性角膜炎是一种由致病真菌引起的致盲率极高的感染性角膜病。随着抗生素和糖皮质激素的广泛应用以及对本病认识和诊断水平的提高，其发病率不断升高。

【病因】

发病大多与植物性外伤有关，因泥土、植物叶片等常附有真菌，当角膜上皮破损时真菌即可接种于角膜而致病。有的则发生于长期应用糖皮质激素或机体抵抗力下降者。主要致病菌为镰刀菌、曲霉菌和酵母菌。

【临床表现】

起病相对缓慢，亚急性经过，病程较长。角膜刺激症状较轻，无脓性分泌物，但体征较重。表现为眼睑红肿，明显混合充血，角膜溃疡病灶呈乳白色，致密，其表面隆起，粗糙不平，常附有干燥"舌苔"样或"牙膏"样坏死组织，易刮除，溃疡边缘清楚呈羽毛状。在溃疡周围因胶原溶解而出现浅沟或抗原抗体反应形成免疫环，可见"卫星灶"或"伪足"样浸润病灶（彩图 29、彩图 30）。常伴有严重的虹膜睫状体反应，出现前房积脓，其性状黏稠，不易移动，如长期不吸收，可在前房角、晶状体表面形成机化膜，甚至导致继发性青光眼。真菌对角膜的穿透性强，可侵入眼内导致真菌性眼内炎。

【诊断和鉴别诊断】

根据病史、眼部表现及实验室检查进行诊断。做溃疡面坏死组织刮片检查，找到真菌菌丝或培养分离出真菌即可确诊（表 5-1）。

表 5-1 细菌性角膜炎与真菌性角膜炎鉴别

鉴别点	细菌性角膜炎	真菌性角膜炎
起病	较急,发展快	亚急性,发展缓慢
诱因	角膜外伤,慢性泪囊炎	植物性角膜外伤
症状	重	一般较轻
分泌物	脓性	黏液性
溃疡形态	常为圆形或椭圆形病灶,伴有边界明显灰白的基质浸润	乳白色,致密,粗糙,表面附有"牙膏"样坏死组织,有免疫环、"伪足"或"卫星灶"样浸润病灶
前房积脓	有	常有,黏稠,不易移动
刮片	细菌	真菌菌丝

【治疗】

1. 抗真菌药物 局部用 0.5%～1%咪康唑或 0.25%二性霉素 B 眼药水,每半小时 1 次。病情严重者加用咪康唑 5～10 mg 或二性霉素 B 0.1 mg 球结膜下注射,每日或隔日 1 次。也可全身使用抗真菌药物,如 0.2%氟康唑 100 mg 静脉滴注。抗真菌药物起效慢,因此需仔细观察临床体征、评估疗效,治疗中注意肝、肾功能及药物的眼表毒性,起效后药物治疗应至少持续 6 周。

2. 散瞳 用 1%阿托品眼药水或眼膏。

3. 预防穿孔 如药物不能控制病情或有角膜溃疡穿孔危险者,可行结膜瓣遮盖或绷带加压包扎,有条件者考虑角膜移植术。

4. 注意事项 本病禁用类固醇激素。

第四节 单纯疱疹病毒性角膜炎

单纯疱疹病毒(HSV)引起的角膜感染称单纯疱疹病毒性角膜炎(HSK),在角膜病中致盲率占第一位。本病反复发作,由于目前尚无有效控制复发的药物,多次发作后角膜混浊逐渐加重,常最终导致失明。

【病因】

主要由单纯疱疹病毒的血清Ⅰ型病毒引起,它是一种较大的 DNA 病毒,存在比较广泛。对于神经组织和来源于外胚叶的上皮细胞有亲和力。少数人为 HSV-Ⅱ型致病。分为原发感染和复发感染。

【临床表现】

原发感染和复发感染表现不一:①原发感染:病毒初次侵犯人体,多见于 0.5～5 岁的婴幼儿,唇部或皮肤疱疹有自限性,眼部可引起急性滤泡性结膜炎、伪膜性结膜炎或树枝状角膜炎,伴有耳前淋巴结肿大。②复发感染:原先病变终结后病毒常潜伏于三叉神经节内,在一些非特异性刺激下,如感冒、发热、疲劳、使用类固醇激素或免疫抑制剂后,潜伏的病毒被激活,沿三叉神经到达角膜,导致角膜炎复发。临床上见到的单纯疱疹病毒性角膜炎几乎都是复发感染,主要见于成人,有如下四种类型。

1. 上皮型 树枝状或地图状角膜炎,为病毒直接侵犯角膜上皮所致。初起角膜上皮出现灰白色、针尖样隆起的小疱,点状或排列成串,很快破溃,融合成树枝状表浅溃疡,称为树枝状角膜炎(彩图 31)。树枝状分支的末端结节样扩大,病灶中央沟状凹陷,荧光素钠染色阳性。病变区角膜知觉减退,有角膜刺激症状及睫状充血。病情持续1~3周,经治疗后一般不留瘢痕。但如久治不愈或反复发作,病变可向四周及深部发展,树枝状溃疡渐融合、扩大、加深,其边缘呈锯齿状,外观形似地图,称地图状角膜炎(彩图 32)。

2. 基质型 根据临床表现不同可分为免疫性和坏死性两种亚型。

(1)免疫性基质型角膜炎:常见的是盘状角膜炎。绝大多数为单纯疱疹病毒的直接侵犯或由此引起的局部免疫反应所致。其临床过程缓慢而持久,可无充血,角膜中央出现圆盘状基质水肿、增厚,伴有后弹力层皱折和内皮水肿,上皮层一般完整。病灶区角膜知觉减退,角膜刺激症状轻或无,视力明显减退。若伴有虹膜睫状体炎,在水肿区域角膜内皮面可出现沉积物。慢性或复发性单纯疱疹病毒性角膜炎可发生大疱性角膜病变、角膜瘢痕形成或变薄、新生血管长入及脂质沉积。

(2)坏死性基质型角膜炎:表现为角膜基质内单个或多个黄白色坏死浸润灶、胶原溶解坏死及上皮广泛性缺损。常诱发基质层新生血管,角膜可变薄或穿孔。

3. 角膜内皮炎 可分为盘状、弥漫性和线状 3 种类型。盘状角膜内皮炎是最常见的类型,通常表现为角膜中央或旁中央基质水肿,角膜失去透明而呈毛玻璃样外观,在水肿区可见角膜后沉着物(KP),伴有轻、中度虹膜睫状体炎。角膜内皮功能通常在炎症消退后数月方可恢复,严重者导致角膜内皮失代偿,发生大疱性角膜病变。

4. 神经营养性角膜病变 多发生在 HSV 感染的恢复期或静止期,溃疡一般呈圆形或椭圆形,多位于睑裂区,边缘光滑、浸润轻微。

【诊断和鉴别诊断】

根据病史,角膜树枝状、地图状溃疡灶,或盘状角膜内皮炎等体征可诊断,实验室检查有助于诊断,如角膜病灶分离到 HSV 等。需与以下疾病鉴别。

1. 带状疱疹病毒性角膜炎 在三叉神经眼支分布区的皮肤面出现疱疹,多为单侧性,患者除有神经痛、发热不适等全身症状外,约 1/3 角膜被侵犯。角膜也可发生树枝状或盘状混浊,但树枝状分支的末端无球形膨大。

2. 梅毒性角膜基质炎 此为免疫性炎症,包括先天性和后天性两种。前者,早期可见典型的扇形角膜炎症浸润和 KP,随着病情进展,出现角膜基质深层的新生血管,最终炎症扩展至角膜中央,角膜混浊、水肿。还伴有马鞍鼻、Hutchinson 齿、口角糜烂或神经性耳聋等。后者,多见于梅毒Ⅱ期,病变常侵犯角膜某一象限,炎症反应轻,多伴有前部葡萄膜炎。梅毒血清反应呈阳性。

【治疗】

1. 抗病毒 常用 0.1% 阿昔洛韦眼液、3% 阿昔洛韦眼膏、0.15% 更昔洛韦眼液及眼膏等。急性期每 1~2 h 1 次,睡前涂抗病毒眼膏。有报道认为阿昔洛韦与高浓度干扰素联合使用效果较佳。

2. 类固醇激素的使用 盘状角膜炎可同时使用类固醇激素眼药水,以减轻病毒所引起的免疫反应。但树枝状、地图状角膜炎者禁用,否则可导致炎症扩散。

3. 散瞳 伴有虹膜睫状体炎时,用阿托品眼药水或眼膏及时充分散瞳。

4. 手术治疗 已穿孔的病例可行治疗性穿透性角膜移植,但手术宜在静止期进行为佳。

5. 减少复发 口服阿昔洛韦 400 mg,2 次/天,持续 1 年,可减少复发率。控制诱因对降低复发率也很重要。

第五节 角膜软化症

角膜软化症是由于维生素 A 严重缺乏所致。偏食、喂养不当、吸收不良、慢性腹泻、消耗过多或肝胆疾病等是发病的常见原因。

【临床表现】

多见于婴幼儿,双眼缓慢起病。患儿不愿睁眼,早期出现夜盲,但不易被家长发现。以后结膜干燥失去光泽和弹性,眼球转动时球结膜产生许多与角膜缘平行的皱纹,睑裂区内外侧球结膜上出现典型的基底朝向角膜缘的三角形泡沫状上皮角化斑,称为 Bitot 斑。起初角膜上皮干燥失去光泽,呈雾状混浊。后期角膜呈灰白色混浊,进而坏死脱落,常合并感染,出现前房积脓。如不及时处理,整个角膜软化、坏死、穿孔,甚至眼内容物脱出。

【治疗】

治疗原则:改善营养,补充维生素 A,防止严重并发症。病因治疗是关键,迅速大量补充维生素 A,同时加强原发全身疾病的治疗。如能在角膜穿孔前得到控制,预后良好。

【预防】

对家长宣传喂养常识,纠正偏食习惯,患病儿童不应无原则地"忌口",积极治疗慢性病。

第六节 巩 膜 炎

巩膜为眼球壁最外层,质地坚韧,瓷白色。巩膜炎的临床特点是病程长,反复发作,发作症状为疼痛、畏光、流泪。根据炎症累及部位，巩膜可分为表层巩膜炎和巩膜炎。巩膜炎若发生在血管相对较多的巩膜表层结缔组织，即为表层巩膜炎。

表层巩膜炎是一种复发性、暂时性、自限性巩膜表层组织的非特异性炎症。患者可表现为眼红，但无明显刺激症状。炎症常累及巩膜赤道前，多见于角膜缘至直肌附着点的区域内，并以睑裂暴露部位最常见。表层巩膜炎可反复发病，持续数年。根据临床表现不同，可分为结节性表层巩膜炎和单纯性表层巩膜炎。

表层巩膜炎应与结膜炎相鉴别。结膜炎充血弥漫，且多伴分泌物，而巩膜炎多局限在角膜缘至直肌附着点的区域内，不累及睑结膜，充血血管呈放射状垂直从角膜缘向后延伸，这是结膜炎与表层巩膜炎的鉴别要点。

表层巩膜炎多有自限性，通常在1～2周内自愈，几乎不产生永久性眼球损害，一般无需特殊处理。若患者感觉疼痛可局部滴0.1％地塞米松眼液，必要时可全身用糖皮质激素或非甾体类抗炎药。

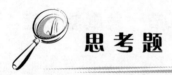

思 考 题

一、选择题

A. 角膜云翳   B. 角膜斑翳   C. 角膜白斑

D. 角膜瘘   E. 粘连性角膜白斑

1. 浅层的瘢痕性混浊薄如云雾状，通过混浊部分仍能看清虹膜纹理，考虑为（　　）。

2. 混浊较厚略呈白色，但仍可透见虹膜，考虑为（　　）。

3. 混浊很厚呈瓷白色，不能透见虹膜，考虑为（　　）。

4. 穿破口位于角膜中央，由于房水不断流出，致穿孔区不能完全愈合，考虑为（　　）。

5. 角膜穿孔，部分虹膜脱出，在愈合过程中，角膜瘢痕组织中嵌有虹膜组织，考虑为（　　）。

6. 角膜软化症是由于体内缺乏何种物质所致？（　　）。

A. 维生素 A   B. 维生素 B_1 C. 维生素 B_2

D. 维生素 B_{12} E. 维生素 C

7. 角膜炎的治疗原则是（　　）。

A. 去除病因   B. 积极控制感染   C. 促进溃疡愈合

D. 减少瘢痕形成   E. 早期糖皮质激素的应用

二、问答题

王某，男，23岁，右眼角膜异物剔除术后红痛、视力下降，加重1天。体格检查：右眼视力(VOD)0.08,右眼眼睑痉挛、红肿,结膜混合充血、水肿,角膜明显水肿,伴灰白色混浊,表面可见大量黏液状分泌物,颞侧大片上皮脱失,前房下方可见 3 mm 白色积脓,眼内不清。

(1)试述该患者的诊断。

(2)试述该患者的鉴别诊断。

(3)试述该患者的进一步检查。

(4)试述该患者的治疗方法。

(李　敏)

第六章

青 光 眼

第一节　青光眼概述

一、青光眼的定义

青光眼是由于眼压病理性升高,引起的眼底视神经乳头特征性损害和视野特征性向心性缩小的一种致盲性眼病。病理性眼压升高是指眼压超过其视神经的压力耐受限度,易造成视神经形态及功能损害,其界限因人而异。房水生成率和房水排出率是维持生理性眼压的重要因素,正常情况下两者保持着动态平衡,一旦失去平衡,导致眼压变化。病理性眼压升高是青光眼发生的主要危险因素,但有时不是唯一因素。青光眼视野缺损和视神经萎缩的发生和发展与眼压升高的程度和视神经对眼压的耐受性有关。另外,家族史、视神经血供不足、年龄、种族、近视眼等因素也是引发青光眼的危险因素。青光眼是致盲的主要眼病之一,有逐年递增趋势,所以早期诊断、合理治疗可能避免其致盲。青光眼目前主要的治疗除针对降低眼压外,还要给予视神经营养药,以及应用改善视神经血液循环的药物。

二、眼压

眼压是眼球内容物对眼球壁的压力。正常眼压的维持,保证了正常视功能的完成。正常眼压为 $1.33\sim2.79$ kPa($10\sim21$ mmHg),24 h 眼压差≤1.064 kPa(8 mmHg),双眼眼压差≤0.665 kPa(5 mmHg)。若眼压变化超过上述范围,则一般认为其处于病理状态。眼压升高是引起视神经和视野损害的重要因素,眼压越高,导致视神经损害的危险性越大,控制眼压仍是青光眼治疗的关键。眼压控制后大多数青光眼患者视神经损害的发展会变慢,也反映了高眼压的危害性。

生理性眼压的稳定性,有赖于房水生成量与排出量的动态平衡,房水自睫状突产生后,经以下途径排泄:①小梁网通道:最主要的途径,经前房角小梁网进入 Schlemm 管,再通过巩膜内集合管至巩膜表层睫状前静脉。②葡萄膜巩膜通道:通过前房角睫状体带进入睫状肌间隙,然后进入睫状体和脉络膜上腔,最后穿过巩膜胶原间隙和神经间隙出眼。此外,还有少量房水可经虹膜隐窝渗透。

三、青光眼的分类

根据前房角形态结构、病因机制及发病年龄三个主要因素,将青光眼分为原发性、继发性、先天性三大类。

原发性青光眼又分为闭角型青光眼与开角型青光眼,闭角型青光眼根据发病的特点又分为原发性急性闭角型青光眼和原发性慢性闭角型青光眼。继发性青光眼是指由其他原发眼病引起的眼压升高的青光眼。先天性青光眼分为婴幼儿型青光眼、青少年型青光眼。

四、青光眼性视神经损害的机制

主要有两种学说,即机械学说和缺血学说。①机械学说:强调视神经纤维直接受压,轴浆流中断的重要性。②缺血学说:强调视神经供血不足,对眼压耐受性降低的重要性。正常眼压存在一定的波动性,视神经血管根据眼压的高低,通过增加或减少自身张力以维持恒定的血液供应。如血管自动调节功能减退,当眼压升高时,血管不能自动调节,视神经血供可明显减少,以致病理性损害。

青光眼属于一种神经变性疾病。青光眼神经节细胞的凋亡及其触突的变性,以及伴随而来的视功能进行性丧失,都来源于急性或慢性神经节细胞损害的后遗变性。眼压升高,视神经供血不足作为原发危险因素,都可能导致神经节细胞及其触突的凋亡和变性。因此,治疗青光眼在降低眼压的同时,还应改善患者视神经血液供应,进行保护视神经的治疗。

五、青光眼的临床检查和诊断

最基本的检查项目有眼压、房角、视野和视盘。

1. 眼压　测量仪器有三种:①Schiotz(修氏)眼压计;②Goldmann 压平眼压计;③非接触式眼压计。

2. 房角　房角的开放或关闭是诊断开角型或闭角型青光眼的主要依据。常用方法有三种:①前房角镜检查;②超声活体显微镜检查(UBM);③眼前节相干光断层成像检查(OCT)。

3. 视野　有两种检测仪器:①Goldmann 视野计;②自动视野计。

4. 视盘　青光眼的视盘改变早于标准视野改变。常用的检查仪器或方法有:①直接检眼镜;②眼底照相,作为"金标准";③应用裂隙灯显微镜的前置镜、90 D 透镜等。

第二节　原发性青光眼

一、闭角型青光眼

闭角型青光眼在我国是最常见的一种青光眼,发作年龄多在 50 岁以上,女性发病率比男性高。根据眼压升高是骤然发生还是逐渐发展,分为急性闭角型青光眼和慢性闭角型青光眼。

(一)急性闭角型青光眼

患者双眼先后或同时发病,具有家族遗传史。

【病因】

1. 内因(生理解剖因素) 具有前房浅,房角窄的因素。常见于眼轴短,角膜较小,晶状体较厚且位置相对靠前,房水循环过程中在房角入口处与小梁面相贴,房角关闭,房水排出受阻,眼压急剧升高(图 6-1)。

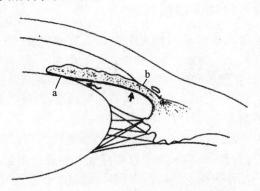

图 6-1 闭角型青光眼的相对瞳孔阻滞机制

注:a—瞳孔阻滞区;b—房角关闭。

2. 外因(诱发因素) 多见于过度疲劳,情绪波动,暗处停留时间过长等。

【临床表现】

典型的急性闭角型青光眼,通常分为 6 个不同临床阶段分期,不同病期的特征及治疗原则有所不同。

1. 临床前期 临床前期即出现临床表现之前的阶段,是一种双侧性眼病,当一眼急性发作后,具有前房浅、房角窄的另一眼却未发作过,另一眼确诊为临床前期。

2. 先兆期(前驱期) 一过性或反复多次的小发作,发作时患者突感雾视、虹视,患侧眼眶、额部或鼻根部酸胀,上述症状持续时间较短,休息后或改善照明条件时可自行缓解或消失,一般不留永久性组织损害。

3. 急性发作期 各种诱因的刺激均可引起急性发作,大部分发作发生在晚间光线较弱时。症状:剧烈的眼胀痛,同侧偏头痛,视力急剧下降,常降到眼前指数或手动,虹视,可伴有恶心、呕吐等全身症状。体征:眼压升高,多在 50 mmHg 以上,球结膜混合充血,角膜水肿,以上皮水肿最常见,裂隙灯下上皮为雾状混浊,前房极浅,房角几乎完全关闭,房水混浊,瞳孔中等散大,常呈竖椭圆形,对光反射消失,眼底可见视网膜动脉搏动,视盘水肿,视网膜出血,眼底多看不清,高眼压控制后,症状减轻或消失,视力好转,眼前段留下永久性组织损伤。如果虹膜扇形萎缩,晶状体前囊下片状白色混浊,称为青光眼斑,再加上角膜后壁色素沉着,即青光眼三联征,临床上凡见到上述病变,证明患者曾有过急性闭角型青光眼急性发作(彩图 33)。

4. 间歇期(缓解期) 此期指小发作或急性发作经治疗或自行缓解,房角重新开放或大部分开放,仅用缩瞳剂眼压就可维持正常,急性发作者虽然经过积极治疗后也可进入间歇期,但常因房角广泛粘连,进入间歇期的可能性变小。

5. 慢性期 急性期发作后如未能完全缓解或反复小发作后,房角关闭形成广泛粘连(正常>180°),眼压中度升高,眼底常可见青光眼性视盘凹陷,并有相应视野缺损。

6. 绝对期 此期为所有青光眼晚期的最终结局,眼压持久升高,眼组织特别是视神经严重破坏,视力完全丧失,可因眼压过高或角膜变性而剧烈疼痛。

【诊断与鉴别诊断】

依据典型的发作病史,眼压升高,眼前节解剖结构特征性异常如浅前房、窄房角等,可作出诊断。注意与如下疾病相鉴别。

(1)急性结膜炎:有传染性,患眼红,异物感,分泌物多,视力不受影响,眼压正常,眼球结膜充血明显,水肿,结膜囊内可见黏液脓性分泌物等。

(2)虹膜睫状体炎:眼红,痛,视力下降,眼压多正常,瞳孔变小或变形,KP(+),房闪(+),虹膜后粘连。

【治疗】

本病属眼科急症,治疗原则为迅速降眼压,待眼压下降并平稳后行手术治疗。

1. 药物治疗

(1)缩瞳剂:常用 1%～4% 毛果云香碱滴眼液滴眼。

(2)β-肾上腺素能受体阻滞剂:常用的药物有 0.25%～0.5% 噻吗洛尔滴眼液,1%～2% 卡替洛尔滴眼液。

(3)高渗脱水剂:常用 20% 甘露醇注射液,45% 山梨醇口服液,50% 盐水甘油口服液。

(4)碳酸酐酶抑制剂:常用乙酰唑胺 25 mg/次,或醋甲唑胺 25 mg/次,2 次/天,口服,首次加倍,可同时口服碳酸氢钠片以减少泌尿系统副作用,常见的副作用是口周及四肢麻,局部碳酸酐酶抑制剂有 1% 布林佐胺(派立明)滴眼液。

(5)肾上腺素能受体激动剂:常用的有 0.2% 酒石酸溴莫尼定滴眼液,每天 2 次。

2. 激光治疗 临床前期、先兆期、间歇期、房角粘连闭合范围小于 180° 时可采用激光周边切开术,若无激光设备可以用周边虹膜切除术。

3. 手术治疗 目前采用解除瞳孔阻滞性手术和建立房水外引流通道性手术,如小梁切除术。

(二)慢性闭角型青光眼

慢性闭角型青光眼是指由于周边虹膜与小梁网逐渐粘连,使小梁网功能受损所致,房角粘连是由点到面逐步发展的。小梁网的损害是渐进的,眼压也随着房角粘连范围的扩展而逐步上升,最终导致视力损害和视野缺损。

【病因】

慢性闭角型青光眼也存在浅前房、窄房角的解剖特点,但其程度较急性闭角型青光眼要轻,除虹膜膨隆为特点的瞳孔阻滞机制外,还有以周边虹膜堆积为特征的非瞳孔阻滞,导致周边虹膜逐步与小梁网发生粘连的因素可能是多方面的,而房角狭窄是一个基本条件。

【临床表现】

由于房角粘连和眼压升高都是逐步进展的,眼前组织可没有明显异常,一些患者可有视物模糊、虹视及眼微胀等发作史,甚至有视力下降,眼压多为中度升高,一般不超过50 mmHg(6.65 kPa)。视盘在高眼压的持续作用下,逐渐萎缩形成凹陷,视野也随之发生进行性损害。

【诊断】

诊断依据:①周边前房浅,中央前房深度略浅或正常;②房角为中度狭窄,有不同程度的虹膜周边前粘连;③眼压中度升高,常在40 mmHg左右;④眼底有典型的青光眼性视盘凹陷;⑤伴有不同程度的视野缺损。

【鉴别诊断】

与慢性开角型青光眼相鉴别,在高眼压状态下,房角开放、无粘连为慢性开角型青光眼的重要特征,慢性闭角型青光眼视神经损害的发展速度较慢性开角型青光眼更快。

【治疗】

(1) 药物:缩瞳剂,预防房角进行性关闭。

(2) 激光周边虹膜切除术,周边虹膜成形术。

(3) 手术:滤过性手术,如小梁切除术。

二、开角型青光眼

开角型青光眼是指发病缓慢,症状隐蔽,发作时眼压升高,但房角仍是开放的,伴有特征性的视盘损害和视野缺损的一种青光眼,不易察觉,危害性大。

【病因】

病因不完全明了,可能与遗传有关。一般认为房水外流,排出系统异常,尤其是小梁网——Schlemm管系统异常,导致房水外流受阻。组织学检查提示,小梁网胶原纤维和弹性纤维变性,内皮细胞脱落或增生,小梁网增厚,网眼变窄或闭塞,小梁网内及Schlemm管内壁下有细胞外基质沉着,Schlemm管壁内皮细胞的空泡减少等病理改变。

【临床表现】

1. 症状 发病隐蔽,早期多无明显的自觉症状,少数患者在眼压升高时出现疲劳、眼胀、视物模糊,多数患者往往病情发展至较严重的程度甚至晚期,视野缺损较严重时才发觉,视力在短期内不受影响,甚至在晚期管状视野者也可保持良好。

2. 体征

(1) 眼压:早期眼压不稳定,眼压波动幅度增大,测量 24 h 眼压有助于诊断,随病情进展,眼压逐渐增高,多在 25～35 mmHg,少有超过 60 mmHg 者。

(2) 眼前节:多无明显异常,在视神经和视野损害程度较重的患者可表现相对性传入性瞳孔障碍,即瞳孔轻度散大,对光反射迟钝。

(3) 眼底:①视盘颞上或颞下方象限盘沿局限性变窄,或形成盘沿切迹,垂直径 C/D 值(视杯/视盘值,即视杯直径与视盘直径的比值)增大;②视盘凹陷进行性扩大和加深;③双眼视盘凹陷不对称,C/D 差值 >0.2、$C/D>0.6$ 时,青光眼杯形成;④视盘或盘周上可见浅表性线状出血;⑤视网膜视神经纤维层缺损。

(4) 视野缺损:开角型青光眼诊断和病情评估的重要指标。视野缺损的特点表现为向心性的视野缩小改变。早期表现为旁中心暗点,鼻侧阶梯,视敏度下降,随着病情发展,可出现弓形暗点、扇形暗点及环形暗点,晚期仅残存管状视野和颞侧视岛(图6-2)。

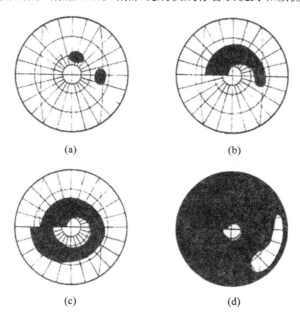

(a)　　　　　　　　(b)

(c)　　　　　　　　(d)

图 6-2　青光眼视野缺损

3. 辅助检查　如 24 h 眼压测定、饮水试验、对比敏感度测定、视觉电生理试验、眼底照相等。

【诊断】

眼压升高、视盘损害和视野缺损三大诊断指标,其中两项为阳性,房角是开角,即可确诊。因本病发病隐蔽,绝大多数患者就诊时已进入中晚期,视功能损害已严重,早期发现、早期诊断,尤为关键,可最大程度减少视功能造成更严重的损害。

【治疗】

治疗原则是降低眼压,保护视神经。眼压是相对可控制的危险因素,通过药物、激光、手术可将眼压控制在不引起视神经损害进一步发展的水平,即所谓目标眼压。

(1) 药物:常用的有如下几种。①β肾上腺素能受体阻滞剂:如 0.25%~0.5%噻吗洛尔眼药水、1%~2%卡替洛尔眼药水。②肾上腺素能受体激动剂:酒石酸溴莫尼定滴眼液(阿法根)。③前列腺素制剂:拉坦前列腺素、曲伏前列腺素。④碳酸酐酶抑制剂。⑤拟副交感神经药:1%~4%毛果芸香碱滴眼液。

(2) 激光:若药物控制眼压不满意者,可选择激光,如氩激光小梁成形术。

(3) 手术:可行滤过性手术。

(4) 保护视神经:改善视神经血液供应和控制节细胞凋亡。

第三节 继发性青光眼

继发性青光眼是因眼部疾病、全身性疾病、药物引起的一组特殊类型的青光眼,一般无家族史,病因明确,多单眼发病。

一、青光眼睫状体炎综合征

本病好发于 20~50 岁中年男性,多单眼发病,呈急性发作性眼压升高,伴眼胀、眼痛、雾视、虹视症状,角膜后出现羊脂状沉着物,前房深,房角开放,房水无明显混浊,虹膜无后粘连,视盘和视野检查正常。本病属自限性疾病,发作时间为数小时至数周不等,但易多发,发病时,可以应用降压药物和糖皮质激素治疗,以缩短病程和减轻高眼压对视神经的损伤。

二、虹膜睫状体炎所致继发性青光眼

虹膜睫状体炎未能有效控制,形成广泛的周边虹膜前、后粘连,瞳孔闭锁或膜闭,造成房水排出受阻,导致眼压升高,一般多需行滤过手术治疗。

三、晶状体相关性青光眼

老年性白内障膨胀期或外伤性白内障晶状体混浊肿胀时,可推挤虹膜前移,使前房变浅,房角关闭,而发生眼压骤然升高,诱发继发性青光眼。治疗原则为晶状体摘除联合人工晶体植入,如房角已有广泛粘连,则行白内障、青光眼联合手术。

白内障过熟期因已液化的皮质漏入房水,被巨噬细胞吞噬,阻塞小梁网导致眼压升高,从而诱发晶状体溶解性青光眼。治疗原则:控制眼压的同时摘除晶状体,尽量清除干净晶状体皮质,以免引起晶状体过敏性眼内炎。

外伤性、遗传性或自发性晶状体半脱位或全脱位,使晶状体与虹膜、玻璃体的相对位置改变,造成后房到前房或前房角的房水通路机械性阻塞,对睫状体产生摩擦刺激,使房水生成增加,引起眼压升高。治疗原则:手术摘除晶状体,或行晶状体玻璃体切割术。

四、眼外伤所致的继发性青光眼

眼外伤所致的继发性青光眼是指眼球钝挫伤导致的眼内出血、房角损伤或晶状体位置异常等眼内组织结构的改变,造成房水排出受阻,眼压升高,而引起的一类青光眼。临床常见的有前房积血所致的青光眼、血细胞性青光眼、溶血性青光眼、房角后退性青光眼等。治疗原则:首先针对病因治疗,药物降眼压,必要时行青光眼手术治疗。

五、糖皮质激素性青光眼

糖皮质激素性青光眼是指由于眼局部或全身应用糖皮质激素而诱发的一种开角型青光眼,糖皮质激素的用药史是确诊本病的关键。易感者多在局部滴用糖皮质激素后2～6 周内出现眼压升高,多数患者在停用激素后眼压可以逐渐恢复正常,对于少数眼压仍持续升高的患者,可按开角型青光眼的处理原则治疗,对临床需要长期激素治疗的患者,应密切观察眼压情况。

第四节 先天性青光眼

先天性青光眼是由于胚胎期和发育期,前房角发育异常,小梁网及 Schlemm 管系统的功能异常,房水排出受阻,导致眼压升高。根据发病年龄早晚分为婴幼儿型青光眼和青少年型青光眼。

【临床表现】

1. 症状 主要有畏光、流泪、眼睑痉挛典型的三联征。

2. 体征

(1)眼前节:眼压升高引起角膜水肿、眼球壁扩张、眼球增大,角膜横径增大常超 12 mm(正常新生儿角膜横径为 9.5～10.5 mm),角膜水肿混浊,后弹力层破裂,长期持续的眼压升高导致角膜云翳样瘢痕、上皮缺损甚至溃疡,角巩膜葡萄肿,前房加深,瞳孔扩大,对光反射或消失。

(2)眼底改变,视盘生理凹陷不断加深扩大,最终导致视神经萎缩。

【治疗】

一旦确诊,尽早行手术治疗,选择房角切开术或小梁切开术,晚期则选小梁切除术,加强术后视功能的恢复治疗,如屈光不正、弱视的矫正等。

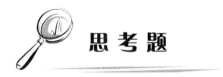

思 考 题

一、选择题

1. 正常眼压是( )。

A. 11~20 mmHg   B. 10~20 mmHg   C. 11~21 mmHg

D. 10~21 mmHg   E. 11~22 mmHg

2. 青光眼的临床诊断最基本的检查项目不包括(　　)。

A. 眼压　　　B. 房角　　　C. 视野　　　D. 视盘　　　E. 角膜

3. 急性闭角型青光眼发病因素包括(　　)。

A. 眼轴短　　B. 大角膜　　C. 前房浅　　D. 房角窄　　E. 晶状体厚

4. 有关闭角型青光眼的叙述,下列哪几项是正确的?(　　)

A. 闭角型青光眼在我国多见   B. 发病年龄多在 50 岁以上

C. 女性发病高于男性   D. 男性发病高于女性

E. 情绪波动和精神创伤可为本病的诱因

5. 对青光眼而言随访十分重要,具体随访内容包括(　　)。

A. 眼压   B. 视力和视野   C. 眼前节检查

D. 视盘检查   E. 眼 A、B 超检查

二、问答题

患者,女,57 岁,左眼红、痛 1 周,伴视物不清及恶心。查体:视力右 1.0,左 0.1,眼压右 15 mmHg,左 52 mmHg,左角膜水肿,双眼前房浅,左瞳孔中度散大,对光反射迟钝,双晶状体混浊,眼底视盘色正界清,$C/D=0.4$,$A:V=2:3$。

问题:

(1)该病如何诊断? 依据是什么?

(2)请列出你对此病的治疗方案。

(李 爱)

第七章

白内障和玻璃体疾病

第一节　白内障概述

正常晶状体无色透明,混浊的晶状体则称为白内障。晶状体的混浊部位及程度不同,对视力的影响也不同。在白内障流行病学调查时,晶状体混浊并且矫正视力下降到0.7 以下时才诊断为白内障。显然,只有当白内障引起视力下降时才有临床和流行病学意义。

白内障发生的危险因素有紫外线照射、代谢异常、炎症、外伤、药物等。

白内障的分类:按病因可分为年龄相关性、外伤性、并发性、代谢性、中毒性、辐射性和后发性白内障等;按发病时间分为先天性和后天性白内障;按晶状体混浊形态分为点状白内障、冠状白内障和板层白内障等;按晶状体混浊部位分为皮质性白内障、核性白内障、后囊膜下白内障;按晶状体混浊程度分为未熟期、成熟期和过熟期白内障。

第二节　年龄相关性白内障

年龄相关性白内障是发生在中、老年人的一种晶状体混浊,习惯称之为老年性白内障。此病的发生与年龄密切相关,部分患者在中年出现白内障而并非是老年,故用年龄相关性白内障这一术语更为确切。年龄相关性白内障是最常见、发病率最高的一种白内障类型,多见于 50 岁以上的中、老年人,随着年龄增加,其患病率也明显增高,80 岁以上的老年人,其患病率几乎达到 100%。

根据晶状体开始出现混浊的部位,在形态学上可分为皮质性白内障、核性白内障、后囊膜下白内障三种类型,但很多患者可同时存在一种以上的类型。

【临床表现】

多为双眼同时或先后发病,主要症状为呈渐进性、无痛性视力下降。此外,还有眩光、复视、近视。

一、皮质性白内障

皮质性白内障最为常见。按发展过程分为如下四期。

1. 初发期　裂隙灯显微镜下皮质性白内障最早期的表现是晶状体前后或赤道部皮质内出现空泡和水隙,也可见皮质板层被液体分离,呈羽毛状,晶状体前后皮质周边部出现放射状楔形混浊,其基底位于赤道部,尖端指向瞳孔中心。混浊在赤道部汇合,形成轮辐状,在小瞳下往往不容易发现。散瞳后,在普通光照下或裂隙灯下检查,可在眼底红光反射中看到轮辐状白色混浊,应用检眼镜后在照明下呈黑色的阴影(彩图34)。此期晶状体的瞳孔区尚未累及,一般不影响视力。此期晶状体混浊发展缓慢,可持续数年。

2. 未熟期(又称膨胀期)　初发期皮质性白内障晶状体混浊持续性加重,晶状体呈不均匀灰白色混浊,在裂隙灯下仍可见到皮质内空泡、水隙和板层分离。由于渗透压改变,皮质吸收水分,晶状体肿胀,体积变大,虹膜前移,前房变浅(彩图35),在具有急性闭角型青光眼解剖因素的患者,可诱发青光眼急性大发作。斜照法检查时,投照侧虹膜在深层混浊皮质上形成月牙形阴影,称为虹膜投影(图7-1)。此期患眼的视力已明显减退,直至眼前指数。

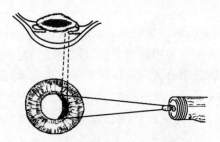

图 7-1　虹膜新月影投影试验

3. 成熟期　膨胀期之后,晶状体内水分溢出,肿胀消退,晶状体又恢复到原来体积,前房深度恢复正常。晶状体混浊逐渐加重,直至全部呈乳白色混浊,虹膜投影阴性(彩图36),视力降到眼前手动或光感,但光定位和色觉正常。

4. 过熟期　因为成熟期皮质性白内障未及时手术,持续时间过长,晶状体水分继续丢失,体积变小,囊膜皱缩,晶状体皮质分解液化,呈乳糜状、棕黄色硬核,上方前房加深,虹膜震颤,称为过熟期皮质性白内障(彩图37)。当晶状体核下沉后,瞳孔区透亮,患者视力可突然提高。此期液化的皮质外渗可引起晶状体蛋白过敏性葡萄膜炎和晶状体溶解性青光眼。过熟期白内障的晶状体悬韧带发生退行性病变,容易断裂,继而引起晶状体脱位,也可引起继发性青光眼。

二、核性白内障

核性白内障较皮质性白内障少见,发病年龄较早,一般40岁左右开始,发展缓慢,混浊开始于胎儿核或成人核,前者较多见,逐渐发展到成人核则完全混浊。初期晶状体核呈黄色混浊。用彻照法检查,在周边部环状红色反光中,中央有一盘状暗影。核性白内障发展缓慢,患者的远视力减退较慢,随着病情进展,晶状体核逐渐加深,而逐渐变成棕黄色、棕色、棕黑色甚至黑色(彩图 38),此时视力极度减退,眼底后极部窥视不清。由于晶状体核密度增强,屈光力增加,患者可发生近视现象,所以远视力可通过镜片有所提高,核性白内障可同时发生皮质混浊,不过不易完全混浊。

三、后囊膜下白内障

后囊膜下浅层皮质出现棕黄色混浊,其中有小空泡和结晶样颗粒,外观似锅巴状,由于混浊位于视轴,所以早期出现明显视力障碍,在强光下尤其明显。在强光下,调节及应用缩瞳剂引起的小瞳孔状态下,后囊膜下白内障对近视力的影响较远视力更明显。

后囊膜下白内障的发病年龄低于皮质性和核性白内障,该型白内障发展缓慢,后期合并晶状体皮质和核混浊,最后发展为完全性白内障。

后囊膜下白内障不仅是老年性白内障的一种重要类型,也可发生在眼底病、外伤、应用糖皮质激素、炎症及辐射后。

【诊断】

根据患者的年龄、典型的病史、晶状体混浊的形态、排除引起白内障的其他原因如糖尿病、葡萄膜炎等,即可诊断年龄相关性白内障。当视力下降与晶状体混浊程度不相符合时,应做 B 超、视觉电生理、眼压等进一步检查,避免漏诊其他眼病。

【治疗】

1. 药物治疗 目前尚无有效的治疗药物。常用的药物有谷胱甘肽、白内停、法可林、卡他林滴眼液等。

2. 手术治疗 若影响生活工作,可考虑手术。手术是目前治疗白内障唯一有效的手段。

1)手术适应证 视力下降,矫正视力低于 0.3 时,即可行手术治疗。如患者有特殊要求,手术适应证可以适当放宽,当白内障继发青光眼,因白内障影响其他眼病诊治,或因瞳孔变白影响外观,也可手术治疗。

2)术前检查

(1)全身:①血压:应控制在正常或接近正常范围。②血糖:对于糖尿病患者空腹血糖最好控制在 8 mmol/L。③胸透、心电图、肝功能、感染排查四项检查:除外严重的心、肺、肝脏疾病。④血、尿常规及出、凝血时间检查。

(2)眼部:①视功能检查:远、近视力,矫正视力,光定位和红绿色觉。②裂隙灯检查:角膜情况、有无虹膜炎症、晶状体混浊情况及晶状体核硬度分级。③了解眼后段情况,判断预后。④测量眼压。⑤测量角膜曲率、眼轴长度、计算人工晶体度数。⑥如病情需要,应行角膜内皮镜、眼电生理及眼 B 超检查。⑦冲洗结膜囊、冲洗泪道、散瞳。

3. 手术方法 白内障囊外摘除术,白内障超声乳化技术,白内障囊内摘除术。

4. 白内障术后的视力矫正 人工晶体植入术是矫正的最佳方法。其他还有戴框架眼镜、角膜接触镜。

第三节　先天性白内障

先天性白内障是儿童常见的眼病,患病率约为0.5%,是造成儿童视力障碍和弱视的重要原因,为出生时或出生后一年内发生的晶状体混浊,可为家族性或散发性,遗传或非遗传,单眼或双眼,可以伴发或不伴发其他眼部异常或全身性疾病。

【病因】

各种影响胎儿晶状体发育的因素都可能引起先天性白内障,致病原因可分为遗传因素、环境因素等,如母体妊娠前三个月病毒感染,药物和放射线的影响,母亲怀孕期患有糖尿病、甲状腺机能不足、营养不良等疾病。另外还有极少数的先天性白内障原因不明。

【临床表现】

可单眼或双眼发病,大多数为静止性,少数可继续发展,明显影响视力。先天性白内障多有特征性的晶状体混浊形态。常见的有前、后极白内障,绕核性白内障,核性白内障,点状白内障,全白内障和膜状白内障。

此外,先天性白内障常合并斜视、弱视、眼球震颤、先天性小眼球等。

【治疗】

婴幼儿患先天性白内障可明显影响视功能的正常发育,产生形觉剥夺性弱视。因此,先天性白内障的治疗不同于成人,不仅要提高视力,而且还要避免或减少弱视的发生。

1. 观察　对视力影响不大的静止期白内障,一般不需手术,可定期观察。

2. 手术　明显影响视力者,应在出生后尽早施行手术,最佳时间应在6个月至2周岁,白内障术后需进行屈光矫正和视力训练,防止弱视,2周岁可选择人工晶体植入。

第四节　其他类型白内障

一、外伤性白内障

眼球钝挫伤、爆炸伤、穿通伤、电离辐射、电击等外伤引起的晶状体混浊,称为外伤性白内障。多见于儿童或年轻人,多为单眼,由于外伤的性质和程度不同,表现为晶状体局限性或完全混合性混浊,常伴有眼部其他损伤或并发症。

【治疗】

影响视力不明显的晶状体局限性混浊,先随访观察。明显影响视力者,应行白内障摘除术加人工晶体植入术,有继发改变者,针对并发症及其他病变进一步治疗。

二、糖尿病性白内障

糖尿病性白内障是指由于血糖升高、糖代谢异常,引起的晶状体混浊,多为双眼发病,发展迅速,开始时在前后囊下出现典型的白点状或雪片状混浊,迅速扩散为晶状体全部灰白色混浊膨胀、成熟,伴有屈光性变化,可产生近视。

【治疗】

积极治疗糖尿病,控制血糖,若白内障明显影响视力时,在控制血糖并稳定的情况下可行白内障摘除和人工晶体植入术,手术后,尽早检查眼底,及时治疗眼底病变。

三、并发性白内障

并发性白内障是指由眼部疾病引起的晶状体混浊,常见于葡萄膜炎、视网膜脱离、高度近视、视网膜色素变性等。

患者有原发眼底病或陈旧性眼病的表现,单眼或双眼发病,典型的并发性白内障于晶状体后极部囊膜及囊膜下皮质出现颗粒状灰黄色混浊,逐渐向晶状体核中心部及周边部扩展,逐渐使晶状体全混浊。

【治疗】

治疗原发眼病,原发病已经控制并稳定后,根据病情可行白内障手术,但应慎重考虑是否植入人工晶体。

四、药物及中毒性白内障

长期应用或接触某些对晶状体有毒性作用的药物或化学药品导致的白内障,称为药物及中毒性白内障。常见的可引起白内障的药物有糖皮质激素、氯丙嗪、缩瞳剂等。可引起中毒性白内障的化学药品有三硝基甲苯、二硝基酚、汞等。

有药物或化学物品的接触史者应定期检查晶状体是否出现混浊及混浊的位置、形态、程度。

【治疗】

发现有药物及中毒性白内障,应停用药物,脱离与化学药品的接触。当白内障明显影响工作、学习和生活时,可手术摘除白内障,植入人工晶体。

五、后发性白内障

后发性白内障是指白内障囊外摘除术后或外伤性白内障部分皮质吸收后所形成的晶状体后囊膜混浊。

白内障囊外摘除术后的后发性白内障的发生率高达 50%,婴幼儿白内障囊外摘除术后几乎均发生后发性白内障。主要表现为晶状体后囊膜出现厚薄不均的灰白色机化膜和 Elschnig 珠样小体,后发性白内障影响视力的程度与后囊膜混浊程度、部位、厚度有关。

【治疗】

当后发性白内障明显影响视力时,可用 Nd:YAG 激光将瞳孔区的后囊膜切开。如

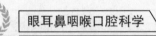

无条件施行激光治疗,或囊膜过厚时,可做手术剪开后囊膜。

第五节　玻璃体疾病

一、飞蚊症

飞蚊症是指眼前有漂浮的黑影,常呈细点状、丝状或网状,注视白色背景时明显。由于玻璃体液化、胶原纤维变性浓缩所致。飞蚊症的主要原因是玻璃体液化和玻璃体后脱离,大多数起病隐匿,变化轻微,无需治疗,眼底检查时可见到玻璃体内有细小灰白色混浊物,随眼球运动而漂浮,若尚未发现明显玻璃体病变,为生理性飞蚊症,对有飞蚊症的患者,应散瞳仔细检查眼底,尤其注意周边视网膜有无变性、牵拉或裂孔等。

二、玻璃体炎症

玻璃体炎症大多为葡萄膜,视网膜的炎症波及玻璃体所致,裂隙灯检查发现玻璃体呈灰白色尘埃状、棉絮状、团块状混浊,重者呈黄色或灰白色膜样混浊,甚至积脓,视力有不同程度的下降。有原发病相应表现,应根据病因做相应治疗,若是急性化脓性眼内炎应立即行玻璃体切除术,长期不吸收的严重的玻璃体混浊可行玻璃体手术。

三、玻璃体积血

玻璃体积血是常见的玻璃体病变,多因眼内血管性疾病或外伤、手术损伤引起血液进入玻璃体而形成。

【病因】

1. 视网膜血管性疾病　如糖尿病视网膜病变、视网膜静脉阻塞、视网膜静脉周围炎等,病变血管或新生血管出血进入玻璃体内。

2. 眼外伤或手术　眼球穿通伤、眼球钝挫伤、球内异物等因葡萄膜、视网膜组织损伤,血管破裂而出血。

3. 其他眼底疾病　如视网膜裂孔形成时撕破其表面较大血管导致出血。

【临床表现】

临床表现因出血的原因、出血量、出血次数和积血时间而异,大多有原发病的一些表现,自诉眼前有黑影飘动,视力下降,检查可能发现原发病变,玻璃体内可见混浊漂浮物。严重时,自觉黑影遮挡,甚至仅存光感,检查可见玻璃体内有大量弥散性出血或红色血块或黑色混浊,大量或反复出血可引起增殖性病变,造成牵拉性视网膜脱离,甚至导致继发性青光眼等并发症。

【治疗】

(1) 治疗原发病。

（2）出血量少者,保守治疗,活血化淤,促进其血液的吸收。

（3）出血量大者,或已有并发症者,行玻璃体切除术及包括并发症在内的手术治疗。

四、玻璃体寄生虫病

玻璃体寄生虫病为玻璃体寄生虫感染,如猪囊尾虫幼病、弓形虫病、盘尾丝虫病等,猪囊尾虫幼病是误食含有猪肉绦虫卵的猪肉后,猪囊尾虫幼移行到玻璃体内所致,眼底检查可见黄白色半透明圆形体,光照时见虫体变形或蠕动,需行玻璃体切除术。

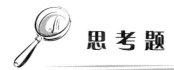

思 考 题

一、名词解释

白内障

二、选择题

1. 不是皮质性白内障膨胀期的表现的有（　　）。

  A. 虹膜投影阳性　　　　　　　　　　B. 晶状体均匀混浊

  C. 容易诱发急性闭角型青光眼　　　　D. 晶状体混浊继续加重

  E. 晶状体不均匀混浊

2. 皮质性白内障可能出现虹膜震颤的是（　　）。

  A. 初发期　　B. 膨胀期　　C. 成熟期　　D. 过熟期　　E. 以上都不是

3. 老年性皮质性白内障的膨胀期是（　　）。

  A. 初发期　　B. 未熟期　　C. 成熟期　　D. 过熟期　　E. 以上都不是

三、问答题

1. 什么叫白内障? 临床和流行病学调查采用的是什么样的白内障视力标准?

2. 年龄相关性白内障是如何分型、分期的?

3. 白内障手术后,视力提高采用哪些方法?

4. 患者,女,70 岁,因"右眼无痛性视力下降两年"就诊。查体:视力右指数/20 cm,左 0.5。均不能矫正。双泪道冲洗通畅,双角膜清,前房深浅可,瞳孔等大等圆,约 3 mm,对光反射存在,虹膜投影（—）,散瞳后,右晶状体皮质灰白色完全混浊,核棕黄色混浊,左晶状体皮质灰白色不均匀混浊,核淡黄色,右眼底窥不入,左眼底大致正常,双眼压正常。

（1）该患者患有何种眼病?

（2）如何治疗? 治疗前应做哪些检查?

（李　爱）

第八章

葡萄膜病

第一节　葡萄膜炎概述

葡萄膜炎是指发生在葡萄膜、视网膜、视网膜血管和玻璃体的炎症,与种族、性别、年龄、全身免疫状态等多种因素有关,具有反复发作的特点,可产生一些较严重的并发症,是一类常见的致盲性眼病。

【病因】

1. 外因性　由外界致病因素所致。

(1)感染性因素:如眼外伤、内眼手术、角膜溃疡穿孔等,细菌或真菌等病原体,直接进入眼内,引起葡萄膜的炎症。

(2)非感染性因素:由机械伤、化学烧伤及动植物毒素刺激等引起,眼内铜或铁等异物长期化学反应也可引起。

2. 内因性　葡萄膜炎最常见的原因。

(1)感染性内因:①细菌:如结核、梅毒、钩端螺旋体等。②病毒:如腺病毒、单纯疱疹病毒、带状疱疹病毒、巨细胞病毒等。③真菌:如镰刀菌、白色念珠菌等。④寄生虫:如弓形体感染、猪囊虫感染等。

(2)非感染性内因:葡萄膜炎最常见的原因,葡萄膜中含有多种自身抗原,而且血流丰富,当机体功能紊乱时,可发生对身体抗原的免疫反应,诱发葡萄膜炎。

3. 继发性　继发于眼部及眼附近组织的炎症。①继发于眼球本身的炎症:如角膜溃疡、巩膜炎、视网膜炎等。②继发于眼附近组织的炎症:如眼眶脓肿、副鼻窦炎、脑膜炎等。

【分类】

由于葡萄膜炎的病因和发病机制复杂,其分类方法也不同,常见的有以下几种分类方法。

1. 根据病因分类　可分为外因性、内因性和继发性。

2. 按炎症的发病部位分类　可分为:①前葡萄膜炎,炎症累及虹膜及前部睫状体组织;②中间葡萄膜炎,炎症累及睫状体部、周边部视网膜、玻璃体基底部;③后葡萄膜炎,炎症累及脉络膜、视网膜组织;④全葡萄膜炎。

3. 根据炎症的性质分类　可分为化脓性和非化脓性炎症两种,而非化脓性炎症又分为肉芽肿性炎症和非肉芽肿性炎症。

4. 按病情特点分类　可分为急性、慢性和陈旧性。

临床上,以上分类方法常结合使用,如急性虹膜睫状体炎等。

第二节　急性虹膜睫状体炎

前葡萄膜炎是葡萄膜炎中常见的类型,虹膜、睫状体单独发生炎症的机会很少,最常见的是虹膜、睫状体同时发生炎症,临床上有急、慢性之分,急性虹膜睫状体炎(简称急性虹睫炎)是眼科常见病及多发病。

【临床表现】

1. 症状　眼红、眼痛、畏光、流泪,自觉症状较明显,与炎症的严重程度成正比,严重时可累及眼眶、额部及面部。光刺激或压迫眼球时疼痛加重,夜间比白天疼痛明显。视力减退:发病起初,视力下降不明显,随着炎症加重,角膜后沉着物、前房内纤维渗出等导致的屈光间质混浊、睫状肌痉挛引起暂时性近视等均可影响视力。

2. 体征

(1)睫状充血:急性虹睫炎的常见体征。表现为角膜缘附近深层的血管充血,呈暗红色,重时可为混合性充血。睫状充血应与结膜充血相鉴别(表8-1)。

表 8-1　结膜充血与睫状充血的鉴别

鉴别点	结 膜 充 血	睫 状 充 血
充血血管	浅层结膜血管	深层前睫状血管
部位	以穹窿部最明显	以角膜周围最明显
血管形态	呈网状,分支多且不规则,结膜血管清晰	围绕角膜缘向四周放射状排列,分支少,血管模糊
颜色	鲜红色	暗红色
移动性	推之可随结膜移动	推之不随结膜移动
分泌物	有	无
疾病	结膜炎	角膜炎、虹睫炎、青光眼

(2)角膜后沉着物(KP):炎性细胞、渗出物及脱失的色素逐渐附着在角膜后壁,下方沉积得多,上方沉积得少,形成基底向下、尖角向上的三角形或扇形的角膜后沉着物(彩图39)。根据炎症的性质、轻重,时间长短,KP的大小、数量、形态和部位不同,可分为:①细小尘状 KP:裂隙灯下呈灰白色点状,多见于非肉芽肿性葡萄膜炎。②羊脂状 KP:较大的圆形、灰色结节,常见于肉芽肿性葡萄膜炎,如结核病、交感性眼炎等。③色素性 KP:呈棕色的细胞残渣存留,多见于陈旧性葡萄膜炎,提示曾发生过炎症。

（3）房水混浊：活动期的特征表现，蛋白质、纤维素性渗出物、炎性细胞等进入房水，使房水混浊，裂隙灯强点状光或短光带照射时可见一淡灰色光带，如阳光射入充满灰尘的房间，这种现象称为房水闪辉，即 Tyndall 征阳性。重者可见纤维素性渗出物及脓性渗出物，沉积于下方形成前房积脓。

（4）瞳孔变小、变形：由于炎症刺激瞳孔括约肌收缩，瞳孔缩小，光反应迟钝或消失，随着渗出增多及机化，使晶状体前表面与虹膜后粘连，造成瞳孔不圆，以致瞳孔呈花瓣样外观（彩图 40），严重时，渗出较多时，瞳孔区可全部后粘连，前后房交通受阻，称为瞳孔闭锁，或渗出物在瞳孔区机化形成膜状物覆盖于瞳孔区，形成瞳孔膜闭。

（5）虹膜改变：虹膜充血、水肿、纹理不清、颜色变暗。虹膜根部与周边部角膜粘连，称虹膜前粘连；虹膜与晶状体前表面粘连，称为虹膜后粘连。肉芽肿性炎症形成虹膜结节，反复炎症刺激，可引起虹膜脱色素、虹膜萎缩或新生血管形成。

（6）晶状体改变：色素沉积在晶状体前表面，或是留下环形色素，是曾经发生过葡萄膜炎的表现，炎症反复发作或持续存在，影响房水代谢，可引起晶状体混浊。

（7）玻璃体混浊：炎症导致房水混浊，直接引起玻璃体的代谢异常，出现不同程度的点状、絮状和条状混浊。

（8）眼底改变：视神经乳头充血、水肿，视网膜渗出，黄斑水肿，甚至视网膜脱离。

【并发症】

（1）角膜混浊：炎症反复发作，可波及角膜内皮，破坏房水-内皮屏障，引起角膜水肿。

（2）继发性青光眼：炎性细胞、色素颗粒、组织碎屑等堵塞小梁网，虹膜前粘连、房水循环受阻、虹膜后粘连、瞳孔膜闭、瞳孔闭锁引起瞳孔阻滞，房水循环受阻引起继发性青光眼。

（3）并发性白内障：混浊的房水影响晶状体代谢，造成晶状体混浊。治疗中后期使用糖皮质激素，也可导致晶状体混浊，最常见于后囊下混浊。

（4）低眼压及眼球萎缩：长期睫状体炎症，造成睫状体分泌房水功能障碍，睫状体功能下降甚至萎缩，眼球缩小，视力丧失，即出现眼球萎缩。

【鉴别诊断】

1. 急性结膜炎 急性发作，具有传染性，双眼同时或先后发病。患者多主诉眼红，有异物感，分泌物多，检查见眼睑肿胀，结膜高度充血、水肿，结膜囊内可见粘连脓性分泌物，晨起时上、下眼睫毛易被分泌物粘在一起，而睁不开眼。严重时可累及角膜，出现散在点状浸润，引起视力下降。

2. 急性闭角型青光眼 两者均有眼红、痛、视力下降等不适。但青光眼患者，前房浅，瞳孔大，眼压明显升高；虹睫炎患者，前房不浅，瞳孔变小，房水混浊，眼压变化不一定，但不会升得很高，容易鉴别。

3. 眼内肿瘤 原发性肿瘤或转移瘤，可引起前房积脓等改变，但从病史、临床表现及影像学检查可鉴别。

【治疗】

治疗原则是散瞳,迅速控制炎症,预防并发症发生。

(1)散瞳:葡萄膜炎治疗的关键,也是首要措施,尽早散大瞳孔,使虹膜后面与晶状体前面分离,预防或减少虹膜后粘连。散瞳剂可解除睫状肌痉挛,缓解疼痛,减轻充血、水肿。常用的散瞳剂有 1% 阿托品眼药水、1%～2% 复方托品酰胺眼药水等。用散瞳剂点眼不能散开时,可球结膜下注射混合散瞳剂,如阿托品注射液、利多卡因注射液、肾上腺素注射液,每次 0.1～0.3 mL。复方托品卡胺是短期散瞳剂,可使虹膜处于运动状态,减少或防止虹膜后粘连。

(2)抗炎:主要使用糖皮质激素和非甾体类抗炎药。①糖皮质激素:具有抗炎、抗过敏、免疫抑制作用,是治疗葡萄膜炎的非特异性有效方法。常用的药物有醋酸可的松滴眼液、地塞米松滴眼液、泼尼松龙滴眼液、氟米龙滴眼液。此外可行球结膜下、球旁注射激素,静脉点滴及口服激素,但要注意激素的副作用,需要递减,必要时停用。②非甾体类抗炎药:减少炎症介质的释放,减轻炎症反应,尤其适用于因角膜上皮原因而不能应用糖皮质激素的患者,如双氯芬酸钠滴眼液、吲哚美辛胶囊。

(3)热敷、理疗:可扩张血管,促进炎症吸收,减轻疼痛,常用湿热敷,每次 15～20 min,每天 2～3 次,或用热气、理疗等。

(4)免疫抑制剂:重者或反复发作者,及应用激素治疗不理想者,可适当应用免疫抑制剂,但要定期查血常规及肝功能,常用的药物有环磷酰胺、环孢素 A 等。

(5)并发症的治疗:继发性青光眼患者需用降眼压药物,眼压不能降到正常时,可行激光虹膜周边切除术或滤过性手术,并发性白内障患者可在炎症缓解后 2～3 个月行白内障手术,部分患者可恢复一定视力,围术期需要控制好炎症。

第三节 交感性眼炎

交感性眼炎是指一只眼受穿通性外伤或行内眼手术后,经过一段时间的慢性葡萄膜炎后,另一只眼也发生同样的病变,外伤眼或手术眼称为诱发眼,另一只眼称为交感眼。眼球穿通伤有以下情况者更容易发生交感性眼炎,穿通伤晚期愈合或不愈合的眼球,同时伴有亚急性炎症,有葡萄膜组织或晶状体嵌入伤口以及球内异物残留。交感性眼炎的潜伏期据报道,短者 9 天,长者可达 50 年,但大多数在 2 周至 2 年,最危险的时间是 4～6 周。

【临床表现】

诱发眼:受穿通伤或行内眼手术后,眼内葡萄膜炎将持续加剧或复发伴有刺激症状,角膜后 KP,虹膜颜色灰暗、纹理不清,瞳孔缘见 Koeppe 结节,眼底可有视盘充血及后极部视网膜水肿、浆液性视网膜脱离等。

交感眼:开始自觉症状较轻,由于睫状体炎影响调节机能,而导致调节近点变远或发生一过性近视使视力稍有下降,病变主要表现为弥漫性肉芽肿性葡萄膜炎。

1. 眼前节　睫状充血,睫状体部压痛,KP,房水闪辉,炎症严重时可有瞳孔闭锁或膜闭。

2. 眼底　视盘充血,后极部视网膜水肿,周边部出现黄白色类似玻璃膜疣的脉络膜渗出点,可能是脉络膜浸润处的视网膜色素上皮脱色,组织病理上相当于 Dalen-Fuchs 小体,晚期可遗留色素脱失和色素沉着,呈晚霞样眼底。

3. 全身表现　少数患者可以伴有白发、白眉毛、白癜风、脑膜刺激症状和听力障碍。

4. 预后　部分患者经治疗可短期恢复,遗留眼底色素沉着和脱失斑,多数患者病情反复加重,导致眼球萎缩。

【诊断】

如果一眼有穿通伤或内眼手术史,6 周内该眼仍有活动性炎症,同时健眼有葡萄膜炎表现,应高度怀疑交感性眼炎。

【治疗】

由于该病危害双眼,一旦发生,预后较差,所以预防其发生非常重要。预防的关键在于患眼的正确处理。如果患眼损害严重,视力恢复无望,则应及早摘除眼球,如果已经发生交感性眼炎,再行患眼眼球摘除,对健眼的治疗无助。治疗除按一般葡萄膜炎治疗、散瞳、局部应用激素及全身给予辅助药物外,主要可采用大剂量激素治疗。

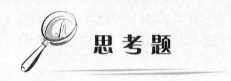

思考题

一、名词解释

1. 葡萄膜炎

2. 交感性眼炎

3. KP

4. 瞳孔闭锁

二、填空题

1. 后葡萄膜炎主要引起_____、_____的改变。

2. 虹睫炎散瞳的目的是_____、_____、_____、_____。

3. 葡萄膜炎的病因大致可分为_____、_____。

三、选择题

1. 急性虹睫炎最直观、最典型的体征是(　　　)。

A. 瞳孔变小　　　　　　　B. 房水闪辉　　　　　　　C. KP

D. 睫状充血　　　　　　　E. 混合性充血

2. 急性虹睫炎的治疗中,最关键的、首要的措施是( )。

A. 散瞳　　B. 激素　　C. 抗炎　　D. 治疗并发症　　E. 热敷

3. 急性前葡萄膜炎的主要治疗措施是( )。

A. 散瞳　　　　　　　B. 激素类　　　　　　　C. 非激素类

D. 免疫治疗　　　　　E. 抗生素治疗

4. 虹睫炎并发白内障是因为( )。

A. 晶状体变性　　　　B. 晶状体囊膜变薄　　　C. 低眼压

D. 晶状体炎　　　　　E. 房水成分改变

四、简答题

1. 急性虹睫炎有哪些并发症?

2. 急性虹睫炎的处理原则是什么?

3. 患者,男,62 岁,因"左眼眼红、痛 2 天,视力下降 1 天"就诊。查体:视力右1.0,左 0.05,双眼眼压正常,左眼混合性充血,角膜后散在有细小灰白色的沉着物,前房深度正常,房水闪辉(＋＋＋),虹膜部分后粘连,瞳孔不圆,变小,对光反射迟钝。后部未见明显异常。

(1) 该患者诊断为何种眼病?

(2) 如何治疗?

(李　爱)

第九章

视网膜与视神经疾病

第一节 视网膜与视神经疾病概述

视网膜(retina)是人眼中最重要的组织,所有眼的其他组织和结构都是为视网膜的功能服务的。它是视功能的策源地,是光刺激转换成视觉神经冲动的所在。视网膜由神经外胚叶发育而成,是一层对光敏感的、结构精细而复杂的膜样组织,代谢旺盛。视网膜有三级神经元,组织学上分为 10 层结构,营养来自两个血管系统,即视网膜中央动脉系统和睫状血管系统。其中视网膜中央动脉供应给视网膜内 5 层,睫状血管系统供应给视网膜外 5 层。视网膜上的动、静脉血管在交叉处有一共同的外膜包绕,是发生视网膜分支静脉阻塞的解剖因素。视网膜有内、外屏障,视网膜的毛细血管构成了视网膜的内屏障,又称血-视网膜屏障;视网膜色素上皮构成了视网膜的外屏障,又称脉络膜-视网膜屏障。由于视网膜具有内、外屏障,因而视网膜神经上皮层在正常情况下始终保持干燥。如果任一屏障发生障碍,血管内的血浆等成分将渗入神经上皮层,可引起视网膜神经上皮层水肿或脱离。

视网膜由视网膜神经上皮层和视网膜色素上皮层组成。由于视网膜色素上皮层由视杯外层发育而来,视网膜神经上皮层由视杯内层分化而成,因而色素上皮层与神经上皮层之间贴和不紧密,这是发生视网膜脱离的解剖基础。

视网膜与视神经疾病的眼底病理改变为血管粗细不均,视网膜水肿、渗出、出血、色素沉着或脱失,新生血管形成,增殖性膜,玻璃膜疣,裂孔,视盘水肿等。视网膜是全身唯一可在活体观察血管及其分布区状态的组织,成为了解眼病和某些全身性疾病及神经系统疾病病情的重要窗口。

第二节 视网膜血管病

一、视网膜动脉阻塞

视网膜动脉阻塞(retinal artery occlusion,RAO)多因视网膜动脉血管痉挛,或血管内栓子栓塞所致,多见于高血压、动脉硬化、心内膜炎等。另外,巨细胞动脉炎、视网膜脱离手术、眶内手术、球后注射也可引起视网膜动脉阻塞。临床上分为视网膜中央动脉阻塞（central retinal artery occlusion，CRAO）（彩图 41）和视网膜分支动脉阻塞（branch retinal artery occlusion，BRAO）（彩图 42）。

【临床表现】

视网膜中央动脉阻塞者，表现为突然发生的一侧眼无痛性视力丧失，分支动脉阻塞者则表现为视野某一区域突然出现遮挡。有时患者在发病前有一过性黑矇现象。中央动脉阻塞的患眼瞳孔直接对光反射消失，而间接对光反射存在。眼底检查：视网膜缺血呈灰白色水肿，而黄斑区因视网膜较薄，水肿不明显，可透见其深面的脉络膜红色背景，形成"樱桃红斑"。视网膜动脉变细，并可见血液呈节段状流动。视网膜分支动脉阻塞者，该动脉分布区的视网膜呈灰白色水肿，有时可以见到栓子阻塞的部位。数周后，视网膜水肿消退，视网膜萎缩，视盘颜色苍白，血管变细，小部分患者可出现虹膜新生血管。此时虽可见到动脉血流恢复通畅，但视网膜功能已丧失。

早期眼底荧光素造影，可见视网膜动脉充盈时间延长，荧光素流变细或呈串珠状移动，阻塞的血管无荧光素灌注现象。

【治疗】

视网膜中央动脉阻塞者，应争分夺秒，积极进行抢救，以减少视功能的损害。可用血管扩张剂，如亚硝酸异戊酯吸入或硝酸甘油片含服，球后注射妥拉苏林或阿托品等，同时按摩眼球、穿刺前房或口服乙酰唑胺以降低眼压。也可以吸入 95% 氧和 5% 二氧化碳混合气体，缓解视网膜缺氧状态。

视网膜中央动脉阻塞预后差，如视网膜睫状动脉不受累，可保留一定视力。

二、视网膜静脉阻塞

视网膜静脉阻塞（retinal vein occlusion，RVO）主要因静脉血管外压迫、静脉血流淤滞以及静脉血管内皮的损伤，血栓形成而引起。视网膜中央静脉阻塞部位多位于筛板或其后水平的视网膜中央静脉。老年人多由动脉硬化所致，动、静脉交叉处动脉壁增厚，对静脉产生压迫为视网膜分支静脉阻塞常见原因。青壮年大多是由静脉炎症引起的不完全阻塞。静脉血流的淤滞多见于视网膜动脉灌注压不足或眼压增高以及血液黏滞度增高的患者，因而常发生于颈动脉供血不足、大量失血、青光眼、糖尿病、低血压、贫血、红细胞增多症、血小板异常、心脏功能不良等疾病。

临床上依据阻塞部位的不同，将其分为视网膜中央静脉阻塞（central retinal vein occlusion，CRVO）（彩图 43）和视网膜分支静脉阻塞（branch retinal vein occlusion，BRVO）（彩图 44）。

【临床表现】

视网膜中央静脉阻塞起病急，病程长，视力多明显下降。特征性眼底改变是各象限的视网膜静脉扩张、迂曲，火焰状出血遍布眼底各象限，视网膜水肿及视盘充血、水肿。病程长的可发生黄斑囊样水肿。临床上分为非缺血型和缺血型。

1. 非缺血型 各分支静脉扩张、迂曲程度较轻,视网膜有点状或火焰状出血,有轻度视盘及黄斑水肿,轻度视力下降。眼底荧光血管造影显示未发现无灌注区。

2. 缺血型 视力损害严重,各象限有明显的出血、水肿,静脉显著扩张,常见棉绒斑、黄斑囊样水肿及新生血管,可导致玻璃体出血及牵拉性视网膜脱离。眼底荧光血管造影显示有广泛的毛细血管无灌注区。60%的病例在 3~4 个月内出现虹膜新生血管。

视网膜分支静脉阻塞更为常见,多发生在颞上支,鼻侧支阻塞少见。根据眼底荧光血管造影和眼底表现分为非缺血型和缺血型。一般非缺血型静脉阻塞预后较好,而缺血型静脉阻塞预后较差,但也有部分非缺血型静脉阻塞发展为缺血型静脉阻塞的可能。

【诊断】

主要根据病史和眼底表现进行诊断。

【治疗】

目前无特殊药物治疗,应积极寻找病因治疗原发病。对非缺血型者,格子样光凝可减轻黄斑水肿,但视力无明显改善。广泛的毛细血管无灌注,应做广泛视网膜光凝。糖皮质激素、阿司匹林的疗效尚未证实。不推荐全身应用抗凝药。

三、视网膜血管炎

视网膜血管炎(retinal vasculitis)由多种原因引起,动、静脉常同时受累,表现为血管周围浸润、血管壁白鞘。中间葡萄膜炎、病毒性视网膜炎、系统性红斑狼疮、结节病、多发性硬化可伴有视网膜血管炎。

特发性视网膜血管炎,即 Ealse 病(彩图 45),以往称视网膜静脉周围炎(retinal periphlebitis)。病因不明,可能为对结核菌素等过敏所致。不仅累及静脉,小动脉也常受累,多发生在 20~40 岁的男性患者,表现为双眼视网膜周边部小血管闭塞、视网膜新生血管和反复发生玻璃体出血。

【诊断】

青年男性突然发生一侧眼失明,眼底因玻璃体大量积血无法检查,而对另一侧眼散瞳后详细检查眼底周边部,如果发现视网膜周边部有出血及静脉管壁旁白鞘,可诊断本病。

【治疗】

针对病因治疗。早期试用糖皮质激素。光凝周边部病变血管及缺血区。对持久的玻璃体出血,应采用玻璃体切割联合眼内光凝术。晚期视网膜全脱离者预后差。

四、动脉硬化性视网膜病变

动脉硬化性视网膜病变(arteriosclerotic retinopathy)是指老年性动脉硬化和小动脉硬化所致的病理改变。它在一定程度上反映了脑血管和全身血管系统的情况。

【临床表现】

眼底表现为视网膜动脉变细,管壁反光增强,呈铜丝状或银丝状外观,血管弯曲度增加;在动、静脉交叉处,可见静脉遮蔽和静脉陡坡现象,视网膜后极部可见渗出和出血,一般不伴有水肿。

五、高血压性视网膜病变

高血压性视网膜病变(hypertensive retinopathy)按照高血压病程的缓急,分为慢性(良性)和急性(恶性)高血压性视网膜病变。高血压性视网膜病变与年龄、血压升高的程度及病程有关。年龄愈大、病程愈长,眼底病变的发生率愈高。

【临床表现】

1. 慢性高血压性视网膜病变　长期缓慢持续的高血压,使视网膜小动脉痉挛,管径粗细不均。随着病情进展,动脉管壁硬化,管腔狭窄,反光增强,光带加宽,呈铜丝状或银丝状外观。病情进一步发展,可出现视网膜出血、水肿、硬性渗出、棉绒斑、视网膜水肿和视盘水肿。

临床上将高血压性视网膜病变分为四级。Ⅰ级:主要是动脉血管收缩、变窄,动、静脉交叉处压迹虽不明显,但透过动脉管壁见不到其深面的静脉血柱。Ⅱ级:主要为动脉硬化呈铜丝状或银丝状外观,动、静脉交叉处静脉血管偏移(Salus征),远端膨胀(静脉斜坡)或被压呈棱形(Gunn征)。Ⅲ级:主要是渗出,视网膜水肿,可见棉绒斑、片状出血和微血管瘤。Ⅳ级:Ⅲ级眼底改变和视盘水肿。该分级对判断预后有一定意义,据统计Ⅰ级病变5年生存率约为70%,而Ⅳ级者仅为1%。如果治疗及时,降低血压,早期眼底病变可以逐渐消退。如未得到及时、有效的治疗,动脉血管可完全闭塞,视网膜缺血,导致视盘和视网膜新生血管。

2. 急性高血压性视网膜病变　多见于40岁以下青壮年,主要的改变为视盘水肿和视网膜水肿,短期内突然发生急剧的血压升高,引起视网膜、脉络膜血管失代偿,视网膜血管显著缩窄,视网膜广泛水肿,眼底可见多处片状出血、大片棉绒斑及视盘水肿。常伴有心脏及肾功能损害。如果及时治疗,降低血压,早期眼底病变可以逐渐消退。如未得到及时有效的治疗,动脉血管可完全闭塞,视网膜缺血导致视盘和视网膜新生血管、黄斑区星芒状渗出和浆液性视网膜脱离。急性高血压性视网膜病变常见于妊娠高血压综合征、嗜铬细胞瘤等。

【治疗】

去除病因,降低血压,改善肾功能,对妊娠晚期血压不降者应终止妊娠。

六、糖尿病性视网膜病变

糖尿病性视网膜病变(diabetic retinopathy,DR)是糖尿病的眼部重要并发症之一。我国糖尿病的发病率约4%,其中糖尿病性视网膜病变的患病率达44%~51.3%。如果糖尿病病史在20年以上,Ⅰ型糖尿病99%、Ⅱ型糖尿病60%以上有糖尿病性视网膜病变发生。

【临床表现】

病变早期，一般无眼部自觉症状，最终可致失明。眼底检查：单纯型糖尿病性视网膜病变主要表现有微血管瘤、视网膜内出血、硬性渗出、视网膜水肿、黄斑囊样水肿等（彩图 46）。增殖性糖尿病性视网膜病变（proliferative diabetic retinopathy，PDR）的主要标志是新生血管形成及视网膜增殖性病变，可引起玻璃体积血和牵拉性视网膜脱离。糖尿病性视网膜病变分型与分期标准见表 9-1。

表 9-1　糖尿病性视网膜病变分型与分期标准

分型	分期	表　现
单纯型	Ⅰ	有微动脉瘤或合并有小出血点
	Ⅱ	有黄白色"硬性渗出"或合并有出血斑
	Ⅲ	有白色棉绒斑或合并有出血斑
增殖型	Ⅳ	眼底有新生血管或合并有玻璃体出血
	Ⅴ	眼底有新生血管和纤维增殖
	Ⅵ	眼底有新生血管和纤维增殖伴牵拉性视网膜脱离

【治疗】

积极治疗糖尿病，控制血糖。眼部治疗主要是依据病情，单纯型者应定期作眼底检查，必要时作眼底荧光血管造影以观察有无大面积毛细血管闭塞区，采用局部或全视网膜光凝。有玻璃体出血及纤维增殖伴牵拉性视网膜脱离时可行玻璃体切割手术联合眼内激光光凝治疗，以挽救视力。还可配合药物治疗。

第三节　中心性浆液性脉络膜视网膜病变

中心性浆液性脉络膜视网膜病变（central serous chorioretinopathy，CSC）指以黄斑部及其附近的局限性浆液性神经上皮脱离为特征的常见眼底病（彩图 47）。

【病因】

病因不明确。可能与血清中儿茶酚胺升高及内、外源性糖皮质激素增高有关。睡眠不足、过度疲劳、强烈刺激、生活及精神压力过大等为其诱因。一般认为是视网膜色素上皮细胞的"泵功能"不足和屏障功能损害，致使血管漏出的血浆进入视网膜下，从而形成视网膜神经上皮层的浆液性盘状脱离。

【临床表现】

多见于中青年健康男性（20～45 岁），该病具有自限性，一般预后良好。单眼发病多见，患眼视力下降，多在 0.5 以上，可有眼前暗影，视物变形、变小或色视。眼底检查黄斑区可见一圆形的光反射轮，中心凹暗红，对光反射消失，视网膜盘状脱离。眼底荧光血管造影观察到早期黄斑区可见一个或数个荧光素渗漏点,后期呈烟囱样或墨迹样扩大为强荧光斑。

【诊断】

主要根据病史和眼底表现进行诊断。光学相干层析技术(OCT)检查有助诊断(彩图 48)。

【治疗】

无特殊药物治疗。糖皮质激素可加重病情,应禁用。多数病例数月内可自愈。也可用激光光凝渗漏点。

第四节 视网膜脱离

视网膜脱离(retinal detachment,RD)是视网膜神经上皮层和色素上皮层之间的分离,可分为孔源性(原发性)、渗出性(继发性)及牵拉性三类。临床上孔源性视网膜脱离最为常见(彩图 49)。

【病因】

渗出性视网膜脱离见于后巩膜炎、恶性高血压、妊高征、中心性浆液性脉络膜视网膜病变、视网膜毛细血管扩张症(Coats 病)等。牵拉性视网膜脱离是指因增生性玻璃体视网膜病变的增殖膜牵拉引起的视网膜脱离,常见于糖尿病性视网膜病变、视网膜静脉阻塞、视网膜静脉周围炎(Eales 病)等视网膜缺血引起的新生血管膜牵拉或眼球穿通伤后引起的眼内纤维增生组织的牵拉。孔源性视网膜脱离发生在视网膜裂孔形成的基础上,约 80% 的裂孔发生在视网膜周边部。裂孔可分为萎缩孔、撕裂孔、圆孔、马蹄形孔、黄斑裂孔等。易患人群为高度近视者、老年人、无晶状体眼者、人工晶状体眼者、眼外伤患者。

【临床表现】

早期有眼前黑影漂浮和闪光感或幕样遮挡,及对应于视网膜脱离区的视野缺损。随着脱离范围扩大累及黄斑部,则视力有不同程度下降,直至仅存光感。患者眼压多偏低。眼底检查可见视网膜脱离区呈灰白色波浪状隆起,其上有暗红色的视网膜血管。用间接检眼镜、三面镜等进行检查,多可找到视网膜裂孔。裂孔最多见于颞上象限赤道部附近,也可见于锯齿缘或后极部,呈红色,边界清楚。找不到裂孔者应排除渗出性视网膜脱离。

【治疗】

手术封闭裂孔是孔源性视网膜脱离的治疗关键。首先应详细查找所有的裂孔并作眼底绘图,记录裂孔的数目、部位、大小、形态及变性的情况,然后进行手术封闭裂孔,使视网膜复位。渗出性视网膜脱离以治疗原发病为原则,通常不需要手术。牵拉性视网膜脱离多行玻璃体切割术解除牵拉以复位视网膜,同时控制原发病。

第五节 视神经病变

视神经疾病包括视盘至视交叉以前的视神经疾病。常见的病因有炎症、血管性疾病和肿瘤。中老年患者应首先考虑血管性疾病，青年人则应考虑炎症、脱髓鞘性疾病。

一、视神经炎

视神经炎(optic neuritis)指视神经的炎症、蜕变及脱髓鞘性疾病。因病变部位不同，可分为球内段的视盘炎(彩图 50)及球后视神经炎。

【病因】

(1) 局部因素：可由鼻窦炎、中耳炎、眼眶组织炎症、牙齿炎症、颅内感染等邻近组织感染蔓延引起。

(2) 全身因素：可发生于传染病患病期或恢复期，如脑膜炎、脑炎、结核、流行性感冒(简称流感)，脱髓鞘性疾病如多发性硬化以及视神经脊髓炎，糖尿病、恶性贫血、铅中毒及酒精中毒等。

(3) 原因不明者约占半数，可能与变态反应有关。

【临床表现】

1. 视盘炎(papillitis) 球内段视神经的急性炎症，其特点为发病急，视力严重障碍，常累及双眼。视力急剧下降，可在一两天内视力严重障碍，甚至无光感。有时患者可伴有眼痛、闪光感。少数患者有头痛、头晕感觉。眼部检查可见瞳孔散大，单眼患病者直接对光反射明显减弱或消失，间接对光反射存在。双眼患病者直接、间接对光反射均消失。眼底检查：早期视盘充血、水肿，边界模糊、隆起，但隆起程度通常不超过2～3个屈光度。视网膜静脉增粗，而动脉一般无改变，视盘表面或其周围可有小的出血点，但渗出物少。晚期炎症消退后视盘颜色变淡白，视网膜动、静脉变细。视野检查常有中心暗点、旁中心暗点、与生理盲点相连的哑铃状暗点或视野向心性缩小甚至全盲。应注意与前部缺血性视神经病变相鉴别。

2. 球后视神经炎(retrobulbar neuritis) 视神经穿出巩膜后在眶内段、管内段及视交叉前的颅内段所发生的炎症。双眼或单眼视力迅速减退，可于数小时到数日内发生严重的视力障碍，重者无光感。眼球转动时有胀痛感或牵引性疼痛。瞳孔直接对光反射减弱或消失。色觉障碍，视野检查有中心暗点和与生理盲点相连的哑铃状暗点。眼底检查早期眼底正常，病程久者视盘颞侧苍白，视网膜血管变细。

【诊断】

典型者较易诊断但应排除屈光不正、癔症、伪盲及蝶鞍区肿瘤所引起的视力减退。视野、视觉电生理检查和眼底荧光血管造影有助于鉴别诊断。

【治疗】

去除病因。及时给予大剂量的糖皮质激素和 B 族维生素,以及血管扩张剂,辅以肌苷、ATP、辅酶 A 等药物治疗。

二、视盘水肿

视盘水肿(papilledema)是视盘非炎性的充血水肿状态,通常没有明显的视功能障碍,主要由颅内压增高造成(彩图 51)。

【病因】

最常见的原因是颅内肿瘤、炎症、外伤及先天畸形等神经系统疾病所引起的颅内压增高;其他的原因有恶性高血压、白血病、肺心病、眼眶占位性病变、葡萄膜炎、眼压过低等。

【临床表现】

常为双侧,可伴有头痛、恶心、呕吐,无明显的视力下降。典型的视盘水肿可分为三期:早期型,视盘充血水肿,边界不清,盘周有线状出血;中期进展型,双侧视盘肿胀充血明显,表面隆起高达 3~4 D,视网膜静脉怒张、弯曲,常伴火焰状出血及棉绒斑,黄斑区有渗出;晚期萎缩型,视盘色泽由红色变为灰白色,隆起度降低,边界不清,视网膜血管变狭窄,视力严重损害。视野检查:生理盲点扩大。眼底荧光血管造影呈视盘高荧光。

应该注意与假性视盘水肿、视神经炎、缺血性视神经病变相鉴别。

【治疗】

去除病因,治疗原发性疾病。对原因不明的视盘水肿,可应用高渗脱水剂或行视神经鞘膜减压术,以防止发生视神经萎缩。

三、视神经萎缩

视神经萎缩(optic atrophy)是指各种原因引起的视神经纤维发生变性和传导功能障碍,是视神经病变的后果。以视功能损害及视盘颜色苍白为主要特征(彩图 52)。

【病因】

颅内高压或颅内炎症、缺血、视神经病变、压迫性病变、外伤性病变、中毒、遗传性和营养不良疾病都可引起视神经萎缩。

【临床表现】

临床上视神经萎缩分为原发性和继发性两大类。

1. 原发性视神经萎缩(primary optic atrophy) 此为筛板以后的视神经、视交叉、视束以及外侧膝状体以前的视路损害,其萎缩是下行过程。表现为视盘色淡或苍白,边界清楚,视盘筛板可见。多见于球后视神经炎及垂体肿瘤。

2. 继发性视神经萎缩(secondary optic atrophy) 原发病变在视盘、视网膜、脉络膜,其萎缩是上行过程。表现为视盘色灰白、秽暗、边界不清、筛板不可见及生理凹陷消失等,总之可发现原有疾病的痕迹。多见于长期的视盘水肿和视神经炎患者。

【治疗】

积极治疗原发疾病。可试用神经营养剂及血管扩张剂等治疗。

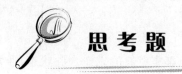

思考题

一、名词解释

视网膜脱离

二、选择题

1. 黄斑"樱桃红"征是下述哪种疾病的典型体征？（　　）

A. 视网膜中央静脉阻塞　　　　　　　　　B. 视网膜分支静脉阻塞

C. 视网膜中央动脉阻塞　　　　　　　　　D. 视网膜分支动脉阻塞

E. 睫状视网膜动脉阻塞

2. 视网膜中央静脉阻塞较常发生的并发症不包括（　　）。

A. 黄斑囊样水肿　　　　B. 玻璃体积血　　　　　　C. 牵引性视网膜脱离

D. 新生血管性青光眼　　E. 视网膜坏死

3. 下列关于中心性浆液性脉络膜视网膜病变的治疗方法，错误的是（　　）。

A. 活血化瘀，改善眼底微循环的药物治疗

B. 糖皮质激素治疗

C. 密切观察不给予任何干预

D. 荧光血管造影指导下的视网膜激光光凝

E. 以上都不是

4. 裂孔性视网膜脱离指的是（　　）。

A. 视网膜神经上皮层与色素上皮层的分离

B. 视网膜色素上皮层与脉络膜的分离

C. 视网膜内 5 层与外 5 层的分离

D. 视网膜内 9 层内的板层分离

E. 视网膜神经纤维层与节细胞层之间的分离

5. 视力急剧下降多见于（　　）。

A. 渗出性视网膜炎　　　　　　　　　　　B. 视网膜色素变性

C. 中心性浆液性脉络膜视网膜病变　　　　D. 糖尿病性视网膜病变

E. 视网膜中央动脉阻塞

6. 患者，男，36 岁，双眼视力逐渐下降 3 天。血压 180/110 mmHg，眼部检查示右眼视力 0.2，左眼视力 0.1，双眼眼前未见明显异常。散瞳眼底检查见视盘水肿和视网膜水肿，视网膜血管显著缩窄，视网膜广泛水肿，眼底可见多处片状出血、大片棉绒斑，

该患者可能考虑的诊断为（　　）。

 A. 视网膜色素变性   B. 脉络膜视网膜炎   C. 视网膜脱离

 D. 高血压视网膜病变   E. 葡萄膜炎

 7. 患者,男,34岁,约一周前双眼前出现黑影飘动,2天前视力明显下降。检查双眼底见玻璃体出血,视网膜隐约可见有出血,体格检查无异常发现。该患者最可能的诊断是（　　）。

 A. 视网膜中央动脉阻塞   B. 视网膜中央静脉阻塞

 C. 糖尿病性视网膜病变   D. 视网膜静脉周围炎

 E. 高血压视网膜病变

 8. 引起双眼视盘水肿的主要原因是（　　）。

 A. 颅内高压   B. 贫血   C. 高血压

 D. 青光眼术后   E. 慢性肾炎

 9. 患者,女,25岁,右眼视物模糊,伴眼球转动痛5天。5天来视力进行性下降,既往体健。眼科检查:右眼视力0.2,左眼视力1.0,右眼瞳孔相对性传入障碍,眼球运动正常,眼底正常。视野检查示右眼中心有暗点。最可能的诊断是（　　）。

 A. 急性视盘炎   B. 急性球后视神经炎   C. 垂体瘤

 D. 脑膜瘤   E. 神经胶质瘤

 10. 患者,男,22岁,突然左眼视力下降,视力0.1,左眼瞳孔相对性传导阻滞,视野中心有暗点,左侧视盘水肿,诊断为（　　）。

 A. 急性视盘炎   B. 急性球后视神经炎   C. 视盘血管炎

 D. 垂体瘤   E. 颅咽鼓管炎

三、问答题

 1. 视网膜中央动脉阻塞的临床表现是什么?

 2. 视网膜脱离的分类和临床表现是什么?

（郭建华）

第十章

屈光不正及眼外肌疾病

第一节　眼的屈光与调节

一、眼的屈光

人眼球的屈光系统是一种复合的光学系统,人能够看清楚外界的物体,是由于外界物体发出的光线进入眼内,经眼的屈光系统屈折后,在视网膜黄斑部形成物像,这种功能称为眼的屈光。决定眼屈光状态的是眼的屈光力与眼轴的长度。表示屈光力的单位为屈光度(diopter,普通缩写为D)。眼屈光系统包括角膜、房水、晶状体、玻璃体,它们共同起屈光作用,为光线进入视网膜的通道。眼球总屈光力在调节静止状态下为58.64 D,最大调节时为70.57 D。眼屈光系统中最重要的屈光成分是角膜和晶状体,角膜的屈光力约为43 D,晶状体约为19 D。

二、眼的调节与集合

一个正视眼,为了看清楚近距离目标,就需要增加晶状体的曲率,从而增加眼的屈光力,使近距离目标落在视网膜上,这种生理功能叫调节作用(accommodation)。调节作用是由睫状肌收缩,晶状体悬韧带放松,晶状体凭借其本身的弹性变得凸度增加(晶状体前面凸较多,后面凸较少,前后囊曲率半径缩短)而完成的。使用调节力的大小,需视目标的远近而定,目标距眼愈近则所需调节力愈大。眼在使用最大调节力所能看清楚的最近的一点称近点,眼在不用调节时,能看清楚最远的一点,称为远点。调节远点与调节近点间的距离,称为调节范围。当双眼视近时,在调节的同时,双眼内直肌也收缩,同时两眼瞳孔缩小,称为视近反射。这种双眼在调节时两眼同时向内转动称为集合。调节力越强,集合也越大。调节与集合一般是协调的,但也有不平衡的现象,如老年人调节力很弱,但是集合功能仍然存在。

第二节　正视和屈光不正

一、正视

正常眼的屈光状态是眼在调节静止的状态下,来自远处(5 m以外)的平行光线,经过眼的屈光系统的屈折后,聚焦在视网膜上,称为正视。

二、近视

近视(myopia)指眼在调节放松状态下,平行光线通过眼的屈光系统屈折后,焦点落在视网膜之前的一种屈光状态。在青少年近视中,部分由于过度用眼导致睫状肌持续性痉挛,表现出一时性的近视现象,用阿托品散瞳后检查发现近视消失,称为调节性近视,又叫假性近视。

【病因】

近视的病因尚不完全明确,而且比较复杂,可能与以下因素有关。

1. 遗传因素 调查发现遗传在近视发生发展中起着重要作用,一般认为,病理性近视属于常染色体隐性遗传,而单纯性近视为多因素遗传,既服从遗传规律又有环境因素参与,以环境因素为主。

2. 发育因素 婴幼儿期眼球较小,为生理性远视,但随着年龄增长,眼球各屈光成分协调生长,逐步正视化。如果眼轴过度的发育,即成为轴性近视。

3. 其他因素 研究表明近视的发生主要与长时间的近距离阅读、用眼不卫生有关。此外,大气污染、微量元素不足、营养成分失调和照明的不足、字迹模糊不清等也是形成近视的原因。最新研究提示离焦点理论在近视发展中起重要作用,即外界物体成像于视网膜之后,容易使眼轴变长导致近视产生。

【近视分类】

1. 根据功能分类

(1)单纯性近视:多起自青春期,进展较缓慢,近视一般为中低度数,远视力可以矫正到正常,眼底一般无异常改变,为多基因遗传。

(2)病理性近视:从幼年开始,持续性加深,发展较快,成年后仍进展,一般近视度数高于 -6.00 D。眼轴长,眼底表现为豹纹状改变,常有黄斑变性、出血等,可能导致视网膜脱离。远视矫正度数常低于 1.0,为常染色体隐性遗传。

2. 根据屈光成分分类

(1)轴性近视:眼轴长度超出正常范围,而眼的屈光力正常。

(2)屈光性近视:由于角膜、晶状体曲率过大或屈光指数增加,眼的屈光力超出正常范围所致。

3. 根据近视程度分类

(1)轻度近视:低于 -3.00 D。

(2)中度近视: $-3.00 \sim -6.00$ D。

(3)高度近视:高于 -6.00 D。

【临床表现】

1. 视力 远视力下降,近视力正常。视远不清是最主要的症状。

2. 视疲劳 由于调节和集合不协调常有眼干、异物感、眼胀痛、头痛等视疲劳症状,适当休息后可以缓解。

3. 眼位偏斜 主要由于视近时使用调节减少,集合功能也相应减弱,表现为外隐斜或外斜视。

4. 眼球改变 高度近视眼球前后径常变长,使眼球向前突出、前房变深、瞳孔偏大且对光反射迟钝等,多为病理性近视。

5. 眼底改变 常见为高度近视,眼底有退行性改变,常有玻璃体异常(液化、混浊、后脱离)、豹纹状眼底、视盘大且色淡、近视弧形斑或环行斑,可发生黄斑出血、色素紊乱、变性、后巩膜葡萄肿、视网膜脱离。

【治疗】

1. 屈光矫正 年龄较小的儿童需要散瞳验光,使用睫状肌麻痹剂,如1%阿托品眼药水或眼膏、0.5%~1%托吡卡胺眼液等。注意点眼后应指压泪囊区3~5 min,以免引起不良反应。配镜原则是使患者获得最佳视力的最低度数配镜,以便患者能持续和舒服地用眼。告诉患者及家属配镜后应注意用眼卫生,定期复查,以便及时更换合适度数的镜片。近年推出的青少年渐进多焦眼镜可降低眼的调节功能,有助于控制中、低度青少年近视度数的加深。

(1)戴框架眼镜是最常用和最好的矫正视力的方法,近视用凹透镜矫正。

(2)角膜接触镜适用于近视、屈光参差以及某些特殊职业人群,可以增加视野,减少两眼像差,并有较佳的美容效果。但要注意角膜接触镜的护理。

2. 屈光手术 包括角膜屈光手术(PRK、LASIK、EPi-LASIK 等)、眼内屈光手术(屈光性晶状体置换术、有晶状体眼人工晶状体植入术等),以及后巩膜加固术。

(1)RK:放射状角膜切开术。原理是在角膜表面中央区以外区域,行对称的放射状切开,使角膜中央区变扁平,屈光力减弱,从而矫正近视,是矫正中、低度近视的方法之一,但远不是理想的屈光手术,在预测性、可矫正度数等方面存在较大局限性,操作技巧对手术效果影响大,且手术并发症较多。

(2)PRK:准分子激光角膜切削术。PRK矫正近视的原理是按照预先设置的程序,应用准分子激光作用于角膜中央区浅表组织(相当于去除一个凸透镜),使之变平,屈光力减弱,从而达到矫正近视的目的。矫正远视则是通过切削角膜旁中央区浅表组织(相当于去除一个凹透镜),使角膜中央区变凸,屈光力增强,从而矫正远视。

手术适应证:年龄大于20岁的轻、中度近视且矫正视力正常,近视度数已稳定两年,自愿接受手术的患者。圆锥角膜、自身免疫性疾病等为禁忌证。

(3)LASIK:在自动板层角膜成形术基础上联合 PRK,用准分子激光作第二次切割,是目前屈光矫治手术中占有主导地位的手术方式。

(4)LASEK:先制作角膜上皮瓣,在准分子激光切削角膜基质完成后再将上皮瓣复位的屈光手术。该手术的优点是激光切削后立即覆盖角膜基质的完整的活性角膜上皮瓣,使其与 PRK 后裸露的基质面创伤愈合有本质的区别,从而有效减少了雾状混浊和回退问题;与包含基质的 LASIK 角膜瓣相比,微型角膜刀制作的角膜瓣不存在风险,角膜瓣诱导的术源性散光也不会产生,对于角膜薄的高度近视眼、小睑裂、角膜新生血管化及长期佩戴角膜接触镜的患者,有着更安全的应用前景。

(5)角膜基质环植入术(ICRS):在旁中央区的角膜层间,植入一对半环或圆环,使该区域局部隆起,使角膜中央区变扁平,屈光力减弱,从而矫正近视。此手术仅适合矫正−1.0~−3.0 D的近视。手术优点在于不累及中央区角膜,术后反应轻,恢复快,手术效果可调整、可逆,并发症少等。缺点是适用范围小,术后视力波动,可能发生散光、夜间眩光、环周混浊等并发症。

(6)晶状体摘除联合人工晶状体植入:将混浊的晶状体或透明晶状体摘除后联合人工晶状体植入。

(7)有晶状体眼人工晶状体手术:在角膜后面至晶状体前面植入一片有屈光力的镜片,用以矫正原有的屈光不正。

三、远视

远视(hyperopia)指眼在调节放松的状态下,平行光线经过眼的屈光系统屈折后,聚焦在视网膜之后的一种屈光状态。

【病因】

常见的原因首先是眼球前后轴较短(称为轴性远视),眼轴越短,近视程度越高,一般眼轴每短 1 mm,约有 3 D 的远视。其次是眼的屈光力较弱(称为屈率性远视)。远视可以认为是眼球发育不全,也可以是后天眼病所致,如无晶状体眼等。

【远视分类】

1. 根据屈光成分分类

(1)轴性远视:眼的屈光力正常,眼轴相对较短,为远视的最常见原因。多见于儿童或眼球发育不良的小眼球,在儿童时一般常为远视,以后随年龄增长而程度减低。如果发育受到影响,眼轴不能达到正常长度,即成为轴性远视。

(2)屈光性远视:①曲率性远视:由于眼的屈光成分弯曲度变小导致屈光力较弱所致,如扁平角膜。②屈光指数性远视:由于眼的屈光成分的屈光指数变化所致,主要为晶状体变化引起,如老年人晶状体的改变。③屈光成分缺失:晶状体全脱位或无晶状体眼常表现为高度远视。

2. 根据远视程度分类 远视眼按度数不同可分为:轻度,小于+3.00 D;中度,+3.00~+5.00 D;高度,高于+5.00 D。

3. 根据调节状态分类

(1)隐性远视:未行睫状肌麻痹验光不会发现的远视,这部分远视被调节所掩盖,在充分睫状肌麻痹验光后表现出来。

(2)显性远视:未行睫状肌麻痹验光表现出来的远视。

(3)全远视:隐性远视和显性远视的总和,是睫状肌麻痹后的最大正镜度数。

(4)绝对性远视:调节无法代偿的远视,需通过镜片矫正,是常规验光中矫正正常的最小正镜度数。

（5）随意性远视：显性远视和绝对性远视之差，即自身调节所掩盖的远视度数，是未行睫状肌麻痹验光可以发现的远视。

【临床表现】

1. 视力下降　青少年眼的调节力强，轻度远视者远、近视力均可正常；中高度远视者近视力下降或远、近视力不同程度下降；中年人因眼调节力减弱，度数较高时远、近视力均有不同程度下降，但总体来说远视力优于近视力。

2. 视疲劳　由于过度使用调节，常表现为视物模糊、眼胀痛、眼睑沉重、头痛及视物重影等视疲劳症状，近距离工作不能持久，常常休息后症状缓解。

3. 内斜视　远视程度较重的儿童，常因视近物时过度地调节引起过度的集合而引发内隐斜或内斜视。

4. 眼底　远视眼眼底呈假性视盘炎表现，即视盘较正常小而红、边界常不清，但视力可以矫正到正常，视野为正常。

5. 并发症　中、高度远视易发生屈光性弱视，远视眼常伴有小眼球、前房浅、房角窄，易引起急性闭角型青光眼。

【治疗】

远视眼，如果视力正常，又无自觉症状，不需处理。如果有视力疲劳症状或视力已受影响，应配戴合适的凸透镜矫正。远视程度较高的，尤其是伴有内斜视的儿童应及早配镜。随着眼球的发育，儿童的远视程度有逐渐减退的趋势，因此每年还需检查一次，以便随时调整所戴眼镜的度数。除配戴凸透镜矫正外，还可以用角膜接触镜矫正。

四、散光

散光（astigmatism）是由于眼球屈光系统中各屈光面在各子午线的屈光力不同，从而使眼在调节静止状态下，来自远处（5 m 以外）的平行光线进入眼内，经眼的屈光系统屈折后不能形成焦点的一种屈光状态。

【病因】

常见的原因是角膜、晶状体因先天发育异常导致的各径线屈光力不一致，通常是相互垂直的两条主径线的差别最大引起的规则散光；不规则散光是因一些后天性角膜疾病如翼状胬肉、角膜溃疡或瘢痕、圆锥角膜等所致角膜屈光面凹凸不平所致。

【散光分类】

根据屈光径线的规则性可以分为规则性散光和不规则性散光。

1. 规则性散光　角膜和晶状体表面曲率不等，但最强和最弱的两条主径线相互垂直，可用柱镜矫正。

根据两条主径线聚焦与视网膜的位置关系分为如下几类。

（1）单纯近视散光：屈光力强的径线聚焦在视网膜前，屈光力弱的径线聚焦在视网膜上。

（2）单纯远视散光：屈光力强的径线聚焦在视网膜上,屈光力弱的径线聚焦在视网膜后。

（3）复性近视散光：两条主径线均聚焦在视网膜前。

（4）复性远视散光：两条主径线均聚焦在视网膜后。

（5）混合散光：屈光力强的径线聚焦在视网膜前,屈光力弱的径线聚焦在视网膜后。

根据垂直和水平主径线屈光度的强弱比较分为如下几类。

（1）顺规散光：两条主径线分别位于垂直和水平方向的±30°,并且垂直主径线屈光力大于水平主径线屈光力。

（2）逆规散光：两条主径线分别位于垂直和水平方向的±30°,并且水平主径线屈光力大于垂直主径线屈光力。

（3）斜轴散光：两条主径线分别位于垂直和水平方向的 45°±15° 和 135°±15°。

2. 不规则性散光　眼球屈光系统各条径线的屈光力不相同,同一径线上各部分的屈光力也不同,没有规律,不能用柱镜片矫正。

【临床表现】

1. 视力　通常根据散光的度数和轴位不同,视力下降的程度往往也不同。轻度散光对视力影响不大;高度散光,看远及看近都不清楚,视物常常有重影。

2. 视疲劳　眼胀、头痛、流泪、看近不能持久、看书易错行、视物有重影等现象。

3. 眯眼　为了起到针孔或裂隙作用来看清楚目标,患者常表现为眯眼。散光患者眯眼与近视眯眼不同的是散光看远看近均眯眼,而近视仅在看远时眯眼。

4. 代偿头位　为求得较清晰的视力常常利用头位倾斜和斜颈等自我调节。

5. 散光性弱视　幼年时期的高度散光常引起弱视。

6. 眼底检查　视盘较正常者小,呈垂直椭圆形、边缘模糊,通常不能用同一屈光度清晰地看清楚眼底全貌。视力可矫正,随访观察视野无变化。

【治疗】

（1）规则散光可通过框架眼镜、角膜接触镜矫正,准分子激光屈光性角膜手术通常可以矫正+6.00 D 以内的规则性散光。

（2）不规则散光可试用硬性透氧性角膜接触镜(RGP)矫正。

五、屈光参差

双眼屈光状态不等,可以是双眼屈光不正性质不同,也可是双眼屈光不正性质相同而度数不同,均称为屈光参差。

【临床表现】

（1）正常人双眼屈光参差最大耐受为 2.5 D,超过则因双眼物像大小不等而发生融合困难,可有视疲劳、双眼视力降低、弱视、恶心、头晕等症状。

（2）可以有交替视力,看远用一眼,看近用另一眼。也有为单眼视力看远近都用一眼,另一眼为弱视。

【治疗】

(1) 戴镜可适应的要求矫正完全,以获得最佳视力,如对眼镜不能完全适应,可以适当减少两眼镜片的差值。

(2) 对于框架眼镜无法矫正者,可以试戴角膜接触镜,也可以进行角膜屈光手术或眼内屈光手术。

第三节　老　　视

老视(presbyopia)又称老花,是指随着年龄的增长,生理性调节功能逐渐减弱,近距离阅读或工作感觉困难的现象。它是一种生理现象,一般出现在40～45岁。

【病因】

随着年龄的增长,晶状体核逐渐硬化、弹性减弱,睫状肌功能逐渐减弱,使眼的调节力减弱,近点逐渐远移。这是一种由于年龄的增长,眼组织、细胞自然老化所致的生理性调节能力减弱的现象。

【临床表现】

(1) 视近物或近距离工作困难。近点逐渐远移,常将注视目标放得远些才能够看清。

(2) 视疲劳:近距离阅读或工作时由于调节力减弱,需要增加调节,同时过度使用集合容易引起眼胀、头痛等视疲劳症状。

(3) 阅读时需要更强的照明度。足够的照明可以增加阅读的对比度,同时照明度增加可以使瞳孔缩小,提高视力。

(4) 老视出现早晚与身高、年龄、地域、工作性质和环境以及屈光状态等有密切关系。

【治疗】

(1) 根据老视者工作性质和阅读习惯,选择合适的镜片,使患者能持久地、清晰地和舒服地阅读。配戴近用的凸透镜,镜片的屈光度依年龄和原有的屈光状态而定,一般规律如下所述。

① 原为正视眼者,40～45岁配戴+1.00～+1.50 D;50岁配戴+2.00 D;以后每增加5岁度数递增+0.50 D即可。

② 非正视眼者,所需戴老视眼镜的屈光度数为年龄所需的屈光度与原有屈光度的代数和。

(2) 中老年人配戴渐变多焦点镜能满足老视患者远、中、近不同距离的视觉需求。

(3) 手术治疗:有巩膜扩张手术以及射频传导性角膜成形术等。

第四节 斜 视

在正常注视状态下,当双眼同时注视一个目标时,物像分别投射在两眼视网膜黄斑中心凹上或对应点上,视觉冲动通过眼的视觉传导系统,传到视皮质中枢,被融合成一个完整、具有立体感的单一的物像称为双眼单视。双眼单视的必备条件:两眼视力相等或接近;双眼具备同时注视同一目标的能力,而且能协调地追随同一目标,有正常的视网膜对应点,视路传导功能正常,融合功能正常,知觉功能正常。其中任何一个环节异常都会破坏双眼单视功能,引起斜视或弱视等眼病。

在异常情况下,两眼不能同时注视同一目标,视轴呈分离状态,当一眼注视目标时另一眼偏离目标,称为斜视。其中双眼眼位表现有偏斜倾向,但可通过正常的融合功能得到控制的,称为隐斜,此时外观上看不到明显眼位偏斜。如果融合机能被打破(如遮盖一眼后),就出现偏斜。正位眼临床上很少见,多数人都具有隐斜。如融合功能失去控制,眼的视轴明显偏斜,双眼单视功能被破坏,使双眼处于间歇性或恒定性偏斜状态的,称为显斜。

根据眼球运动和斜视角有无变化,斜视可以分为共同性斜视与非共同性斜视。

一、共同性斜视

眼外肌及其支配神经均无器质性病变,由于某对拮抗肌力量不平衡引起眼位偏斜,但不能被融合机能所遏制,眼球运动无障碍,各种方向注视时斜视程度(斜视角)保持恒定者,称为共同性斜视。

【病因】

(1)屈光不正引起调节与集合失调,如远视眼多需要较大调节与集合力,逐渐促使内直肌力量大于外直肌而产生内斜视;反之,近视眼多引起外斜视。

(2)另外与神经支配异常、双眼屈光参差导致融合功能障碍、眼外肌力量不平衡、遗传或解剖等因素有关。

【临床表现】

(1)眼位偏斜:一眼注视时,另一眼视线偏离目标,偏斜方向为眼外肌肌力强的作用方向。

(2)眼外肌向各个方向运动正常。

(3)无复视。

(4)无代偿头位。

(5)第一斜视角等于第二斜视角:患眼注视时健眼斜视角(第二斜视角)与健眼注视时的患眼斜视角(第一斜视角)相等。

(6)少数可有弱视。

斜视可为内斜视或外斜视,上斜视或下斜视。患眼在健眼注视时偏向哪一方即为哪种斜视。临床上水平斜视多见,垂直斜视较少见。

【治疗】

(1)矫正屈光不正:要求准确验光并配戴相应的眼镜。儿童要散瞳验光。此时要求屈光不正要完全矫正,不论是远视、近视或是散光。

(2)治疗弱视。

(3)正位视训练:以便消除抑制,加强融合,扩大融合范围,建立立体视。

(4)手术治疗:对于斜视角已稳定,或经过非手术治疗后仍有偏斜者,手术目的是重建眼外肌拮抗肌肌力的平衡。手术方法:对于肌力强的肌肉减弱其肌力,行该肌后徙术,对于肌力弱的肌肉加强其肌力,行该肌缩短术。

二、非共同性(麻痹性)斜视

由于炎症、肿瘤、外伤、感染等因素,使眼外肌或支配眼外肌运动的神经核或神经发生病变,引起眼外肌麻痹而发生的眼位偏斜,双眼注视各方向时所表现的斜视角不同。分先天性和后天性两种。

【病因】

(1)先天性麻痹性斜视:与先天发育异常有关。

(2)后天性麻痹性斜视:主要是由于外伤、炎症、脑血管疾病、肿瘤、内外毒素、全身疾病,以及眼外肌的直接损伤及肌源性疾病(如重症肌无力)等原因所致。

【临床表现】

(1)眼位偏斜:眼位向麻痹肌作用力相反方向偏斜。可伴有头晕、恶心、呕吐、步态不稳等症状。遮盖一眼,症状可消失。

(2)眼球运动受限:向麻痹肌作用力方向运动受限。

(3)第二斜视角大于第一斜视角。

(4)有代偿头位:转向麻痹肌作用力方向。

(5)复视。

【治疗】

(1)寻找病因,并及时去除病因。

(2)药物治疗:肌注维生素 B_1、维生素 B_{12}、ATP 等营养神经药物。因炎症引起的麻痹性斜视可以用糖皮质激素、抗生素等。

(3)可配合针灸、理疗。

(4)戴镜矫正:戴三面镜可用于矫正斜视度数较小的斜视。

(5)遮盖法:如任何方法均无法纠正复视,可遮盖一眼,以解除因复视带来的眩晕、恶心等症状。最好遮盖健眼,遮盖必须双眼轮换进行,防止双眼视功能恶化。预防拮抗肌发生挛缩。严密观察,在挛缩发生前施行手术。

(6)手术:非手术治疗无效时考虑手术。主要通过加强受累肌本身肌力或减弱其拮抗肌或配偶肌肌力以使其各眼外肌肌力产生新的平衡。

第五节 弱 视

弱视(amblyopia)是指视觉细胞在视觉发育期间,收到的有效刺激不足,导致单眼或双眼最佳矫正视力低于0.8,或低于同龄儿童的平均视力,而眼部并无器质性病变的一种视觉状态。大多数弱视是可治疗的视力缺陷性眼病。学龄前儿童及学龄儿童的患病率为1.3%~3%。通常大多数弱视越早发现、越早治疗,预后越好。

【病因与分类】

按发病机制的不同,弱视一般可分为以下四种。

1. 斜视性弱视 斜视患者由于物像落在双眼视网膜的非对应点上,引起复视和视觉混淆,使患者感到极度不适,大脑主动抑制由斜视眼传入的视觉冲动,导致黄斑部功能长期被抑制,从而形成了弱视。斜视性弱视是最常见的类型。这种弱视是斜视的后果,是继发的、功能性的,因而早期适当治疗,弱视眼的视力可以提高,但也有少数顽固病例,虽经长期治疗,视力改善不多。

2. 屈光参差性弱视 当两眼屈光度数差别大于2.5 D以上时,致双眼黄斑上的物像大小与清晰度差别较大,融合困难,所以大脑视皮质长期抑制屈光不正度数大的眼,使视觉得不到有效刺激而发生弱视。这种弱视是功能性的,经过治疗有可能恢复视力。如果早期矫正屈光不正有可能防止其发生。

3. 形觉剥夺性弱视 在婴幼儿期,常因角膜混浊、先天性或外伤性白内障、上睑下垂或患眼遮盖,致使光线不能充分进入眼内,剥夺了黄斑接受正常光刺激的机会,从而产生视觉障碍而形成弱视。这种弱视,不仅视力低下,而且预后也差。

4. 屈光不正性弱视 多见于因未经及时矫正的屈光不正(多为高度远视、散光、近视)而无法使物像清晰聚焦在视网膜上,使得视觉细胞不能得到充分的刺激,从而引起弱视。戴合适的眼镜后,能使视力逐渐提高,但为时较长,一般需2~3年。

【临床表现】

(1)视力差:最佳矫正视力小于0.8或者达不到该年龄段的正常视力,矫正视力0.8~0.6者为轻度弱视,0.5~0.2为中度弱视,小于0.1者为重度弱视。

(2)拥挤现象:对排列成行的视标识别能力较单个视标的识别能力差,对比敏感度显著降低。

(3)常伴有眼位偏斜、屈光不正及眼球震颤。

(4)双眼单视功能障碍,立体视觉差。

(5)异常固视:弱视眼固视能力不良,多为旁中心注视。

【治疗】

弱视的治疗效果与年龄及固视性质有关,年龄越小,治疗效果越好;中心固视者效果较好,旁中心固视者较差。原则为消除抑制,提高视力,矫正眼位,训练黄斑固视和融合功能,以达到恢复两眼视功能的目的。

1. 消除病因 早期治疗先天性白内障或上睑下垂等,准确地验光配镜,矫正屈光不正。

2. 遮盖治疗

(1)中心注视性弱视:可采用遮盖健眼,强迫弱视眼注视的方式。但应注意防止健眼发生遮盖性弱视。

(2)旁中心注视性弱视:先利用光栅疗法、后像疗法、红光闪烁灯疗法矫正为中心注视性弱视后再采用遮盖疗法。

3. 光学药物疗法(也叫压抑疗法) 利用阿托品和屈光矫正,压抑健眼的看远或看近的功能,而促进弱视眼的看远或看近的功能。

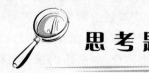 思考题

一、名词解释

1. 近视

2. 远视

3. 弱视

二、选择题

患儿,男,7岁,其家长诉患儿视物不清晰。视力:右,0.4;左,0.1。眼前节及眼底检查未发现明显异常。

1. 首先应考虑做哪项检查?(　　)

A. 复查视力　　　　　　B. VEP检查　　　　　　C. ERG检查

D. 散瞳验光　　　　　　E. 随诊观察

2. 该病例的散瞳结果:右,+5.00DS+1.00DC×90°→0.9;左,+8.00DS+2.00DC×85°→0.3。应诊断为(　　)。

A. 屈光不正　　　　　　B. 斜视性弱视　　　　　　C. 形觉剥夺性弱视

D. 屈光不正性弱视　　　E. 屈光参差性弱视

3. 对于该患儿,目前应考虑如何治疗?(　　)

A. 因患儿小,暂不配镜

B. 戴屈光矫正眼镜

C. 屈光矫正,遮盖右眼,左眼精细作业

D. 遮盖右眼

E. 左眼弱视训练

三、问答题

1. 弱视按照发病机制分为哪几类？
2. 远视根据调节状态如何分类？
3. 简述近视可能的病因。

（刘院斌）

第十一章

眼　外　伤

第一节　眼外伤概述

外环境中的机械性、物理性和化学性等因素直接作用于眼部,引起眼的结构和功能损害,称为眼外伤。由于眼的位置暴露,结构极为精细脆弱,所以眼外伤很多见,而且往往会造成视力障碍、失明甚至眼球丧失。因此,预防和正确处理眼外伤,对于保护和挽救视力具有重要的临床和社会意义。

一、眼外伤分类

一般根据眼外伤的致伤因素,可分为机械性眼外伤和非机械性眼外伤两大类。机械性眼外伤包括钝挫伤、穿通伤、异物伤等,非机械性眼外伤包括热烧伤、化学伤、辐射伤、毒气伤等。

二、检查与处理原则

(一) 眼外伤的检查

应根据眼外伤的轻重缓急,在不延误急救、不增加损伤、尽量减少患者痛苦的前提下进行。询问致伤原因、部位、时间,是否经过处理,以往的视力状况及眼病史,有无全身性疾病等;注意有无重要脏器及其他器官损伤,有无休克及出血,必要时由有关专科首先检查和处理;应尽可能准确地记录视力,记录眼睑、结膜、泪器和眼肌等损伤的部位、范围、程度及并发症等情况,眼球位置、突出度,有无破裂,角膜和前部巩膜情况,前房深度,有无眼内出血及眼内结构损伤,眼底情况等。行影像学检查及其他辅助检查如超声波、CT 或 MRI 等检查,以确定眼球内或眶内是否有异物存留,有无眼球后部破裂、眶骨骨折等。

(二) 急救原则

(1) 有休克和重要脏器损伤时,应首先抢救生命。

(2) 对化学伤,应分秒必争地用大量的水冲洗。

(3) 对眼球穿通伤,切忌挤压,眼球上的异物和血痂,不应随便清除。滴抗生素滴眼液后,包扎紧双眼,送专科处理。

三、预防

大多数眼外伤是可以预防的。加强卫生宣传教育,制订各项操作规章制度,完善防护措施,能够有效地减少眼外伤。

第二节 眼球表面异物

在临床上较为常见,根据异物性质可分为金属性异物与非金属性异物两类。金属性异物包括有磁性的异物如铁、钢、钴、镍等,也有非磁性的异物如铜、铅、锌、银、金等。非金属性异物有玻璃、碎石、植物的刺、动物性异物等。根据异物所在位置,眼球表面异物又分为结膜异物与角膜异物。

一、结膜异物

常见为灰尘、煤屑、飞虫、睫毛等。自觉眼部异物感、流泪,异物量大者可冲洗结膜囊,结膜囊内的细小异物可在表面麻醉下,用无菌湿棉签擦拭,然后点抗生素滴眼液。

二、角膜异物

以爆炸伤、煤屑、铁屑多见。有异物感、疼痛、畏光、流泪、眼睑痉挛等。浅层异物可在表面麻醉后用盐水湿棉签拭去。深层异物可以用无菌注射针头行异物剔除术或异物拔除术。多个异物可以分期取出,先把比较暴露的浅层异物取出来,不易取出的深层异物可先不处理,先把炎症控制下来后再取。对于异物较大已穿入前房的行异物摘出术。异物取出后点抗生素滴眼液或眼膏,并包扎患眼,促进角膜愈合,防止化脓性角膜溃疡的发生。对于异物大部分进入前房,仅角膜深层留有异物末端的,缩瞳后试取异物,必要时在显微镜下行角巩膜缘切口取异物。术后包扎患眼,并行抗感染治疗。

第三节 眼 挫 伤

挫伤是机械性钝力引起的外伤,常见由钝器打击或由爆炸产生的气浪冲击所造成。根据受伤部位不同而有各种表现,眼球和附属器均可受损,产生相应症状和体征。

一、眼睑挫伤

眼睑的组织松弛、富有血管,皮肤薄而柔软,这些组织特点决定它受损后容易引起皮下出血、水肿,出血可引起疼痛、睁眼困难。如果没有伤口,眼睑的挫伤性水肿和出血多数可以自行吸收,可在伤后48 h之内给予局部冷敷,使血管收缩,有利于止血,以后改为热敷,促进出血吸收。如果眼睑有明显裂伤,修复时不仅要恢复功能,还要注意尽量不影响美观。新鲜伤口应尽早清创缝合,如发现明显出血点则先行止血再行缝合。提上睑肌断裂时应给予修复,伴有泪小管断裂时行泪小管吻合术,术后常规局部或全身使用抗生素预防感染。

二、结膜挫伤

受挫伤后可出现水肿、出血、裂伤。应仔细检查排除巩膜裂伤。创口长度小于3mm,不需缝合,一般2周左右可以吸收。创口长度大于3mm,需进行连续缝合手术,缝合时要先用无齿镊把创口两侧对齐再缝。

三、角膜挫伤

角膜由于位于眼球前面,是最容易损伤的部位,故临床上角膜挫伤较为常见。角膜挫伤患者可有不同程度的视力下降、疼痛、畏光、流泪等症状。角膜受损最常见的情况如下。①角膜上皮剥脱:涂抗生素眼膏行抗感染治疗,然后包扎。②角膜基质水肿混浊:可滴用糖皮质激素眼药水和高渗糖以减轻水肿,必要时散瞳。③角膜裂伤:伤口小可不需处理,如伤口长度大于3mm者,需手术缝合。术后结膜下注射抗生素,并加压包扎。

四、虹膜睫状体挫伤

(一)外伤性瞳孔散大
瞳孔括约肌损伤时可造成外伤性瞳孔散大,多为中度散大,瞳孔不圆,对光反射迟钝或消失,可有单眼复视,严重时可有虹膜根部离断,瞳孔可以呈现"D"字形。如全部离断可造成外伤性无虹膜。如睫状肌或支配神经受损,可出现调节麻痹。

外伤性瞳孔散大,轻者能恢复或部分恢复,重者不能恢复,可以行瞳孔成形术。虹膜根部离断时,可以行虹膜根部缝合术。调节麻痹者,可以配戴眼镜矫正近视。

(二)外伤性前房积血
主要因虹膜睫状体血管出血引起,多可自行吸收,少量出血仅在房水中见红细胞,出血较多时前房充满血液,可引起继发性青光眼、角膜血染等严重并发症。

患者应取半卧位休息,包扎双眼,适当应用镇静剂、止血剂,有虹膜炎症的,用糖皮质激素和散瞳剂治疗。注意观察眼压,如升高及时使用降眼压药。观察积血吸收情况,对于积血吸收慢,眼压经药物治疗效果不佳的,用前房穿刺术放出积血。

(三)房角后退
睫状体挫伤导致环形纤维和纵形纤维分离,虹膜根部向后移位使房角加宽、加深,可使小梁受损,房水排出受阻致眼压升高引起继发性青光眼,称为房角后退性青光眼。

眼压正常者可观察,眼压增高时按开角型青光眼处理,无效者需行滤过手术。

五、晶状体挫伤

（一）晶状体脱位或半脱位

晶状体脱位或半脱位是因钝力致晶状体悬韧带全部或部分断裂导致。悬韧带不全断裂时悬挂晶状体的力量不平衡,产生晶状体部分脱位,在瞳孔区可见部分晶状体的赤道部。出现视力下降、近视、散光、调节减退、单眼复视等。如晶状体悬韧带完全断裂可致晶状体全脱位,可脱入前房或嵌顿于瞳孔区,引发继发性青光眼,眼压急剧升高,产生急性青光眼症状,需急诊手术摘除晶状体;如向后脱入玻璃体则出现虹膜震颤和高度远视,晶状体飘浮在玻璃体内。此时如无症状可不处理,有症状者手术摘除晶状体。

（二）晶状体混浊

钝力可使晶状体发生局限性混浊或全部混浊。局限性混浊多不需处理,可在几周后自行吸收,但可留下永久性混浊影响视力。严重的全部混浊则需手术摘除晶状体。

六、玻璃体挫伤

玻璃体挫伤常与眼部其他组织合并受损,亦可单独受损。挫伤引起睫状体、脉络膜和视网膜血管通透性增高,血管内的纤维素及血细胞渗入玻璃体内,导致玻璃体混浊。如血管破裂,可引起玻璃体变性,血块机化产生牵拉作用使视网膜脱离。玻璃体出血时间短者先冷敷,24 h后改为热敷,亦可适当用一些止血剂。如出血不吸收,则行玻璃体切割术。

七、脉络膜挫伤

脉络膜挫伤主要表现为脉络膜的出血和破裂,多位于后极部及视盘周围,呈弧形,凹面朝向视盘。早期破裂处被出血掩盖。出血吸收后,显露出黄白色瘢痕或白色巩膜。累及黄斑可严重影响视力。目前无有效治疗方法,早期可以止血,注意卧床休息。

八、视网膜震荡与挫伤

眼球钝挫伤的致伤力常可冲击相应的后极部视网膜出现视网膜震荡,出现一过性视网膜水肿,呈灰白色,中央反射消失,视力下降。3～4周水肿消退后,视力恢复较好。有些患者光感受器受损,视力明显减退,成为视网膜挫伤,严重挫伤可致视网膜出血以及脱离。

视网膜震荡者可以用糖皮质激素、血管扩张药、营养神经药及维生素类药物治疗。伴发视网膜出血者需卧床休息,应用维生素C和止血药物,后期使用促进积血吸收的药物。如发生视网膜脱离,应及时行手术治疗。

九、视神经挫伤

眼球受钝力打击引起视神经管骨折或视神经鞘内出血,使得视神经受挤压牵拉而

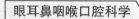

致视神经挫伤,可以导致眼压突然升高,视力下降或丧失。可以应用糖皮质激素、脱水剂、维生素和营养神经药等治疗,尽早行视神经管减压术。

第四节　眼球穿通伤

眼球穿通伤可见于由锐利器械刺入、爆炸等多种情况引起的眼球壁全层裂开的损伤,按照伤口类型可以分为:穿孔伤(致伤物在眼球壁上只有一个入口而没有出口)和贯穿伤(致伤物在眼球壁上既有入口亦有出口)。按照伤口部位可以分为角膜穿通伤、角巩膜穿通伤、巩膜穿通伤,可以导致眼内容物脱出和眼球异物。

【临床表现】

1. 角膜穿通伤　较常见,自觉眼部疼痛、流泪和不同程度视力下降。伤口较小者可自行闭合,伤口较大者多伴发虹膜脱出、嵌顿,前房变浅或消失,前房积血,可有晶状体或眼后段的损伤。

2. 角巩膜穿通伤　伤口累积角膜和巩膜,可引起虹膜睫状体、晶状体、玻璃体的损伤、脱出及眼内出血,伴随有明显的视力下降。

3. 巩膜穿通伤　少见。较小的由于伤口表面有结膜下出血,容易被忽略。大的伤口常有脉络膜、玻璃体和视网膜的损伤和出血。愈后往往较差。

【治疗】

需要急诊处理。治疗原则:手术缝合伤口,恢复眼球的完整性,防止感染和并发症。

1. 伤口处理　单纯角膜伤口,前房存在,可不缝合,仅需加压包扎。伤后24 h内,创口大于3 mm,伴有虹膜脱出、嵌顿者,可用抗生素溶液冲洗后放回虹膜,虹膜损伤较重不能还纳者应剪除。脱出的晶状体和玻璃体应切除,并恢复前房。对角巩膜伤口,应先固定缝合角巩膜缘1针,再缝合角膜,最后缝合巩膜。对巩膜伤口,应分开结膜组织后边暴露,边缝合。

2. 抗感染治疗　局部及全身应用抗菌药物和糖皮质激素。注意眼内炎、交感性眼炎等的发生。

3. 对较重病例,早期缝合伤口　在1～2周内,处理外伤性白内障、玻璃体积血、异物以及视网膜脱离。

第五节　眼部化学烧伤

眼部化学烧伤是指由化学物品的溶液、粉尘或气体接触眼部所致的损伤。多发生于化工厂、实验室或施工场所。损伤程度与致伤物的浓度、种类及接触时间等有关。最常见的为酸性和碱性物质烧伤。

【致伤原因和特点】

1. 酸烧伤 对蛋白质有凝固作用,酸性溶液浓度较低时,仅有刺激作用,强酸可使组织蛋白凝固坏死,在角结膜表面形成一个凝固层,可阻止酸性物质继续向深部渗透,故与碱烧伤相比损伤相对较轻。

2. 碱烧伤 渗入眼内的碱可溶解蛋白质与脂肪,发生皂化反应,形成胶状、溶于水的化合物,不能阻挡碱的继续渗透,而使碱性物质可以很快渗透到组织深层和眼内,使细胞分解坏死,导致角膜溃疡、穿孔及眼内炎症,故碱烧伤多较重。

【临床表现】

根据损伤程度,可将酸、碱烧伤分为轻、中、重三度。

1. 轻度 眼睑、结膜充血及水肿,角膜上皮部分脱落,数日后上皮即可修复,基本无并发症。

2. 中度 眼睑皮肤有水疱,结膜部分坏死,角膜上皮完全脱落,角膜混浊,留有瘢痕。

3. 重度 结膜大片坏死,角膜全层变白,可有角膜溃疡、白斑、穿孔、角膜葡萄肿、青光眼、白内障等并发症。

【急救与治疗】

1. 急救 伤后争分夺秒地在现场彻底冲洗眼部,此为处理酸、碱烧伤的最重要一步。冲洗时应翻转眼睑、转动眼球、暴露穹窿部,将结膜囊内的化学物质彻底冲洗干净,必要时切开结膜行结膜下冲洗或行前方穿刺术。

(1)中和冲洗:酸烧伤用弱碱(2%碳酸氢钠溶液、磺胺嘧啶钠溶液)冲洗;碱烧伤用弱酸(3%硼酸溶液)冲洗,石灰烧伤用0.37%~0.5%依地酸钠溶液、10%酒石酸胺溶液冲洗,此两种溶液有利于钙质的排出,一般专用于石灰烧伤者。

(2)前房穿刺:放出含酸、碱物质的房水,以新生房水代之,新生房水内含大量营养物质及抗体,有利于痊愈。

2. 治疗

(1)首先控制感染,局部和全身应用抗菌药物。阿托品每日散瞳以避免虹膜后粘连。中和注射:酸烧伤用碳酸氢钠溶液、磺胺嘧啶钠溶液结膜下注射,碱烧伤用维生素C结膜下注射。应用胶原酶抑制剂,防止角膜穿孔。

(2)防止睑球粘连,可安放隔膜,或行自体球结膜、口腔黏膜移植。角膜溶解变薄,可行角膜、羊膜、口腔黏膜等移植。

(3)后期治疗:针对并发症行手术治疗。如矫正睑外翻、睑球粘连、青光眼手术等。

第六节　眼部辐射性损伤

眼部辐射性损伤包括电磁波谱中各种辐射线造成的损伤,如微波、紫外线、可见光、红外线、X线、γ线等。中子或质子束照射也能引起这类损伤。

一、紫外线损伤(电光性眼炎)

工业电焊、紫外线灯中的紫外线被角膜等眼部组织吸收后,产生光化学反应,引起的眼部损伤,称为紫外线损伤,也可由高原、雪地及水面反光造成。多在受照射后6～8 h发病。主要表现为双眼异物感,疼痛,畏光,流泪,结膜充血、水肿,角膜上皮点状或片状剥脱。症状轻则不需要处理,剧痛者可滴表面麻醉剂眼药水、抗生素滴眼液,并行局部冷敷、包扎。如无感染则6～8 h后缓解,24～48 h完全消退。

二、红外线损伤

红外线损伤是由玻璃加工时熔化的玻璃和高温环境产生的大量红外线引起,对眼部的损伤主要是热作用。其中短波红外线(波长800～1200 nm)可被晶状体和虹膜吸收,造成白内障。当红外线透过屈光间质可造成黄斑裂孔,导致视力下降,出现中心暗点。接触红外线的人员应戴含氧化铁的特制防护眼镜。

三、可见光损伤

可见光损伤是由太阳光或强烈的光照射通过热和光化学作用引起黄斑损伤。对中心视力有不同程度的影响,严重者有中心暗点、视物变形、头痛。眼底检查可见黄斑中心凹附近有黄白色小点和色素紊乱。在强光下应戴有色镜。

四、离子辐射性损伤

X线、γ线、中子或质子束引起放射性白内障、放射性视网膜病变或视神经病变、角膜炎或虹膜睫状体炎等。表现为视力下降,角膜表面无光泽,感觉减退,严重者出现角膜溃疡,甚至穿孔、晶状体混浊。眼底检查可见微动脉瘤、出血及渗出,无灌注区以及新生血管形成。

五、微波损伤

微波波长为3000～300万MHz,频率较低,穿透性较强,可能引起白内障或视网膜出血,应戴防护眼镜。

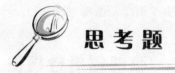

思考题

一、选择题

1. 酸性物质致伤原因是(　　)。

A. 酸能使组织蛋白凝固坏死　　　　B. 使角膜上皮坏死脱落

C. 使组织的类脂质起皂化作用　　　D. 使组织溶解

E. 以上均不对

2. 碱烧伤的特点为（　　）。

A. 使组织蛋白凝固　　　　　　　　B. 使组织坏死

C. 能溶解脂肪和蛋白质,使细胞分解坏死　D. 角膜上皮点状脱落

E. 以上均不对

3. 眼挫伤致前房出血的治疗应该是（　　）。

A. 取卧床休息　　　　B. 止血剂与糖皮质激素　　C. 立即散瞳

D. 注意眼压　　　　　E. 经药物治疗眼压仍不能控制,应做前房冲洗术

4. 房角后退体征为（　　）。

A. 外伤使睫状肌损伤　　B. 前房角检查　　　　C. 前房角加宽

D. 有部分患者可继发青光眼 E. 对大范围的房角后退,要定期观察眼压

第5～6题共用以下题干:患者,男,22岁,右眼被拳击伤伴视物不见1天,经检查后诊断为前房积血。

5. 下列哪种体位正确?（　　）

A. 仰卧位　　　　　　B. 右侧卧位　　　　　C. 左侧卧位

D. 半卧位　　　　　　E. 绝对卧床

6. 其措施中,重要的是（　　）。

A. 按时用药　　　　　B. 观察眼压情况　　　　C. 心理护理

D. 观察积血吸收情况　E. 以上都是

二、问答题

1. 试述眼部化学烧伤的临床急救与治疗。

2. 简述眼挫伤的临床特点。

（刘院斌）

第十二章

眼眶疾病与眼部肿瘤

第一节　眼眶蜂窝组织炎

眼眶蜂窝组织炎是眶隔前后眶内软组织的一种急性化脓性炎症,不仅会严重影响视力,而且可引起脑膜炎或海绵窦血栓形成而危及生命。多为单侧性,偶有累及双侧者。

【病因】

(1) 多见于邻近病灶感染,以鼻窦、鼻腔、牙齿最为常见,也见于由上颌骨骨髓炎、眶骨膜炎、急性泪囊炎、面部丹毒、疖肿或口腔病灶等引起。

(2) 眶、面部外伤或手术后感染。

(3) 由急性传染病或败血症、菌血症引起。

【临床表现】

隔前蜂窝组织炎指炎症局限在眶隔前的眼睑和眶周组织,主要表现为眼睑水肿,眼球未受累,瞳孔对光反射与视力良好,无眼球运动障碍,眼球转动无疼痛,球结膜无水肿。

隔后蜂窝组织炎感染较严重,全身可出现恶寒、高热、头痛、恶心、呕吐、衰竭、白细胞增加,甚至发生谵妄、昏迷、惊厥及脉搏缓慢等。眼睑红肿热痛,且压痛广泛,表面隐约可见扩张的静脉血管网。球结膜高度水肿,甚至突出于睑裂之外。眼球向正前方突出,转动受限或完全固定不动。由于眼球突出,可造成暴露性角膜炎。眼底可见视网膜静脉曲张或血栓形成以及渗出性变化等,并可引起视神经炎和视神经萎缩,使视力受到严重障碍。炎症可自行消退,也可在近眶缘处皮肤表面或穹窿部结膜出现脓点,破溃排脓后,症状可逐渐消退,但也可向颅内蔓延而引起海绵窦血栓形成、脑膜炎或脑脓肿而致命。

【鉴别诊断】

本病与眶骨膜炎都有眼球突出、眼睑及结膜红肿、眼球运动受限、疼痛及压痛等,但后者眼球突出常偏向炎症的对侧,而且压痛比较局限。

【治疗】

确诊本病后大量应用广谱抗生素,做细菌培养和药敏试验,必要时使用糖皮质激素治疗。眼部使用抗感染滴眼液,涂眼膏保护暴露的角膜。局部热敷或行超短波治疗,形成脓肿时,可在波动最明显处切开排脓。若并发海绵窦血栓、脑膜炎或脑脓肿应积极抢救治疗。

第二节 眼部肿瘤

一、皮样囊肿和表皮样囊肿

皮样囊肿和表皮样囊肿是胚胎期表皮外胚层植入深层组织形成的一种迷芽瘤。浅表病变多在儿童期就可以发现,位于眶隔以后的在成年后才有临床表现。

【病理】

囊肿由囊壁与囊内容物组成。皮样囊肿的囊壁为角化的复层鳞状上皮、毛囊和皮脂腺,囊腔含有脱落上皮、毛发及皮脂腺分泌物,囊壁绕以纤维结缔组织,似真皮。表皮样囊肿的囊壁仅有表皮,囊腔内被角蛋白填充。

【临床表现】

皮样囊肿和表皮样囊肿为先天性肿块,增长缓慢,肿物好发于外上眶缘,内上、内下眶缘,触诊为圆形、表面光滑的肿物,无压痛,可推动或固定。囊肿可压迫眼球引起屈光不正,侵蚀眶壁可使眶顶或外壁缺损,沿骨缝向颅内或颞窝蔓延,可在眶缘形成瘘管,排出豆渣样内容物。眶深部囊肿表现为渐进性眼球突出并向下移位,偶尔囊肿破裂,引起严重炎症,颇似眼眶蜂窝组织炎。

超声图像多呈圆形或椭圆形,边界清楚,内回声呈多样性。CT 检查见内部不均匀的占位病变,眶壁有改变,如向颞窝侵犯,呈"哑铃"状。

【治疗】

手术完全切除,应将囊壁去除干净。位于骨膜下者,囊壁刮除后用石炭酸腐蚀、酒精中和、生理盐水冲洗,以免复发。

二、海绵状血管瘤

海绵状血管瘤是成人眶内最常见的良性肿瘤,肿物呈圆球形、紫红色,有完整包膜,内部由海绵状血管窦构成,窦壁有平滑肌,间质为结缔组织隔。

【临床表现】

多在中青年时期发病,女性稍多。表现为无痛性、慢性进行性眼球突出,突出方向多位于肌锥内或视神经的外侧,生长缓慢,视力一般不受影响。位于眶前部的肿瘤,局部隆起,呈紫蓝色。触诊为圆滑、中等硬度、可推动的肿物。深部肿瘤按压眼球有弹性阻力。眶尖肿瘤可引起视神经萎缩。较大血管瘤可导致眼球运动障碍、复视。

A 超特异表现为内反射呈中高波。B 超显示病变近似圆形,边界清楚,回声多而强,病变具有压缩性。CT 显示边界清楚、密度均匀,可显示视神经受压、移位及眶腔扩大,具有定位价值。

【治疗】

海绵状血管瘤有停止生长的可能。对体积小、发展慢、视力好、眼球突出不明显者可观察。出现症状或影响视力时,可施行手术切除。

三、眼眶脑膜瘤

眼眶脑膜瘤包括原发于眶内的脑膜瘤、继发于颅内的脑膜瘤两种。前者多来自视神经鞘的蛛网膜,后者由蝶骨脑膜蔓延而来。眼眶脑膜瘤源于蛛网膜的内皮细胞,大多为良性但有侵入行为,多见于中年妇女。

【临床表现】

视神经鞘脑膜瘤使视神经增粗,从眼球至视神经管,终至颅内,早期引起视盘水肿,影响视力,继而引起视神经萎缩。肿瘤可突破硬膜向眶内侵犯,致眼球突出、眼球运动障碍。继发于颅内的脑膜瘤,经视神经管或眶上裂、眶骨壁向眶内蔓延。源于蝶骨鞍部的肿瘤,邻近视神经,较早引起视力减退、视盘水肿和视神经萎缩。颅内压增高时,引起:Foster-Kennedy 综合征,即颅内压增高引起同侧视神经萎缩和对侧视盘水肿;眶尖综合征,即损及第Ⅲ、Ⅳ、Ⅵ脑神经及第Ⅴ脑神经眼支。肿瘤蔓延至眶内,引起眼球突出。

X 线平片、CT 扫描显示眶骨增生肥厚伴有肿瘤内异常钙化,眶骨被吸收和破坏,视神经孔扩大提示肿瘤在管内蔓延。MRI 对脑膜瘤的范围轮廓显示更好。

【治疗】

眼眶脑膜瘤目前治疗以手术为主,但完全切除干净较难,术后容易复发。继发于颅内的脑膜瘤侵犯更多重要结构,或引起颅内压增高,最终可导致死亡。儿童眼眶脑膜瘤,更具侵犯性,预后更差。

四、横纹肌肉瘤

横纹肌肉瘤为儿童最常见的原发性眶内恶性肿瘤,75%在 10 岁前发病,平均发病年龄 7～8 岁。肿瘤发展快,恶性程度高,预后不良。

【临床表现】

肿瘤好发于眶上部,尤其是鼻上象限眼睑处。约一半位于眶上方者有上睑下垂,眼睑水肿,变色,眼球向前下方移位。典型表现为急性发病,发展为单侧突眼,皮肤充血、肿硬、发热,可误诊为眼眶蜂窝组织炎。如肿瘤侵及视神经和眼外肌,则视力丧失、眼球运动障碍。不及时治疗,肿瘤可蔓及整个眼眶,累及鼻窦,甚至进入颅内。

B 超显示眶内大块的异常病变,形状不规则,内回声较少,透声性好。CT 检查能明确肿瘤的部位和范围,显示眶骨破坏有助于确诊。活检病理诊断可以确诊。

【治疗】

横纹肌肉瘤的治疗目前采用综合治疗,术前化疗使肿瘤体积变小,术中大范围切除肿瘤,术后再化疗和放疗。

 思 考 题

一、名词解释

眼眶蜂窝组织炎

二、选择题

1. 眼眶蜂窝组织炎发病的主要诱因是（   ）。

A. 鼻窦牙齿感染　　　　　B. 面部疖肿　　　　　C. 眼眶外伤

D. 眼眶骨膜炎　　　　　　E. 皮样囊肿

2. 皮样囊肿来源于（   ）。

A. 胚胎期表皮中胚叶　　　B. 胚胎期中胚叶　　　C. 胚胎期表皮外胚叶

D. 胚胎期神经外胚叶　　　E. 以上均不对

3. 儿童最常见的原发于眼眶内的恶性肿瘤是（   ）。

A. 皮样囊肿　　　　　　　B. 表皮样囊肿　　　　C. 恶性脑膜瘤

D. 横纹肌肉瘤　　　　　　E. 以上均不对

4. 皮样囊肿最好发于（   ）。

A. 内上眶缘　　　　　　　B. 内下眶缘　　　　　C. 外下眶缘

D. 外上眶缘　　　　　　　E. 以上均不对

5. 眼眶蜂窝组织炎包括哪些？（   ）

A. 眼睑水肿　　　　　　　B. 眼球突出　　　　　C. 视力减退

D. 视神经炎　　　　　　　E. 以上均不对

6. 眼眶隔前蜂窝组织炎不正确的是（   ）。

A. 眼睑、球结膜水肿　　　B. 眼球运动障碍　　　C. 眼球运动疼痛

D. 瞳孔反应灵敏　　　　　E. 视力良好

三、问答题

眼眶蜂窝组织炎发病的主要临床表现是什么？

（刘院斌）

第十三章

防盲与治盲

第一节　防盲与治盲概述

低视力与盲不仅给患者造成巨大的痛苦，而且可加重家庭和社会的负担。因此防盲与治盲工作具有十分重要的意义。具体来说防盲与治盲工作的研究对象是全体人群，包括对盲和低视力进行流行病学调查，对引起盲和低视力的主要眼病进行病因和防治方法的研究，对盲和低视力的防治进行规划、组织和实施等。有关盲和低视力的标准和分类，我国多采用世界卫生组织（WHO）于 1973 年规定的低视力与盲的分类标准。根据这个标准，将其分为五级，即较好眼最佳矫正视力在 0.1～0.3 为 1 级；0.05（指数/3 m）～0.1 为 2 级；0.02（指数/1 m）～0.05 为 3 级；光感～0.02 为 4 级；无光感为 5 级。同时该标准还考虑到视野状况，指出不论中心视力是否损伤，以中央注视点为中心，视野半径≤10°但大于 5°时为 3 级盲，视野半径≤5°时为 4 级盲。其中，1 至 2 级属于低视力，3 至 5 级属于盲。如较好眼最佳矫正视力优于 0.05，但视野小于 10°者亦为盲。但从社会学角度讲，盲又是指不能胜任某些职业，甚至生活不能自理者，故又有职业性盲和生活盲之称。

第二节　防盲与治盲的现状

盲和低视力是世界范围内的严重公共卫生、社会和经济问题。目前估计全世界视力损伤的人群为 1.8 亿人。全世界盲人患病率为 0.7%，我国估计盲人患病率为 0.5%～0.6%，盲人数约为 670 万人，而且患病率随年龄增加而明显增加，女性比男性高，农村比城市高。

全世界致盲的主要原因：白内障、沙眼、河盲，其他如青光眼、糖尿病性视网膜病变和外伤等。我国致盲的主要原因与其相似，依次为白内障 46.1%，角膜病 15.4%，沙眼 10.5%，青光眼 8.8%，视网膜脉络膜病 5.5%，先天/遗传性眼病 5.1%，视神经病 2.0%，屈光不正/弱视 2.9%，眼外伤 2.6%，其他 1.1%。根据 WHO 估计，全球 80% 的盲是可以避免或预防的。为此，WHO、一些国际非政府组织于 1999 年 2 月联合发起"视觉 2020，享有看见的权利"行动，目标是在 2020 年全球根治可避免盲。具体措施：

①预防和控制疾病;②培训人员;③加强现有的眼保健设施和机构;④采用适当和能负担起的技术;⑤动员和开发资源用于防盲与治盲,并把白内障、沙眼、河盲、儿童盲、屈光不正和低视力作为"视觉2020"的行动重点。

我国各级政府也制定一系列防盲与治盲策略,建立县、乡、村为基础的初级眼病防治网络,将防盲与治盲工作纳入了我国初级卫生保健。同时与国际民间社团共同开展包括组织医疗队、流动手术车到农村和边远地区巡回开展白内障复明手术,人员培训,装备县医院眼科,提供人工晶体,眼病检查,建立眼病防治数据库,开展多层次预防保健教育及防盲与治盲公众宣传,防盲与治盲工作成效显著。但我国防盲与治盲工作也存在不少问题,主要是组织协调工作需加强,现有防盲效率不能满足社会实际需要,大规模白内障手术治疗的质量需进一步提高,切实加强防盲与治盲队伍建设,大力加强基层眼科医务人员技术培训,提高服务水平。

做好预防工作也是防盲与治盲工作的重要部分。防治外伤和职业性眼病,对工矿企业应严格执行劳动保护制度,注意改进生产条件,完善技术操作规程,加强完善教育。加强对幼儿园、小学有关人员的安全教育,严格防止儿童眼外伤的发生。加强糖尿病性视网膜病变相关知识的科普宣传,预防糖尿病性视网膜病变的发生,一旦发生,也要做到早期发现,早期治疗。防止遗传性眼病的发生,严禁近亲结婚,注意孕期保健,特别要避免接触放射线、有害化学物质等。不能放松沙眼的防治工作,特别是在贫困地区,更要努力改善卫生条件,加强卫生监督,严格消毒制度。让我们各级医疗卫生工作者齐心努力,密切合作,以高度责任感与爱心共创光明。

第三节 低视力的康复

低视力患者虽然未达到盲的程度,但在工作与生活上受到很大的限制。从有关资料分析,我国低视力者年患病率约为0.99%,双眼低视力患者约1200万。患病率随着年龄增加而明显增加。我国低视力的原因以老年性白内障、沙眼、角膜病、屈光不正多见。

目前,医疗机构已越来越重视对低视力的研究,并专门设置低视力门诊。开展低视力康复治疗,目的是尽可能使这些患者过上接近正常人的生活。主要方法是配用助视器。

助视器是通过扩大物体影像,增加清晰度,扩大投射的视网膜范围,以尽可能兴奋更多的视细胞,向大脑传递更多信息,以达到辨认物体的目的。目前使用的助视器有远用、近用两种。远用助视器,它是借助其光学性能来提高视力,常用放大倍数为2.5倍的Galileo式望远镜以看清远方景物。但远用助视器不适于行走时佩戴。近用助视器的种类较多,常用的有手持放大镜:一种凸透镜,可使视网膜成像增大。立式放大镜一般是将凸透镜固定在支架上,读物与透镜间的距离不变,这样可减少透镜周边部的畸变;普通眼镜助视器主要用于阅读,是在低视力门诊中最常用的助视器,其优点为可以自由活动与操作。临床上多用＋4 D至＋28 D的透镜。双合透镜放大镜是由一组消球面差正透镜组成,置于眼镜架上,它们各有不同的放大倍数,根据需要选用。优点是在近距离工作时不需用手固定,缺点是焦距短,照明要求高。近用望远镜亦称望远显微镜,将望远镜加阅读帽而成,可用它阅读、写字。

（郭建华）

第二篇

耳鼻咽喉科学

第十四章 耳鼻咽喉的应用解剖与生理

第一节 鼻的应用解剖与生理

一、鼻的应用解剖

鼻（nose）为呼吸道门户，由外鼻、鼻腔及鼻窦三部分组成。

（一）外鼻

外鼻（external nose）突出于面部中央，呈基底向下的三棱锥体，以骨及软骨为支架，外覆软组织构成。分鼻根、鼻梁、鼻尖、鼻背、鼻翼、鼻唇沟、鼻小柱及前鼻孔等（图14-1）。

1. 支架 外鼻由骨和软骨共同构成支架，骨包括额骨鼻部、鼻骨、上颌骨额突及腭突；软骨支架主要由鼻外侧软骨（即鼻背板）与大翼软骨组成。鼻骨左右成对，上窄厚、下宽薄，近似于长方形骨片，外伤易造成骨折。两侧的鼻外侧软骨及鼻中隔软骨与鼻骨、上颌骨额突共同支持鼻背。大翼软骨底面呈马蹄铁形，两内侧脚夹鼻中隔软骨前缘构成鼻小柱支架（图14-2）。

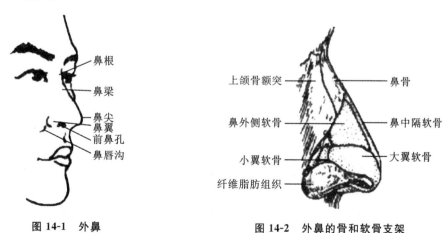

图14-1 外鼻

图14-2 外鼻的骨和软骨支架

2. 皮肤 鼻尖、鼻翼及鼻前庭皮肤较厚，但皮下组织少且与深部组织粘连紧密，炎症时皮肤稍有肿胀即压迫神经末梢，痛感明显。外鼻皮肤富含皮脂腺及汗腺，易发生痤疮、疖肿或形成酒渣鼻。

3. 静脉　外鼻静脉主要经内眦静脉和面静脉汇入颈内静脉,其中内眦静脉经眼上、下静脉与海绵窦相通;而面静脉无静脉瓣,血液可逆向流动,故鼻部皮肤感染(如疖肿),受挤压或治疗不当时可引起海绵窦血栓性静脉炎(图 14-3)。临床上将鼻根部与上唇三角形区域称为"危险三角"。

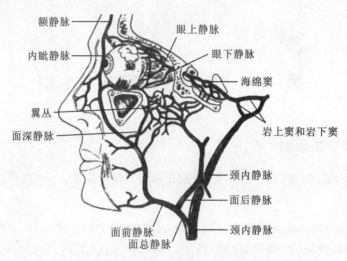

图 14-3　外鼻静脉与眼静脉及海绵窦关系

4. 神经　运动神经为面神经,感觉神经为三叉神经第一支(眼神经)和第二支(上颌神经)的分支,包括筛前神经、滑车上神经、滑车下神经和眶下神经。

5. 淋巴回流　外鼻的淋巴主要注入下颌下淋巴结和腮腺淋巴结。

(二)鼻腔

鼻腔(nasal cavity)以鼻中隔为界分为左右两侧,为顶窄底宽、前后径大于左右径的不规则腔隙,鼻腔起于前鼻孔,后端经后鼻孔与鼻咽部相通。以鼻内孔即鼻翼内侧弧形的隆起(又称鼻阈(limen nasi))为界分为鼻前庭和固有鼻腔。

1. 鼻前庭　鼻前庭(nasal vestibule)前端为前鼻孔,后方为鼻内孔。鼻前庭覆盖的皮肤在鼻内孔处与固有鼻腔的黏膜相延续。

2. 固有鼻腔　前界为鼻内孔,后界为后鼻孔,分内侧、外侧、顶、底四壁。

(1)内侧壁:鼻中隔(nasal septum),由鼻中隔软骨、筛骨正中板(又称筛骨垂直板)、犁骨及上颌骨腭突组成。鼻中隔前下方黏膜内血管丰富,汇集成丛,该区称利特尔区(Little area),又称为鼻腔的"易出血区",为鼻出血好发部位,儿童及青壮年尤为多见(图 14-4、图 14-5)。

(2)外侧壁:由上颌骨额突、上颌窦内侧壁、泪骨、鼻骨、筛骨(内壁)、腭骨垂直板、下鼻甲骨及蝶骨翼突构成。解剖结构复杂,临床意义重要,特别是随着鼻内镜手术的开展,外侧壁的解剖学意义显得更为重要。鼻腔外侧壁从下向上有三个阶梯状纵形排列的长条骨片,分别称为下、中、上鼻甲,各鼻甲外下方的间隙,分别为下、中、上鼻道(图 14-6、图 14-7)。

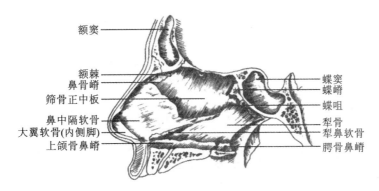

图 14-4　鼻腔内侧壁

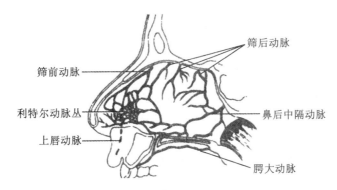

图 14-5　鼻腔利特尔区

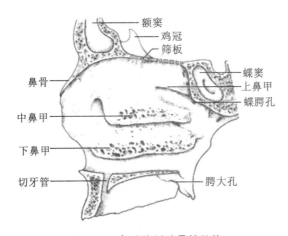

图 14-6　鼻腔外侧壁骨性结构

　　下鼻甲最大,后端距咽鼓管咽口 1～1.5 cm,肿胀或肥厚时可引起鼻塞,影响咽鼓管的通气,出现耳鸣及听力下降。下鼻甲在外侧壁附着处的骨壁最薄,是上颌窦穿刺最佳进针点(图 14-6)。下鼻道的前上方有鼻泪管的开口。

　　中鼻甲属筛骨的一部分,其前端附着于筛顶与筛板连接处,后端向后延伸,其附着

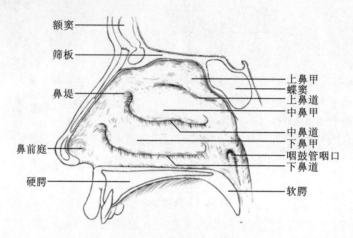

图 14-7　正常鼻腔外侧壁

处逐渐改变方位,向后下附着于纸样板后部。中鼻甲从前上向后下倾斜形成的冠状位,称为中鼻甲基板,为前组筛窦和后组筛窦的分界。中鼻甲后端近蝶窦底处的鼻腔外侧壁上有一骨孔,称为蝶腭孔,为鼻腔血管及神经的出入口。中鼻甲的解剖变异(如泡性中鼻甲等),是引起中鼻道或筛漏斗阻塞的主要原因之一。

中鼻道(middle nasal meatus)是内镜手术进路最重要的区域,上有两个隆起,前下者呈弧形嵴状隆起,名钩突(uncinate process);其后上的隆起,名筛泡(ethmoid bulla),均属筛窦结构。两者之间的半月形裂隙,名半月裂孔(semilunar hiatus)。半月裂孔向前下和外上逐渐扩大的漏斗形空间,名筛漏斗(ethmoid infundibulum),额窦经鼻额管开口于其最上部,向后下依次为前组筛窦开口和上颌窦开口。

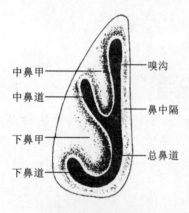

图 14-8　鼻腔示意图

中鼻甲、中鼻道及其附近区域又称为"窦口鼻道复合体(ostiomeatal complex,OMC)"。

上鼻甲最小,位于鼻腔外侧壁后上部,用前鼻镜检查时一般无法窥及上鼻甲。上鼻甲后端的后上方有蝶筛隐窝,是蝶窦开口所在,上鼻道内有后组筛窦开口(图 14-7、图 14-8)。

(3)顶壁:前段由鼻骨和额骨鼻突构成,后段为蝶窦前壁,中段为分隔颅前窝的筛骨水平板,又名筛板(cribriform plate),有嗅神经穿过。筛板菲薄而脆,损伤后易致嗅觉障碍和脑脊液鼻漏。

(4)底壁:硬腭,与口腔相隔。

3. 鼻腔黏膜

(1)嗅区黏膜:主要分布于上鼻甲内侧面及与其相对应的鼻中隔部分,为假复层无纤毛柱状上皮,含嗅细胞,固有层中有嗅腺,其分泌物可溶解到达嗅区的含气味微粒,刺激嗅细胞产生嗅觉。

（2）呼吸区黏膜：除嗅区以外的鼻腔黏膜。中、下鼻甲前端及鼻中隔下部前1/3段为假复层柱状上皮，其余为假复层纤毛柱状上皮。后者是由柱状细胞、柱状纤毛细胞、杯状细胞和基底细胞组成。每个柱状纤毛细胞表面有250～300根纤毛，借纤毛摆动能将鼻腔内尘埃、细菌等异物随分泌物排至鼻咽部。黏膜内含有丰富的黏液腺和浆液腺，能产生大量分泌物，使黏膜表面形成一层随纤毛运动而向后移动的黏液毯。黏膜下层有丰富的毛细血管，对化学物质（如组胺等）的作用非常敏感，能迅速舒缩。另外，在黏膜固有层和黏膜下层有很多与免疫机制关系密切的淋巴细胞、肥大细胞、浆细胞、产生溶菌酶的组织细胞、吞噬和溶解细胞的白细胞及具有修复功能的细胞。

4. 鼻腔的血管　动脉主要来自于颈内动脉的眼动脉及颈外动脉的上颌动脉。眼动脉在眶内分为筛前、后动脉，筛前动脉主要供应前组筛窦、鼻腔的前上部，而筛后动脉主要供应后组筛窦、鼻腔的后上部。上颌动脉分出蝶腭动脉、眶下动脉和腭大动脉、上颌牙槽后动脉。蝶腭动脉分为鼻后外侧动脉和鼻后中隔动脉，前者供应鼻腔外侧壁后部、下部和鼻腔底，后者供应鼻中隔后、下部。较粗一支鼻腭动脉在鼻中隔前下区的黏膜下层与筛前、后动脉的鼻中隔支，上唇动脉和腭大动脉相吻合，构成丰富的动脉丛，为利特尔（Little）动脉丛（图14-9）。

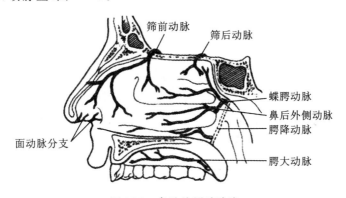

图14-9　鼻腔外侧壁动脉

鼻腔的静脉主要汇入颈内静脉，上部静脉可经眼静脉汇入海绵窦，亦可经筛静脉汇入颅内的静脉和硬脑膜窦。鼻中隔前下部的静脉构成血管丛，称克氏静脉丛（Kiesselbach plexus），也是该部位出血的重要来源。老年人下鼻道外侧壁后方有表浅扩张的静脉丛，称吴氏鼻-鼻咽静脉丛（Woodruff naso-nasopharyngeal venous plexus），是后部鼻出血的主要来源。

5. 鼻腔的淋巴　分布少，汇入耳前淋巴结、腮腺淋巴结、下颌下淋巴结、咽后淋巴结和颈深淋巴结上群（图14-10）。

6. 鼻腔的神经

（1）嗅神经：由嗅区黏膜内的嗅细胞中枢突汇集而成，经筛板上的筛孔抵达嗅球。

（2）感觉神经：来自三叉神经第一支（眼神经）和第二支（上颌神经）。眼神经分出筛前、后神经，进入鼻腔分布于鼻中隔、鼻腔外侧壁上部和前部。上颌神经的分支蝶腭

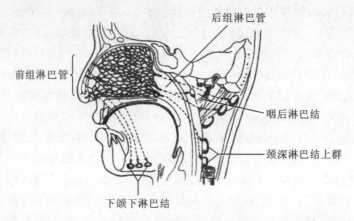

图 14-10　鼻腔的淋巴引流

神经,经蝶腭孔进入鼻腔分为鼻后上外侧支和鼻后上内侧支,主要分布于鼻腔外侧壁后部、鼻腔顶和鼻中隔。

（3）自主神经:在翼腭管内组成翼管神经,经蝶腭神经节后入鼻腔。交感神经来自颈内动脉交感神经丛组成的岩深神经,副交感神经来自面神经分出的岩浅大神经。交感神经司鼻黏膜血管收缩,副交感神经司鼻黏膜血管扩张和腺体分泌。

（三）鼻窦

鼻窦（nasal sinuses）是鼻腔周围颅骨内的含气空腔,围绕鼻腔借自然窦口与鼻腔相通。依窦口位置将开口于中鼻道的上颌窦、额窦及前组筛窦称为前组鼻窦;开口于上鼻道和蝶筛隐窝的后组筛窦及蝶窦称为后组鼻窦。故脓性分泌物聚集于中鼻道则多提示为前组鼻窦炎,聚集于上鼻道或嗅裂后段则多提示为后组鼻窦炎（图 14-11、图 14-12）。

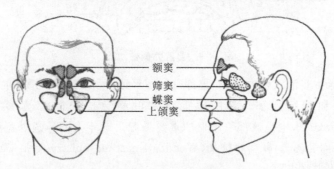

图 14-11　鼻窦位置

1. 上颌窦（maxillary sinus）　位于上颌骨体内,为鼻窦中容积最大者,成人平均约13 mL,共 5 个壁。①前壁:面壁,中央薄而凹陷,称为尖牙窝;位于眶下缘的下方有眶下孔,内有同名血管及神经走行。②后外壁:与翼腭窝和颞下窝相邻,上颌窦恶性肿瘤侵及翼肌可致张口受限。③内侧壁:鼻腔外侧壁下部,有上颌窦窦口通中鼻道,窦口位置高,不利于引流,是上颌窦易患炎症原因之一。④上壁:眼眶底壁内侧部。⑤底壁:牙

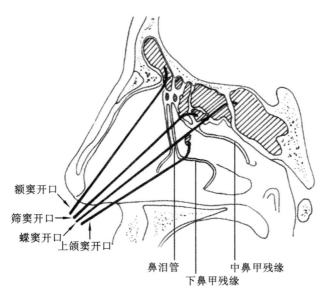

额窦开口

筛窦开口→

蝶窦开口

上颌窦开口

鼻泪管   中鼻甲残缘

下鼻甲残缘

图 14-12 鼻窦的开口部位

槽突,与上颌第二前磨牙和第一、二磨牙关系密切。

2. 筛窦(ethmoid sinus) 筛窦为筛骨体内的含气空腔,呈蜂房状。筛窦气房视其发育程度而异,从 4～30 个不等。借中鼻甲基板分为前组筛窦和后组筛窦,前组筛窦开口于中鼻道,后组筛窦开口于上鼻道。

筛窦有 6 个壁:①外侧壁,即眼眶内侧壁,由泪骨和纸样板构成,纸样板菲薄如纸,手术损伤此壁可引起眶内并发症;②内侧壁,即鼻腔外侧壁上部,附有上、中鼻甲;③顶壁,即额骨眶板的内侧部分,为颅前窝底的一部分,其内侧与筛板相连,外侧为延续额骨眶板的外侧部分,即眶顶壁;④下壁,即中鼻道外侧壁,如筛泡、钩突和筛漏斗等;⑤前壁,与上颌骨额突及额窦相接;⑥后壁,与蝶窦相邻,随后组筛窦发育情况,此壁有较大的解剖变异。

3. 额窦(frontal sinus) 位于额骨内、外板之间,左右各一。属前组鼻窦,向下经鼻额管,引流至额隐窝,开口于中鼻道。其前壁为额骨外骨板,后壁为额骨内骨板,较薄。鼻内镜手术开放额窦自然开口有较高的技术要求。

4. 蝶窦(sphenoid sinus) 位于蝶骨体内,左右各一,共有 6 个壁。①外侧壁:与颈内动脉、视神经、海绵窦和颅中窝相邻,损伤相应解剖结构可致大出血、失明等严重并发症。②顶壁:颅中窝的底,构成蝶鞍的底部。③前壁:构成鼻腔顶的后壁和筛窦的后壁,上方近鼻中隔处有蝶窦的自然开口。④后壁:骨质较厚,其后为枕骨的斜坡,毗邻脑桥。⑤下壁:后鼻孔上缘和鼻咽顶。⑥内侧壁:蝶窦中隔。

5. 鼻窦的血管 上颌窦由鼻后外侧动脉、上颌牙槽后动脉和眶下动脉等供血;静脉汇入蝶腭静脉。筛窦由筛前、筛后、眶上和鼻后外侧动脉等供血,静脉汇入筛前、后静脉,亦可汇入硬脑膜的静脉和嗅球、额叶的静脉丛。额窦由筛前、眶下和鼻后外侧动脉等供血,静脉主要汇入筛前静脉。蝶窦由颈外动脉的分支咽升动脉、上颌动脉咽支和蝶腭动脉的小分支等供血,静脉汇入蝶腭静脉,并有静脉与海绵窦相通。

二、鼻的生理

鼻腔除有通气、对空气的过滤、清洁、加温、加湿、共鸣、反射、嗅觉功能以外,还有重要的生理功能。

1. 鼻阻力 鼻阻力是指正常鼻呼吸时,由鼻内孔所形成的阻力。该阻力的存在有利于吸气时胸腔负压形成,使肺泡充分扩张,增大气体的交换面积;同时呼气时有助于延长气体在肺泡内的停留时间。

2. 鼻肺反射 实验证明,当鼻腔的阻力增高或鼻黏膜受到化学气体刺激时可引起支气管收缩,从而减少肺通气量,此现象称为鼻肺反射。其反射弧的传入神经纤维是鼻黏膜的三叉神经末梢,传出神经纤维是支配支气管平滑肌的迷走神经,中枢是三叉神经核及迷走神经核。变应性鼻炎诱发支气管哮喘可能通过此反射引起。

3. 鼻周期 生理性鼻周期,是指正常人两侧下鼻甲黏膜内的容量血管呈交替性收缩与扩张,两侧鼻甲大小和鼻腔阻力呈相应的交替性改变。这种改变2～7 h交替一次,两侧鼻腔总阻力维持不变,对鼻呼吸无明显影响。鼻周期生理作用尚不清楚,一般认为它可使人们在睡眠中翻身,有利于提高睡眠质量。

4. 鼻黏膜的免疫防御功能 鼻黏膜是局部黏膜免疫系统的重要组成成分,鼻黏膜的各种具有免疫防御功能的物质有两大类,即非特异性免疫物质和特异性免疫物质。非特异性免疫物质有溶菌酶、蛋白分解酶等;特异性免疫物质,主要有免疫球蛋白IgG、IgA、IgE。

鼻窦在声音的共鸣、减轻头颅重量等方面有其生理意义。

第二节 咽的应用解剖与生理

一、咽的应用解剖

咽上起颅底,下至第6颈椎,长约12 cm。咽为呼吸道和消化道的共同通道,上宽下窄、前后扁平,略呈漏斗形。咽的前壁与鼻腔、口腔和喉相通,后壁与椎前筋膜相邻。咽腔分为鼻咽、口咽及喉咽三部分(图14-13)。

(一)咽腔

1. 鼻咽(nasopharynx) 顶壁为蝶骨体和枕骨前部,前方经后鼻孔与鼻腔相通,后方平第1、2颈椎,下方与口咽部相接。顶部黏膜内有丰富的淋巴组织,聚集成团块,称腺样体(adenoid),又称咽扁桃体。若腺样体肥大,可影响鼻通气,阻塞咽鼓管咽口致听力减退。侧壁上有咽鼓管咽口和咽隐窝。咽鼓管咽口距下鼻甲后端1.0～1.5 cm,其

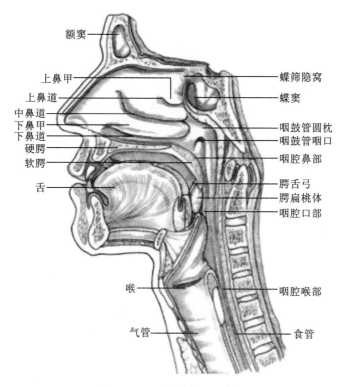

额窦
上鼻甲
上鼻道
中鼻道
下鼻甲
下鼻道
硬腭
软腭
舌
喉
气管

蝶筛隐窝
蝶窦
咽鼓管圆枕
咽鼓管咽口
咽腔鼻部
腭舌弓
腭扁桃体
咽腔口部
咽腔喉部
食管

图 14-13 咽矢状剖面示意图

后上方有一隆起称咽鼓管圆枕(torus tubalis);咽鼓管圆枕后上方有一凹陷,称咽隐窝(pharyngeal recess);咽隐窝是鼻咽癌的好发部位,其上方与颅底破裂孔接近,鼻咽癌易经此处侵入颅内;咽口周围有散在的淋巴组织,称咽鼓管扁桃体(tubal tonsil)。

2. 口咽(oropharynx) 位于硬腭与会厌上缘平面之间,后壁平对第2、3颈椎,黏膜下有散在的淋巴滤泡,前方经咽峡与口腔相通。咽峡是由腭垂、软腭游离缘、舌根、腭舌弓和腭咽弓所围成的环形狭窄部分。腭舌弓与腭咽弓之间为扁桃体窝,腭扁桃体(tonsilla palatina)位于其中。腭咽弓的后方有纵形条状淋巴组织,称咽侧索。舌根部的淋巴组织团块,称舌扁桃体(图14-14)。

3. 喉咽(laryngopharynx) 位于会厌软骨上缘与环状软骨下缘平面之间,下接食管,后壁平对第3~6颈椎;前面有会厌、杓会厌襞和杓状软骨所围成的入口,称喉口,与喉腔相通。在会厌前方,舌会厌外侧襞和舌会厌正中襞间,有左右两个浅凹陷,称会厌谷;在喉口两侧各有两个较深的隐窝称梨状窝,两侧梨状窝之间、环状软骨板之后方称环后区。

(二)咽壁

1. 分层 由内至外分黏膜层、纤维层、肌肉层和外膜层。

(1)黏膜层:鼻咽黏膜主要为假复层纤毛柱状上皮,口咽和喉咽黏膜均为复层扁平

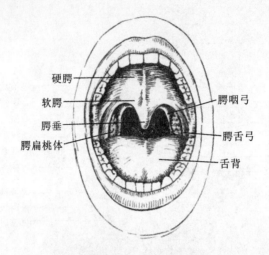

硬腭

软腭

腭垂

腭扁桃体

腭咽弓

腭舌弓

舌背

图 14-14 口咽部

上皮,黏膜下含有丰富的黏液腺和浆液腺,还聚集大量的淋巴组织,与咽部的其他淋巴组织共同构成咽淋巴环。

(2)纤维层:腱膜层,主要由颅咽筋膜构成。

(3)肌肉层:包括咽缩肌组、咽提肌组、腭帆肌组 3 组,完成不同的功能。

(4)外膜层:覆盖于咽缩肌外,由咽肌层周围的结缔组织所组成,为颊咽筋膜的延续。

2. 筋膜间隙 此为咽筋膜与邻近筋膜间的疏松组织间隙。

(1)咽后间隙(retropharyngeal space):位于颊咽筋膜与椎前筋膜之间,上起颅底,下至第 1、2 胸椎平面,两侧以薄层筋膜与咽旁间隙相隔,分为左、右两部分。每侧咽后间隙中有疏松结缔组织和淋巴组织。

(2)咽旁间隙(parapharyngeal space):位于咽后间隙的两侧,又称咽上颌间隙,左右各一,形如锥体,上至颅底,下达舌骨。内侧以颊咽筋膜及咽缩肌与扁桃体相隔,外侧为下颌骨升支、腮腺的深面及翼内肌,后界为颈椎前筋膜。茎突及其附着肌肉将此间隙分为前、后两部分,前隙较小,后隙较大,有颈内动、静脉及舌咽、舌下、迷走、副交感、交感神经干等通过。

(三)咽部淋巴组织

由腺样体(咽扁桃体)、咽鼓管扁桃体、腭扁桃体、舌扁桃体、咽侧索及咽后壁淋巴滤泡构成咽淋巴环的内环。内环淋巴流向颈部淋巴结,后者又互相交通,自成一环,称咽淋巴环的外环。咽部感染或肿瘤易沿此途径由内环向外环淋巴结扩散或转移(图14-15)。

1. 腭扁桃体 习惯称扁桃体,位于扁桃体窝内,为咽淋巴组织中最大者。分为内侧面、外侧面、上极和下极。外侧面与咽腱膜和咽上缩肌毗邻,咽腱膜与被膜间形成扁桃体周围间隙,易在此间隙形成脓肿,扁桃体手术也沿此间隙进行。内侧面朝向咽腔,

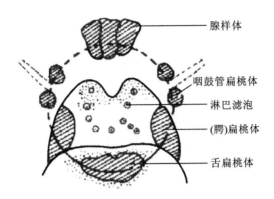

图 14-15 咽淋巴环

被以复层鳞状上皮,黏膜上皮向扁桃体实质陷入形成 6～20 个分支状盲管,称为扁桃体隐窝。隐窝内常有细菌、病毒存留繁殖,形成感染"病灶"(图 14-16)。

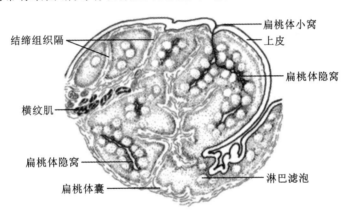

图 14-16 腭扁桃体切面

2. 腺样体 腺样体又称咽扁桃体,位于鼻咽顶与后壁交界处,表面不平,有 5～6 条纵形沟隙。腺样体出生后即存在,6～7 岁时最显著,一般 10 岁以后逐渐退化萎缩。

(四)咽的血管

咽部的血液供应来自颈外动脉分支,有咽升动脉、面动脉、上颌动脉、舌动脉等的分支。

咽部的静脉经咽静脉丛和翼丛,流经面静脉,汇入颈内静脉。

(五)咽的神经

咽的神经主要是由舌咽神经、迷走神经和交感神经干的颈上神经节所构成的咽丛,司咽的运动和感觉。

二、咽的生理

咽为呼吸和吞咽的交叉通道,具有下列生理功能。

1. 吞咽　吞咽过程可分为口腔期、咽腔期、食管期。咽腔期的吞咽活动最为复杂，有多个器官协调参与。

2. 呼吸　咽部黏膜及黏膜下的腺体，对吸入的空气有调节温度、湿度及清洁的作用。

3. 共鸣与构语　咽腔为共鸣腔，发音时，咽腔和口腔可改变其形状，产生共鸣作用。咽部结构与发音时咽部形态大小的相应变化，对语言形成的清晰度有重要作用。如软腭瘫痪或腭裂时，会出现开放性鼻音。

4. 反射功能　咽反射可阻止食物进入鼻腔或下呼吸道，起到防御保护功能。

5. 免疫功能　咽部丰富的淋巴组织是机体重要的周围性免疫器官，特别是腭扁桃体，具有体液免疫和细胞免疫功能，对血液、淋巴或其他组织侵入机体的有害物质具有积极的防御作用。

6. 调节中耳气压功能　吞咽时咽鼓管可开放以调节中耳压力。

第三节　喉的应用解剖及生理

一、喉的应用解剖

喉（larynx）位于颈前正中，上端为会厌上缘，下端为环状软骨的下缘，接气管；前为皮肤、皮下组织、筋膜及肌肉所覆盖，后为喉咽。喉由软骨、肌肉、韧带、纤维结缔组织和黏膜构成（图14-17）。

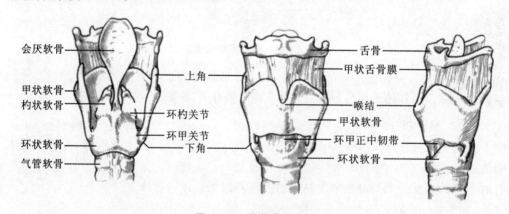

图 14-17　喉软骨及连接

（一）喉软骨

喉软骨共9块，构成喉的支架（图14-18）。

1. 甲状软骨（thyroid cartilage）　此为喉部最大的软骨，由左、右两块方形软骨板（翼板）在前缘中线部位融合而成，两板融合处形成一交角，成年男性该角多为锐角，其

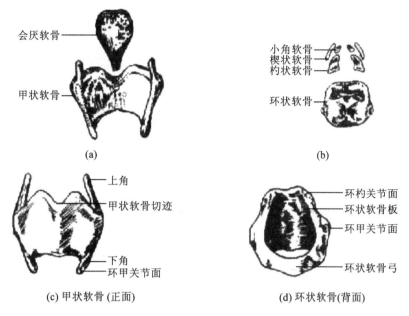

图 14-18　喉软骨

上端向前突出,称为喉结,为成年男性的特征之一;女性多为钝角,故喉结不明显。甲状软骨上缘正中有一 V 形凹陷,称为甲状软骨切迹。两侧甲状软骨板后缘向上下延伸,分别形成上角和下角。上角以韧带与舌骨大角相连,下角内面与环状软骨形成环甲关节。

2. 会厌软骨(epiglottic cartilage)　呈叶片状,由后上向前下方倾斜,表面覆盖黏膜构成会厌主体。上端游离,下端附于甲状软骨切迹后下方。会厌舌面的黏膜下组织疏松,炎症、外伤时易肿胀。

3. 环状软骨(cricoid cartilage)　位于甲状软骨下方,第一气管环之上,为喉气管中唯一完整的软骨环,对保持喉气管的通畅至关重要。如果外伤或疾病致环状软骨缺损,可引起喉狭窄。环状软骨的前部较窄,为环状软骨弓,后部较宽,为环状软骨板。

4. 杓状软骨(arytenoid cartilage)　此为成对的三角锥形软骨,位于环状软骨板两侧上缘,与环状软骨构成环杓关节。底部前角称为声带突,有声带肌及韧带附着。底部外侧称为肌突,有环杓后肌、环杓侧肌和杓斜肌附着。在喉内诸肌的作用下,杓状软骨借助于环杓关节运动,带动声带活动,使声门闭合与张开。

此外,还有成对的小角软骨和楔状软骨。

(二)喉肌

喉肌分喉外肌和喉内肌。喉外肌上接舌骨、下颌骨,下连胸骨、肩胛骨,将喉与周围结构连接,起到升降与固定喉体的作用。喉内肌从功能上分为 4 组。①声门内收肌:可使声门闭合。②声门外展肌:可使声门张大。③声带紧张与松弛肌:环甲肌能使声带紧张,甲杓肌可使声带松弛。④会厌活动肌:杓会厌肌使喉入口关闭,而甲状会厌肌使喉入口开放。

（三）喉腔

喉腔分为声门上区、声门区和声门下区（图 14-19、图 14-20）。

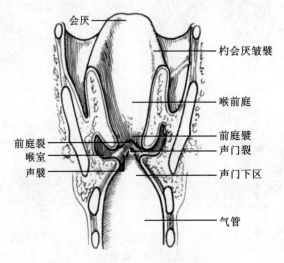

图 14-19　喉冠状切面

会厌——
杓会厌皱襞
喉前庭
前庭襞
声门裂
声门下区
气管
前庭裂
喉室
声襞

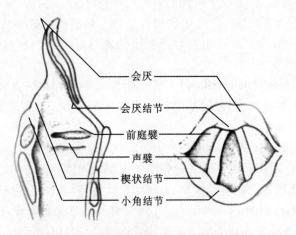

图 14-20　喉正中矢状切面及喉镜检查所见

会厌
会厌结节
前庭襞
声襞
楔状结节
小角结节

1. 声门上区　位于声带上方，喉入口之下。包括会厌、杓会厌皱襞、杓状软骨、室带与喉室。室带即假声带，左右对称，由黏膜、韧带和甲杓肌纤维构成，呈淡红色。喉室位于室带与声带之间，有黏液腺分泌黏液润滑声带。

2. 声门区　包括两侧声带、前联合及声门后端。两侧声带对称，由声韧带、肌肉和黏膜构成，呈白色带状。双侧声带外展时声门区可出现一等腰三角形的裂隙，称为声门裂，为上呼吸道最为狭窄的部位。声门裂前端称前联合。在声带游离缘黏膜下有一潜在的疏松间隙，称 Reinke 间隙，外伤或炎症时易引起水肿，影响发声。

3. 声门下区 声带以下至环状软骨下缘以上部分,下连气管。幼儿期此处黏膜下组织疏松,炎症时易水肿而致喉阻塞。

(四)喉韧带与膜

1. 甲状舌骨膜 上接舌骨,下连甲状软骨上缘,甲状舌骨膜中央的增厚部分称甲状舌骨中韧带。有喉上神经内支及喉上动、静脉从此膜两侧入喉。

2. 环甲膜 环甲膜位于甲状软骨与环状软骨间,其中央增厚而坚韧的部分称为环甲中韧带,是手术进入下呼吸道的捷径。紧急情况下可行环甲膜穿刺或切开,进行急救。

(五)喉的间隙

1. 会厌前间隙(preepiglottic) 上界为舌骨会厌韧带,前界为甲状舌骨、甲状软骨板前上部,后界为舌骨平面以下的会厌软骨。

2. 声门旁间隙(paraglotic space) 位于甲状软骨板内膜与甲杓肌之间,内界为喉弹性膜的上部、喉室及甲杓肌,外界为甲状软骨板前部内膜,后界为梨状窝的内侧壁黏膜转折处。喉室的恶性肿瘤,易侵及此间隙。

(六)喉的神经

喉的神经来自喉上神经和喉返神经,均为迷走神经的分支。

1. 喉上神经 外支支配环甲肌,为运动支。内支为感觉神经,穿过甲状舌骨膜入喉,分布于声带以上区域的黏膜。

2. 喉返神经 此为迷走神经入胸后的分支,主要为运动神经,支配除环甲肌以外的喉内各肌,有感觉支分布于声门下区黏膜。右侧喉返神经在锁骨下动脉之前分出,向后绕过该动脉下后方上行,沿气管食管间沟上行,在环甲关节后方入喉;左侧喉返神经则在主动脉弓前分出,向后绕过主动脉弓下后方上行入喉,其径路较右侧长,损伤机会亦较多,故临床上左侧声带瘫痪较右侧多见。

(七)喉的血管和淋巴

喉的动脉主要是来自甲状腺上动脉的喉上、环甲动脉,以及来自甲状腺下动脉的喉下动脉。静脉汇入甲状腺上、中、下静脉。喉的淋巴分为声门上区和声门下区两组,声门上区的淋巴管丰富,汇入颈总动脉分叉处和颈内静脉附近的颈深上淋巴结群。声门区淋巴组织极少。声门下区淋巴管较少,穿出环甲膜汇入喉前和气管前淋巴结后再进入颈深淋巴结下群。

二、喉的生理

1. 呼吸 喉是呼吸的必经通道,声门裂是呼吸道最狭窄处。吸气时声门相对增宽,以减少呼吸道阻力;呼气时声门相对变窄,以增加呼吸道阻力,有利于肺泡内气体交换。呼吸时,声门张开的大小是依据机体的需求,通过中枢神经进行调节。

2. 发声 喉是发音的重要器官。发声时,两侧声带内收并保持一定张力,在呼出气体的冲击下,声带振动而形成声音。喉部发出的声音为基声,再通过喉腔、咽腔、口腔、鼻腔、鼻窦和气管等共鸣作用,配合舌、唇、软腭等构语器官的运动,形成各种声音和语言。音调的高低取决于声带振动的频率,声音的强弱取决于声带振幅的大小。

3. 保护与吞咽功能 吞咽时,喉上提,会厌向后下倾倒盖住喉入口,形成保护下呼吸道的第一道防线。两侧室带内收向中线靠拢,形成第二道防线。声带内收、声门闭合,形成第三道防线。在进食时,这三道防线同时关闭,食管口开放,食物从梨状窝进入食管,防止异物进入呼吸道。

4. 屏气 吸气后声门紧闭,呼吸暂停,胸部固定,腹压增加,有利于完成排便、分娩、跳跃、举重物等活动。

第四节 耳部的应用解剖及生理

一、耳的应用解剖

耳由外耳(external ear)、中耳(middle ear)与内耳(inner ear)组成(图14-21)。

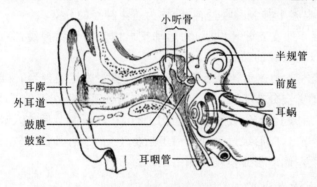

图 14-21 耳结构示意图

(一) 外耳

外耳包括耳廓及外耳道。

1. 耳廓(auricle) 耳廓借皮肤、韧带和肌肉附着于头颅两侧。除耳垂为脂肪和结缔组织外,其余部分由软骨外覆软骨膜及皮肤构成。耳廓边缘卷曲为耳轮,耳轮的前方有一与其大致平行的弧形隆起称为对耳轮。外耳道口前方为耳屏,耳廓后面较平整(图14-22)。

耳廓的解剖特点和临床意义:①皮下组织少,血液供应差,损伤后易感染,感染易致软骨坏死;②皮肤与软骨膜连接紧密,且耳廓软骨与外耳道软骨部相连,故发生外耳道炎症时牵拉耳廓可产生剧痛;③耳屏与耳轮脚间无软骨连接,中耳手术时可循此作耳内切口,以避免伤及软骨;④耳廓长轴与鼻梁平行,耳廓整形手术时可将此作为依据。

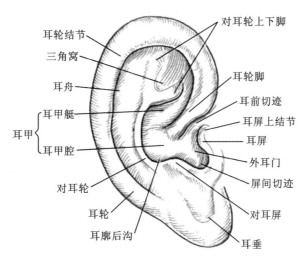

图 14-22　耳廓表面标志

2. 外耳道(external acoustic meatus)　起自外耳道口,止于鼓膜,呈 S 形,长约 3.0 cm,其中外 1/3 为软骨部,内 2/3 为骨部,两者交界处较狭窄,称峡部,是异物易嵌顿部位。外耳道前壁、下壁和大部分后壁由颞骨鼓部构成,道上棘、筛区是乳突手术的重要解剖标志。外耳道的皮肤与耳廓的皮肤相接,骨性外耳道的皮肤无毛囊及腺体存在,而软骨部的皮肤含有毛囊、皮脂腺及耵聍腺。

3. 外耳的血管与淋巴　耳廓由耳后动脉及颞浅动脉供血,血管位置表浅、皮肤菲薄,易受冻伤。外耳道的血供主要来自颈外动脉分支,其淋巴注入耳前淋巴结、耳后淋巴结、腮腺淋巴结和颈浅淋巴结,最后汇入颈深淋巴结。

4. 外耳的神经　耳廓有多组颅神经及颈丛的耳大神经及枕小神经分布。外耳道的神经由三叉神经、面神经和迷走神经的分支支配,故口腔及颞下颌关节疾病可引起反射性耳痛,刺激外耳道皮肤可引起反射性咳嗽。

(二)中耳

中耳位于颞骨中,包括鼓室、鼓窦、乳突及咽鼓管四部分。

1. 鼓室(tympanic cavity)　鼓室是中耳最重要的组成部分,由颞骨岩部、鳞部、鼓部及鼓膜围绕而成。鼓室借鼓膜与外耳道分隔,经咽鼓管与鼻咽部相通,经鼓窦入口与鼓窦和乳突气房相连。

(1)鼓室六个壁:①外壁,大部分为鼓膜,小部分为骨部。鼓膜为椭圆形半透明薄膜,高约 9.0 mm,宽约 8.0 mm,厚约 0.1 mm,分为紧张部与松弛部。紧张部为鼓膜的主要部分,呈浅漏斗状,由三层组织构成,外层为复层扁平上皮,与外耳道皮肤相连;中层为纤维组织;内层为黏膜层,与鼓室的黏膜相连续,外伤后愈合的鼓膜因缺乏纤维层而"薄如蝉翼"。松弛部位于紧张部之上,略呈三角形,无纤维组织层。鼓膜的标志:鼓膜的中心部最凹处相当于锤骨柄的尖端,称为鼓膜脐。在锤骨柄前下方有一三角形反光区,称为光锥。鼓膜内陷变形时,光锥可变形或消失。沿锤骨柄作一假想线,再经鼓膜脐作一与之垂直的假想线,可将鼓膜分为前上、前下、后上、后下4个象限(图14-23)。②内壁,即内耳的外壁。有多个突起及小凹,中央隆起部,称鼓岬,是耳蜗底周所在处。在鼓岬后上方有一凹陷,窝底有一近似椭圆形的窗孔向内通内耳的前庭,称为前庭窗(或椭圆窗),由镫骨底板及环韧带封闭。鼓岬后下方也有凹陷,其内有一通向耳蜗鼓阶起始部的圆形窗孔,称为蜗窗(或圆窗),由圆窗膜(又称第二鼓膜)封闭。面神经管的水平部走行于前庭窗后上方,而外半规管则位于面神经管凸的后上方。③前壁,即颈动脉壁,其下部以骨板与颈内动脉相隔,上部有两个骨性管道的开口,即鼓膜张肌半管开口和咽鼓管的鼓室口。④后壁,又称乳突壁,上宽下窄,内侧有面神经垂直段通过。上部有鼓窦入口通鼓窦,鼓窦入口的内侧有外半规管隆凸。鼓窦入口、砧骨短突和外半规管隆凸均是手术中判断面神经的重要标志。⑤上壁,又称鼓室盖(tegmen tympani),其上为颅中窝。该壁上的岩鳞缝在婴幼儿期未闭合,是耳源性颅内感染的传染途径之一。⑥下壁,又称颈静脉壁,为一菲薄的骨板,将鼓室与颈静脉球分隔。

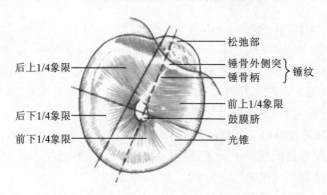

图 14-23 鼓膜解剖标志

（2）鼓室内容物:包括听小骨、听骨韧带、鼓室肌肉和鼓室神经。①听小骨:锤骨、砧骨和镫骨,为人体最小的一组小骨。听骨相互以关节连接成链状,称为"听骨链",借韧带悬吊于鼓室腔。砧骨居中间,锤骨以锤骨柄与鼓膜相贴,镫骨借镫骨底板与前庭窗相接(图14-24)。通过听小骨将鼓膜振动的能量传入内耳。②听骨韧带:有六条,包括锤骨上韧带、锤骨前韧带、锤骨外侧韧带、砧骨上韧带、砧骨后韧带和镫骨环韧带。③鼓室肌肉:鼓膜张肌和镫骨肌。鼓膜张肌收缩可增加鼓膜张力,使鼓膜及听骨链振幅减小,防止强声损伤鼓膜及内耳。镫骨肌是人体最小的一块肌肉,可限制镫骨的活动度,以减少内耳的压力。④鼓室神经:主要为鼓室丛和鼓索神经。鼓室丛由舌咽神经鼓室支和颈内动脉交感神经丛的分支组成;面神经分支的鼓索神经走行于鼓室内,横过鼓室后与舌神经联合,司舌前2/3的味觉。

2. 鼓窦(tympanic antrum) 鼓窦为鼓室后上方一个较大的气房,介于上鼓室与乳突气房之间,前与上鼓室相通,后下与乳突气房相通,是中耳乳突手术的重要解剖标志及入路。出生时鼓窦已存在,其顶壁为与鼓室相连续的鼓窦盖,其上为颅中窝。

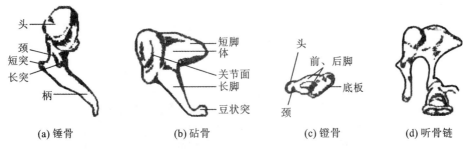

图 14-24 听小骨及听骨链

3. 乳突（mastoid process） 乳突为鼓室和鼓窦的外扩部分，位于颞骨的后下部，内含有许多彼此相通、有黏膜被覆的、大小不等的气房，即乳突气房。根据气房汽化程度不同，乳突分为以下四型。①汽化型：乳突全部汽化，此型约占80%。②板障型：乳突汽化不良，气房小而多。③硬化型：乳突未汽化，多由婴儿期鼓室受羊水刺激、细菌感染或局部营养不良引起。④混合型：上述三型中任何两型或三型同时存在。

4. 咽鼓管（pharyngotympanic tube） 咽鼓管为沟通鼓室和鼻咽部的管道，成人全长约35 mm，由外1/3的骨部和内2/3软骨部构成。咽鼓管鼓室口位于鼓室前壁，咽鼓管咽口位于鼻咽侧壁，距下鼻甲后端1.0～1.5 cm。婴幼儿与成人比较，其咽鼓管具有相对粗、短、直的特点（图14-25），故婴幼儿易因鼻咽部的炎症经咽鼓管侵入鼓室而引起中耳炎。在吞咽、张口及捏鼻鼓气时咽鼓管开放，使鼓室与外界气压保持平衡，当咽鼓管功能异常时，通气功能下降是导致卡他性中耳炎的主要原因之一。

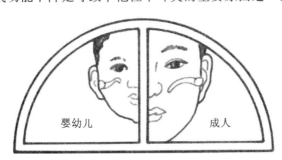

图 14-25 婴幼儿与成人咽鼓管比较

（三）内耳

内耳又称迷路，深居于颞骨岩部，分骨迷路和膜迷路。骨迷路在外，包裹膜迷路，两者间的间隙充满外淋巴液，膜迷路内充满内淋巴液，内、外淋巴液不直接相通。

1. 骨迷路（osseous labyrinth） 由密质骨构成，分为前庭、半规管和耳蜗三部分（图14-26）。

（1）前庭（vestibule）：不规则的椭圆形腔隙，居骨迷路的中部、耳蜗与半规管之间，外壁为鼓室内壁，上有前庭窗和蜗窗，内壁构成内耳道底。前庭窗由镫骨足板和环韧带封闭，蜗窗上覆盖蜗窗膜。前庭向前与耳蜗的前庭阶相通，向后与骨半规管相通。

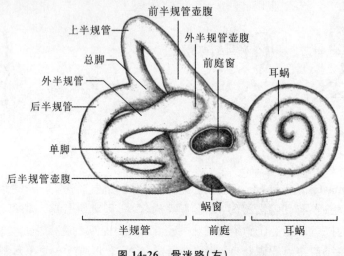

图 14-26　骨迷路（右）

（2）半规管（semicircular canal）：每侧有 3 个，位于前庭的后上方。根据所在位置，分为外半规管（水平半规管）、上半规管（前垂直半规管）和后半规管（后垂直半规管），相互垂直。每个骨半规管的一端膨大称为壶腹，另一端称单脚，前、后半规管的单脚联合成一总脚，因此 3 个半规管有 5 个开口与前庭相通。

（3）耳蜗（cochlea）：形似蜗牛壳，位于前庭的前部，以中央的骨质蜗轴为中心，旋绕蜗轴 2.5～2.75 周，底部突出于鼓室内壁，形成鼓岬，蜗顶朝向前外下方。围绕蜗轴突入管腔的螺旋状骨板，称为骨螺旋板。骨螺旋板与骨蜗管外侧壁之间有基底膜相连接，将骨蜗管分为上、下两腔，上腔又被前庭膜一分为二，故骨蜗管内有前庭阶、中阶和鼓阶三个管腔（图 14-27）。

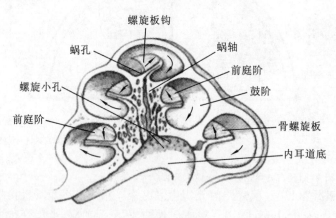

图 14-27　耳蜗

2. 膜迷路（membranous labyrinth）　膜迷路为套在骨迷路内的膜性管和囊，借网状纤维固定在骨迷路内，整个膜迷路是密闭的，内充满内淋巴液。膜迷路由椭圆囊、球囊、膜半规管、膜蜗管、内淋巴管和内淋巴囊构成。椭圆囊内有椭圆囊斑，球囊内有球囊斑,膜半规管壶腹内有壶腹嵴,它们为位觉感受器。膜蜗管又称中阶,为一螺旋形膜性盲管,切面呈三角形,分外壁、上壁及下壁。外壁为螺旋韧带,顶壁为前庭膜,底壁主要为基底膜。基底膜上有由支柱细胞及内、外毛细胞与胶状盖膜组成的螺旋器(Corti器),为听觉感受器(图14-28)。

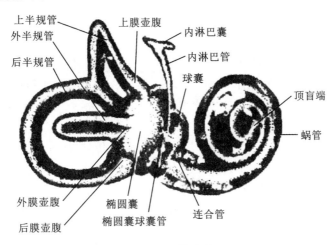

图 14-28　膜迷路

3. 内耳的血管　内耳的血液供应主要来自于小脑前下动脉或基底动脉分出的迷路动脉,少数来自于耳后动脉的茎乳动脉的分支。小脑前下动脉多数起始于基底动脉,少数起始于椎动脉。故颈椎病患者可使椎动脉受压导致内耳缺血。内耳静脉分别汇成迷路静脉、前庭水管静脉和蜗水管静脉,然后汇入岩上窦或侧窦与岩下窦。

(四)位听神经及传导径路

位听神经分为蜗神经和前庭神经两支。

1. 蜗神经及其传导径路　螺旋神经节位于蜗轴与骨螺旋板相连处,由双极神经细胞组成。双极神经细胞的周围突分布于螺旋器,中枢突组成蜗神经,其上行传导径路分别为蜗神经背核和腹核、双侧上橄榄核、外侧丘系、下丘、内侧膝状体,经内囊终止于大脑皮层的听区(即上颞横回)。

2. 前庭神经及其传导径路　前庭神经节位于听道底部,也由双极神经细胞组成。双极神经细胞的周围突分布于膜半规管壶腹嵴、椭圆囊斑和球囊斑,中枢突构成前庭神经。前庭神经在蜗神经上方进入脑桥和延髓,大部分神经纤维终止于前庭神经核区,小部分入小脑。前庭神经核发出的二级神经元,分别达于小脑及第Ⅲ、Ⅳ、Ⅵ脑神经核等。

(五)面神经的应用解剖

面神经为一混合神经,是人体中居于骨管中最长的脑神经,以运动纤维为主。面神经离开脑桥后,与听神经伴行到达内耳门,进入内耳道后位于听神经的前方,在内耳道底的前上方入面神经管,在管内分为迷路段、鼓室段和乳突段,最后经茎乳孔出颅。鼓室段和乳突段在中耳病变或手术时易引起损伤。面神经分支支配面部表情肌,其中支配额肌、眼轮匝肌和皱眉肌的面神经受双侧大脑皮层所控制,而支配面下部表情肌的面神经,只受对侧大脑皮层控制,所以一侧中枢性面神经损害,皱额和闭眼功能无明显障碍,只出现对侧面下部瘫痪,这是面神经周围性瘫与中枢性瘫的鉴别要点。

二、耳部的生理学

(一)听觉

物体振动向周围传播的过程称为波,能产生听觉的振动波称为声波。人耳听觉的声波频率在 20～20000 Hz 范围间,对 1000～3000 Hz 的声波最为敏感。声强即声音的强度,声强级以分贝(dB)为单位。刚能引起听觉的最小声强称为听阈,人耳的听阈随着声波频率的不同而各异。

声音传入内耳的途径有空气传导(简称气导)和骨传导(简称骨导)两种。

1. 空气传导 声波由耳廓收集后,经外耳道振动鼓膜,由于鼓膜、听骨链和镫骨底板有增压作用,声音传导到镫骨底板后,振动强度可增加 22.1 倍,相当于声强级27.6 dB。机械性振动可刺激内耳的内、外淋巴液,引发基底膜振动,使耳蜗的螺旋器产生神经冲动,经蜗神经传导至听觉中枢,引起听觉(图 14-29)。

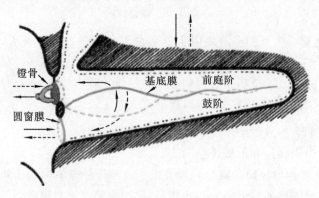

图 14-29　声音的传导途径

2. 骨传导 声波直接振动颅骨,使内耳的外淋巴液发生相应的波动,使耳蜗的螺旋器产生神经冲动,引起听觉。

咽鼓管能使中耳与外界气体压力保持平衡,引流鼓室分泌物,同时咽鼓管平常处于关闭状态,能阻挡说话声、呼吸声传入中耳,防止呼吸道感染传入中耳。

鼓室内的鼓膜张肌和镫骨肌有保护内耳结构免受强声损害的作用。

(二)平衡

人体主要依靠前庭系、视觉系及本体感觉系相互协调来维持平衡。前庭系各部生理功能有以下几种。①半规管:主要感受正负角加速度的刺激;当头部承受角加速度作用时,膜半规管的内淋巴液因惯性作用发生反旋转方向的流动,刺激壶腹嵴产生神经冲动,传入前庭中枢,引起综合反应,维持身体的动态平衡。②椭圆囊斑及球囊斑:两者几乎相互垂直,主要感受直线加(减)速度的刺激,这种刺激产生的神经冲动,传入前庭中枢,感知各种头位变化,维持身体静态平衡。③前庭神经核不仅能传导神经冲动,还与许多传导束有密切联系,所以在平衡功能紊乱时,会产生眩晕、眼震、恶心、呕吐、面色苍白、出汗、心悸等症状。

第五节　气管、支气管和食管的应用解剖与生理

一、气管、支气管的应用解剖与生理

（一）气管、支气管的应用解剖

1. 气管　气管连于喉和左、右主支气管之间,由马蹄形软骨作为支架。气管上起环状软骨下缘(相当于第 6 颈椎水平),下至气管隆嵴处(相当于第 5 胸椎水平),共 16～20 个 C 形软骨环,成人气管长 10～12 cm,左右径为 2～2.5 cm,前后径为 1.5～2.0 cm。颈段气管位于颈前正中,上起环状软骨下缘,下至胸骨上窝,有 7～8 个气管环,在第 2～4 气管环的前面,有甲状腺峡部跨越。甲状腺肿大患者,因峡部宽大影响气管环暴露,而增加了手术难度。胸段气管有 9～12 个气管环,位于上纵隔内,前方有胸腺、左头臂静脉、主动脉弓,后方为气管膜壁,紧贴食管,故气管、食管异物时彼此功能互受影响(图 14-30)。

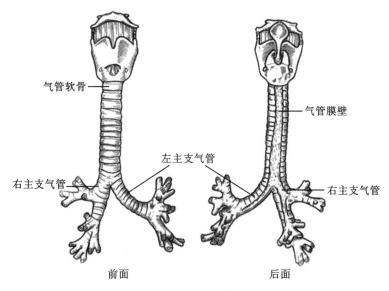

图 14-30　气管与支气管

2. 支气管　其结构与气管相似,分主支气管、肺叶支气管、肺段支气管、细支气管、终末细支气管、呼吸性细支气管。其中,呼吸性细支气管与肺泡管及肺泡相连接。成人

气管约在第 5 胸椎上缘水平,分为左、右主支气管,右主支气管较粗、短、直,长约 2.5 cm,与气管纵轴约成 25°角,故右侧支气管异物较为多见。左主支气管则细、长、斜,长约 5 cm,与气管纵轴约成 45°角,故左侧支气管异物较为少见。

（二）气管、支气管的生理

1. 呼吸功能　气管、支气管是进行气体交换的主要通道,并有调节呼吸的作用。当气管、支气管存在异物时,根据异物种类的不同,可影响气体的交换·出现不同程度的临床症状。

2. 清洁功能　气管、支气管黏膜属纤毛柱状上皮,黏液与纤毛的协同作用可将附着物经喉排出,以清洁和保护呼吸道。此外,气管、支气管对吸入的气体有加温、加湿的作用。

3. 免疫功能　包括非特异性免疫和特异性免疫。

4. 防御性咳嗽反射　气管、支气管黏膜下富有来自迷走神经的感觉传入神经末梢,不良刺激可引起咳嗽反射。

二、食管的应用解剖与生理

（一）食管的应用解剖

食管是上消化道的组成部分之一,为一富有弹性的肌性管道。食管的长度随年龄的增长而增加,成人约 25 cm,女性的食管较男性略短。食管有 4 处生理性狭窄（图 14-31）：①第 1 狭窄:食管入口处,距上切牙的距离约 15 cm。是食管最狭窄的部位,异物最易嵌顿于此处。②第 2 狭窄:相当于第 4 胸椎平面,为主动脉弓压迫食管左侧壁所致,距上切牙的距离约 23 cm。③第 3 狭窄:相当于第 5 胸椎平面,为左主支气管压迫食管前壁而成,距上切牙的距离约 25 cm。④第 4 狭窄:平第 10 胸椎,距上切牙的距离约 40 cm,为食管穿过横膈裂孔所致。

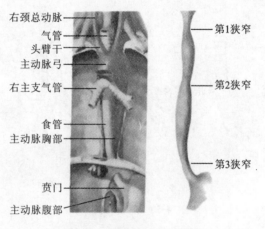

图 14-31　食管的生理性狭窄

（二）食管生理

食管是将咽下的食团和液体运送到胃的通道。当吞咽时,环咽肌一过性松弛,食管入口开放,食团进入食管。吞咽动作极为复杂,可分为口腔期、咽腔期及食管与贲门胃期。食管壁的黏膜下层黏液腺分泌黏液,起润滑保护作用。

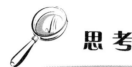

思考题

一、名词解释

1. 危险三角

2. 光锥

3. Little 区

4. 咽峡

5. 气管杈

二、填空题

1. 中耳包括_____、_____、_____、_____四部分。

2. 鼻窦有_____、_____、_____、_____四种。

3. 咽腔自上而下依次是_____、_____、_____。

4. 开口于中鼻道的鼻窦有_____、_____、_____。

三、选择题

1. 声波的空气传导途径是（   ）。

A. 外耳→鼓膜→听骨链→螺旋器→内耳淋巴液

B. 外耳→鼓膜→听骨链→听神经→螺旋器

C. 外耳→鼓膜→前庭窗→螺旋器→内耳淋巴液

D. 外耳→鼓膜→前庭窗→听觉中枢→听神经

E. 外耳→鼓膜→听骨链→前庭窗→内耳淋巴液

2. 前组筛窦引流到的鼻道是（   ）。

A. 上鼻道   B. 中鼻道   C. 下鼻道

D. 总鼻道   E. 以上均不对

3. 鼻泪管开口于（   ）。

A. 上鼻道   B. 中鼻道   C. 下鼻道

D. 总鼻道   E. 以上均不对

4. 喉的软骨支架不包括（   ）。

A. 甲状软骨   B. 环状软骨   C. 会厌软骨

D. 舌骨   E. 杓状软骨

5. 喉上神经外支支配的肌肉是(　　　)。

A. 环杓侧肌 　　　　　　B. 甲杓肌 　　　　　　C. 环甲肌

D. 杓间肌 　　　　　　E. 以上均不对

四、问答题

1. 外鼻静脉分布有何重要临床意义?

2. 为什么咽部感染或肿瘤易向颈部淋巴结扩散或转移?

3. 叙述鼓膜的表面重要标志。

（谢家儒）

第十五章 耳鼻咽喉检查法

第一节　检查的基本设备

耳鼻咽喉诸器官在解剖学上具有腔小洞深、不易直视观察的特点,因而需使用专门的检查器械和良好的照明才能进行检查。

一、检查室的设置与设备

检查室内宜稍暗,最好隔成数个单元,每个单元应备有光源、检查椅、酒精灯、检查器械(图 15-1)、消毒器械、盛具、敷料和常用药品,如纱布、棉球、棉签、1％丁卡因和 1％

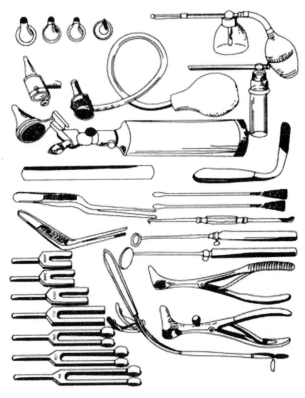

图 15-1　耳鼻咽喉科常用检查器械

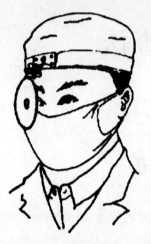

图 15-2 额镜的使用方法

麻黄碱等。耳鼻咽喉科诊疗综合工作台已成为常用的检查室装备,工作台配有药物喷枪、加温器、吸引枪、阅片灯、显示器、照明灯等,从而方便了检查操作。

二、光源与额镜的使用

常用的光源多为 100 W 的白炽灯。额镜为中央有一小孔的凹面反射聚光镜,焦距为 25 cm,借额带固定于额前,镜面通过联结关节可灵活转动。检查时,光源一般与额镜同侧,略高于被检者耳部,相距约为 15 cm。调整镜面使之贴近检查者左眼或右眼,并使其投射于额镜面上的光线经反射后聚焦于被检部位,使瞳孔、额镜中央孔与被检部位处于同一直线上。检查时,检查者两眼同时睁开(图 15-2、图 15-3)。

三、检查体位

一般检查者与被检者相对而坐,被检者上身稍前倾。检查儿童不合作时,可由其家属或医务人员抱持,用双腿夹住儿童双下肢,右手固定额头部于胸前,左手环抱两臂,可防其乱动(图 15-4)。

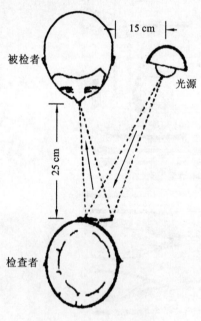

图 15-3 对光方法

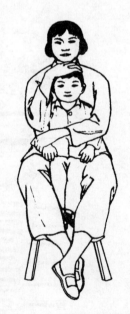

图 15-4 小儿被检时的体位

第二节　鼻部检查法

一、常规鼻部检查

(一) 外鼻检查

先观察外鼻有无畸形、缺损、肿胀、新生物,皮肤是否异常等。再以食指与拇指触诊,检查外鼻皮肤有无触痛、增厚、变硬,鼻骨有无塌陷或骨擦感等。

(二) 鼻腔检查

1. 鼻前庭检查　嘱被检者头稍后仰,用拇指将其鼻尖抬起,观察鼻前庭皮肤有无红肿、溃疡、糜烂、皲裂、结痂、肿块及鼻毛脱落等。

2. 前鼻镜检查　以左手持鼻镜,右手扶持被检者面颊部,以调整其头位。将鼻镜两叶合拢,使之与鼻底平行,缓缓置入鼻前庭,但不能超越鼻阈,否则可引起疼痛或鼻腔黏膜损伤。然后将前鼻镜两叶上下张开以扩张前鼻孔。退出鼻腔时应使前鼻镜处于微张开状态,以免夹住鼻毛增加被检者痛苦。循三个头位依次检查鼻腔:先使被检者头稍低(第一位置)(图15-5),观察鼻腔底部、下鼻甲、下鼻道和鼻中隔前下部。再使头后仰至30°角(第二位置)(图15-6),检查鼻中隔中段、中鼻甲、中鼻道和嗅裂中后部。最后使头进一步后仰至60°角(第三位置)(图15-7),检查鼻中隔上部、中鼻甲前端、鼻丘、嗅裂和中鼻道的前部。

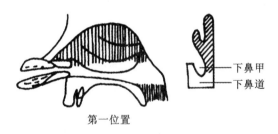

下鼻甲
下鼻道

第一位置

图 15-5　前鼻镜检查的第一位置

3. 后鼻镜检查　详见本章第三节。

(三) 鼻窦检查

1. 一般检查　检查尖牙窝、内眦及眶内上角皮肤有无红肿、压痛,额窦前壁有无叩痛,局部有无弹性或硬性膨隆,有无眼球移位或运动障碍,有无视力障碍等。

2. 前鼻镜检查　主要观察中鼻道、嗅裂或后鼻孔处有无脓性涕存留,中鼻甲黏膜有无红肿、息肉样改变,中鼻道有无息肉或其他新生物。

3. 体位引流　用于鼻道内未发现脓性分泌物但又怀疑为鼻窦炎者。可用1%麻黄碱充分收缩中鼻道与嗅裂附近黏膜,使鼻窦口通畅。疑为上颌窦炎,使头前倾90°,患侧

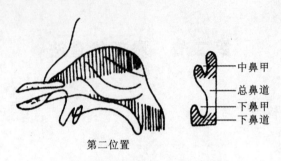

第二位置

图 15-6 前鼻镜检查的第二位置

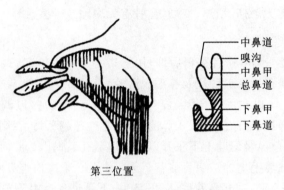

第三位置

图 15-7 前鼻镜检查的第三位置

向上;疑为额窦炎,取头位直立;疑为前组筛窦炎,则头位稍向后倾;疑为后组筛窦炎,则头位稍向前倾;疑为蝶窦炎,则取低头位。检查时应保持所要求的位置约 10 min,然后检查鼻腔,观察有无分泌物排出。另有头低位引流法:被检者取坐位,下肢自然分开,屈身,头下垂抵膝,约 10 min 后坐正检查中鼻道、嗅裂处有无脓性分泌物出现。

4. 上颌窦穿刺冲洗术 用于上颌窦内病变的活检和分泌物的冲洗,是诊断及治疗上颌窦疾病的常用方法之一。具体方法和步骤如下。①鼻黏膜表面麻醉:用 1% 的丁卡因棉片行下鼻道前段黏膜表面麻醉,麻醉时间为 10～15 min。②穿刺入窦:将穿刺针伸入下鼻道内的下鼻甲附着缘下,在距下鼻甲前端 1.0～1.5 cm 处,针尖朝向眼外眦方向,稍加用力旋转即可将针头穿通上颌窦内侧壁,感到"落空感"。③冲洗:拔出针芯,接上注射器,回抽检查如可抽出空气或脓液表明已进入窦腔内。穿刺成功后,即可进行冲洗直至脓液洗净,还可注入抗生素溶液或甲硝唑溶液。冲洗完毕,按逆进针方向拔出穿刺针,将棉片填压于鼻底部。

5. X 线检查 常用的摄片体位有鼻颏位(Water position)和鼻额位(Caldwell position)。在 X 线片上,通过观察窦腔和窦壁透光度的变化,判断某些鼻窦有无炎症、肿瘤、囊肿、异物、骨折等疾病。

6. CT 和 MRI 检查 如常规 X 线检查不能明确诊断,可用鼻部 CT 或 MRI 检查。鼻部 CT 检查可清晰显示病变及相关解剖学结构,是诊断鼻腔、鼻窦疾病和鼻内镜手术前首选的影像学检查方法,常采用冠状位和轴位拍摄。当鼻、鼻窦和颅内或眶内有相关联病变时,MRI 检查更有利于显示两者病变的范围和程度以及解剖关系。

二、鼻内镜检查法

鼻内镜可进入鼻腔的深部,在近于直视下观察鼻腔和鼻窦口,甚至可观察鼻窦腔的情况,而且可将图像通过显示器显示,极大地提高了检查的质量。

1. 硬质鼻内镜检查法 一套完整的鼻内镜检查系统包括 0°、30°、侧斜 70°和侧斜 120°等多种视角镜,同时配有图像显示和视频处理系统,可显示和记录检查的结果及内容。被检者检查时取坐位(或仰卧位),以 1‰丁卡因加少量肾上腺素棉片在鼻腔黏膜做表面麻醉后,按顺序进行检查。使用 0°视角镜可观察鼻腔大部分解剖部位,包括下鼻甲、下鼻道、鼻中隔、中鼻甲、中鼻道、钩突、筛泡、后鼻孔、咽鼓管咽口等。使用 30°或侧斜 70°视角镜,可更好地观察中鼻道、额窦、前组筛窦、上颌窦的开口以及蝶筛隐窝和后组筛窦的开口。检查时特别要注意中鼻道和影响中鼻道通气引流的相关解剖因素,以及有无脓性分泌物、息肉、囊肿及肿瘤等病变。硬质鼻内镜还可对鼻窦进行检查,如可经下鼻道钻孔检查上颌窦。

2. 软管鼻内镜检查法 可参照硬质鼻内镜检查法对鼻腔的各解剖部位进行检查。

三、鼻功能检查法

1. 鼻通气功能检查法 主要有鼻测压计法、声反射鼻量计法。可判定鼻通气程度、鼻气道阻力、鼻气道狭窄部位、鼻气道有效横截面积等。

2. 鼻自洁功能检查法 常用方法有糖精试验,通过观察糖精从鼻腔排到咽部的时间,可了解鼻黏膜纤毛传输系统对鼻的自洁功能状况。

3. 嗅觉功能检查法 嗅瓶试验是最常用的定性法:一般用醋、香油、煤油、香精等溶液作为嗅觉检查剂,以水作对照剂,分别装入颜色、大小、式样相同的有色小瓶内备用。检查时令被检者闭目,以手指堵塞一侧鼻孔,将上述小瓶盖打开,分别置于另一侧鼻孔下令其嗅之。全部嗅出者为嗅觉良好,只能嗅出两种以下者为嗅觉减退,全部不能嗅出者为嗅觉丧失。

第三节 咽喉部检查法

检查前需先询问病史,注意是否有相关的面部体征,如面部畸形、痛苦表情、张口受限、张口呼吸等。

一、口咽检查

被检者端坐,张口平静呼吸。检查者把压舌板置于被检者舌前 2/3 处,将舌压向口底,观察腭咽弓、腭舌弓、腭扁桃体、咽侧索及咽后壁等。嘱被检者发"啊"音,观察软腭的运动是否对称。检查扁桃体时注意观察表面有无瘢痕,隐窝口是否有脓栓或干酪样物。刺激咽后壁,观察咽反射情况。通过口咽部指诊了解口咽部肿物的范围、大小、质地、活动度及有无触痛、与毗邻的关系等。

二、鼻咽检查

常用间接鼻咽镜检查。嘱被检者端坐,张口用鼻平静呼吸,检查者左手持压舌板压住舌前 2/3 处,右手持间接鼻咽镜伸至软腭与咽后壁间,避免触及咽后壁或舌根,借助于额镜照明,逐渐转动镜面,通过镜面观察软腭背面、鼻中隔后缘、后鼻孔、咽鼓管咽口、圆枕、咽隐窝、鼻咽顶后壁及腺样体。如遇咽反射敏感者,可用 1‰丁卡因口咽腔喷雾在黏膜上做表面麻醉后再进行检查(图 15-8)。使用纤维鼻咽镜检查,具有更为全面、细致和精确的优点,且可减少对被检者配合的要求。将鼻腔黏膜表面麻醉和收缩后,在窥镜下完成鼻咽部的检查。

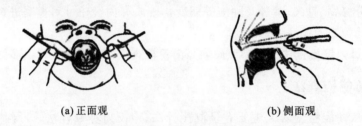

(a) 正面观　　　　　　　　　　　(b) 侧面观

图 15-8　间接鼻咽镜检查法

鼻咽部指诊主要用于儿童,多无需麻醉。检查者用右手食指迅速探入被检者鼻咽部进行触诊,以明确有无腺样体肥大或鼻咽肿物及其与周围的关系,撤出时注意手指有无脓液和血迹。

X 线检查最常用的是鼻咽侧位片,CT 及 MRI 检查适用于鼻咽部的占位性病变。

三、喉与喉咽检查

喉部检查包括喉的外部检查、间接喉镜检查、纤维喉镜检查、直接喉镜检查、动态喉镜检查等多种检查方法。进行各项检查前首先需采集病史,根据病情采用不同的检查方法。

(一)喉的外部检查

喉的外部检查包括喉部视诊、触诊,观察局部皮肤有无损伤、淤血,喉结的大小、位置是否居中等;注意甲状软骨、环状软骨、舌骨、环甲膜等标志是否正常。考虑喉恶性肿瘤时,尚需注意颈部淋巴结的肿大情况。

(二)间接喉镜检查

间接喉镜检查为喉及喉咽部最常用的检查方法。被检者端坐,张口伸舌,全身放松。检查者以消毒纱布包裹被检者舌前部,用左手拇、中指挟持并向前牵拉舌体,右手持预热的间接喉镜,在检查者手背试温后,将间接喉镜经左侧口角放入口咽部。镜面朝前下方,镜背轻轻将腭垂和软腭推向后上方,嘱被检者发"衣"音,使会厌上举。通过镜面检查舌面、舌根、会厌、会厌谷、双侧室带和声带、梨状窝、环后区等部位,注意这些部位的黏膜有无充血、水肿、增厚、溃疡、异物、新生物等,并仔细观察声带运动情况。如咽反射敏感者,可用1‰丁卡因在黏膜做表面麻醉后再进行检查(图15-9、图15-10)。

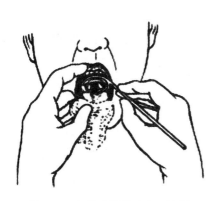

图 15-9 间接喉镜检查(正面观)

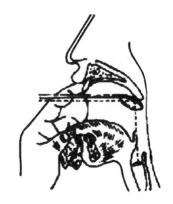

图 15-10 间接喉镜检查(侧面观)

(三)直接喉镜检查

直接喉镜检查除了可进行喉腔和喉咽的直视检查外,还可施行手术或其他治疗。适应证:①喉腔检查:因会厌短而后倾不能暴露喉腔者,或不合作的儿童,无法用间接喉镜检查者。②喉腔手术:喉部活检、摘除息肉和小肿物、取出异物、切除瘢痕组织、扩张喉腔等。③插入小儿支气管镜时,一般先用直接喉镜暴露声门后再插入支气管镜。④气管内插管:用于抢救喉阻塞患者和做麻醉插管。⑤用于清除呼吸道积液及给氧。

(四)纤维喉镜检查

纤维喉镜是用导光玻璃纤维制成的软性内镜,其优点是可弯曲、视野广、亮度强。可经鼻或经口进行检查,被检者取坐位(或仰卧位),在鼻腔及口腔黏膜做表面麻醉后,将纤维喉镜经鼻腔或口腔导入到达喉咽,对鼻、鼻咽、口咽及喉咽、喉等解剖部位进行检查。还可进行活检、息肉摘除及异物取出等(图15-11)。

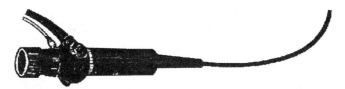

图 15-11 纤维喉镜

(五)动态喉镜检查

动态喉镜采用电子频闪光源,又称频闪喉镜。借助不同频率的闪头,观察声带黏膜的运动情况,当闪头的频率与声带振动频率有差别时,可观察到声带振动引起的黏膜波。在病理情况下,声带的黏膜波可中断或消失,有利于发现常规内镜下不易发现的声带早期病变。

（六）喉的影像学检查

常规 X 线检查有喉正、侧位片及正位体层片,有助于发现喉肿瘤的部位、范围和喉狭窄的程度。

CT 检查是临床上最为常用的影像学检查,对喉部外伤、肿瘤的诊断意义重大,可显示肿瘤的范围、颈部淋巴结的转移等。

MRI 检查能更好地显示喉部软组织的病变,包括肿瘤有无侵及会厌前间隙、声门旁间隙及舌根、梨状窝等。

（七）声谱仪和声图仪

声谱仪将人在发音时的声学资料记录后绘成声谱图,并分析每个元音的波形,用以诊断嗓音疾病及评价临床疗效。声图仪能将人的言语声音进行频率、响度及强度的声学分析,并获得语图。

第四节　耳部检查法

（一）耳廓与耳周的检查

应注意耳廓及乳突表面有无畸形,皮肤有无红肿、触痛,有无局限性隆起、瘘管及瘘管周围有无红肿和瘢痕等。检查耳周淋巴结是否肿大,有无耳屏前压痛和耳廓牵拉痛等。

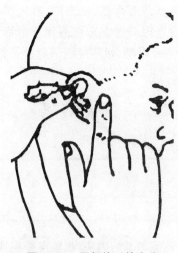

图 15-12　耳部徒手检查法

（二）外耳道与鼓膜检查

一般行徒手检查,包括双手法和单手法,依次检查外耳道和鼓膜(图 15-12)。外耳道被耵聍或外耳道分泌物堵塞者,需先清理干净后再进行检查。必要时可用电耳镜或鼓气耳镜等器械进行检查。

鼓气耳镜和电耳镜检查法:选择适当的鼓气耳镜插入外耳道内,将外耳道口封闭后通过耳镜后端的放大镜进行观察,反复挤压和放松橡皮球囊以改变外耳道的压力,再观察鼓膜的运动情况。电耳镜自带光源,可便于携带以行床旁检查。

（三）咽鼓管功能检查

主要检查咽鼓管是否通畅。当鼻咽部有大量脓性分泌物或急性炎症时,不宜做此项检查。常用的检查方法如下。

1. 吞咽法 将前端带橄榄头的听诊管置于被检者外耳道口，嘱被检者做吞咽动作。咽鼓管功能正常时，检查者可经听诊器听到轻柔的"咯哒"声。

2. 捏鼻鼓气法(Valsalva 法) Valsalva 法又称瓦尔萨尔法。当被检者捏鼻鼓气时，正常的咽鼓管将开放，致气流冲入鼓室，检查者可从连接被检者的听诊管内听到鼓膜的振动声或用电耳镜观察到鼓膜的运动。

3. 波氏球吹张法 将波氏球的橄榄头置于被检者的一侧前鼻孔，并压紧封闭对侧前鼻孔，嘱被检者在做吞咽动作的同时挤压波氏球，此时正常的咽鼓管开放，气流将冲入鼓室，检查者可从听诊管内听到鼓膜的振动声。

4. 咽鼓管导管法 先用1%麻黄碱棉片和1%丁卡因收缩和麻醉鼻腔黏膜，然后将咽鼓管导管经鼻腔插入鼻咽部，并将末端对准咽鼓管咽口后吹气，借助连接被检耳的听诊管，听诊是否有通过咽鼓管的轻柔气流声(图 15-13)。

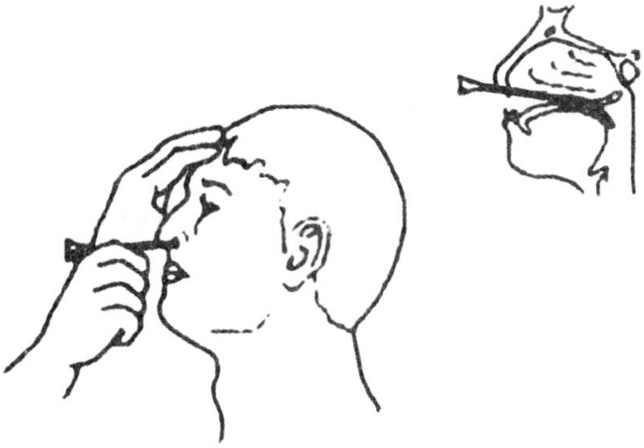

图 15-13　咽鼓管导管法

(四) 听力检查

听力检查法分为主观测听法和客观测听法。主观测听法包括语音检查法、表试验、音叉试验、纯音听阈测试和言语测听法等。客观测听法尤其适合伪聋者、弱智者和婴幼儿的检查，包括声导抗测听法、耳声发射检测法和听性诱发电位测试等。

1. 音叉试验 常用振动频率为 256 Hz、512 Hz 的音叉进行检查。检查时，检查者手持音叉柄，将音叉臂向另一只手的第一掌骨外缘轻轻敲击(注意不能在硬性物体上敲击音叉，以免产生泛音)。检查气导(AC)时，将振动的音叉臂末端置于距被检者外耳道口 1.0 cm 处，使音叉两臂末端与外耳道口在同一平面上。检查骨导(BC)时，将音叉柄末端压于被检者颅面或鼓窦区表面。

(1) 林纳试验(Rinne test，RT)：本试验为单耳气导与骨导听力的比较。方法：先测试骨导听力，一旦被检耳听不到音叉声时，立即检查同耳气导听力。被检耳此时若能听及，说明 AC>BC，为 RT(+)。若不能听及，则重新敲击音叉，先测被检耳气导听力，当不能听及时，立即测同耳骨导听力，若此时能听及，可证实为 BC>AC，为 RT(-)。

若检查结果 AC＝BC,以"(±)"记录,表示中度传导性聋或混合性聋(表 15-1)。

表 15-1 音叉试验结果的比较

试验方法	听力正常	传导性聋	感音神经性聋
林纳试验(RT)	(＋)	(一)或(±)	(＋)
韦伯试验(WT)	＝	→患耳	→健耳
施瓦巴赫试验(ST)	(±)	(＋)	(一)

(2) 韦伯试验(Weber test,WT):又称骨导偏向试验,用于比较被检者两耳的骨导听力。方法:敲击音叉,将音叉柄末端紧压于颅面中线上任何一点,让被检者仔细辨别声音偏向何侧。若声音居中,记录为"＝",表示两耳骨导听力相等。若声音偏向患侧,记录为"→患耳",表示患耳为传导性聋;偏向健耳者,记录为"→健耳",表示患耳为感音神经性聋(表 15-1)。

(3) 施瓦巴赫试验(Schwabach test,ST):又称骨导对比试验,可比较被检者与正常人的骨导听力。方法:先试正常人(听力正常)骨导听力,当不能听及音叉声时,迅速将音叉移至被检耳鼓窦区,测骨导听力。然后按同法先测被检耳,后移至正常人。被检耳骨导延长记录为"(＋)",缩短则记录为"(一)",两者相似记录为"(±)"(表 15-1)。

(4) 盖莱试验(Gelle test,GT):本试验用于检测鼓膜完整者的镫骨运动情况。方法:将鼓气耳镜置于外耳道口并密闭,用橡皮球向外耳道内交替加、减压,同时将振动音叉的音叉柄末端置于鼓窦区。若镫骨运动正常,则音叉声在由强变弱的过程中有不断的忽强忽弱的波动变化,为(＋);无强弱波动感者,为(一)。耳硬化症或听骨链固定时,本试验为(一)。

2. 纯音听力计检查法 纯音听力计是能发出 125～10000 Hz 频率和－20～100 dB HL 强度的纯音听力检测设备。该检查法可以了解被检耳的听敏度,估计听觉损害的程度、类型和部位。

(1) 纯音听阈测试:通过纯音听力计测试不同频率听觉的最小声强值,并绘制纯音听力曲线。纯音听阈图记录符号如表 15-2 所示。

表 15-2 纯音听阈图记录符号表

项　　目	左(蓝色)	右(红色)
气导,未掩蔽	×	○
气导,掩蔽	□	△
骨导,未掩蔽	〉	〈
骨导,掩蔽	〕	〔

传导性聋:骨导曲线正常或接近正常,气导听阈提高;气导、骨导间有间距,即气骨导差。气导曲线平坦或低频听力损失较重使曲线呈上升型(图 15-14)。

感音神经性聋:气、骨导曲线呈一致性下降,无气骨导差,高频听力损失较重,故听

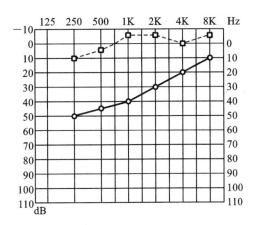

图 15-14　传导性聋(右耳)

力曲线呈渐降型或陡降型。严重感音神经性聋曲线呈岛状(图 15-15)。

混合性聋:兼有传导性聋与感音神经性聋的听力曲线特点。气、骨导曲线皆下降,但存在一定的气骨导差(图 15-16)。

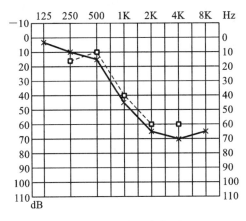

图 15-15　感音神经性聋(右耳)　　　　**图 15-16　混合性聋(右耳)**

(2)言语测听法:将编制的标准测听词汇录入磁带或 CD 光盘上,检查时将言语信号通过收录机或 CD 机传入听力计并输送至耳机进行测试。本测试不仅可以弥补纯音测听在反映受试者语言辨别能力上的不足,且有助于耳聋病变部位的诊断,还可用于人工耳蜗植入术后听觉康复和助听器使用效果的评估。主要的测试项目有言语接受阈和言语识别率。言语接受阈为能听懂 50% 测试词汇时的声强级。言语识别率是能够正确听懂测试词汇表中的词汇的百分率。将在不同声强级时所听懂词汇的百分数绘成曲线,即得到言语听力图。

3. 声导抗测听法　用声导抗测听仪进行检查。声波在介质中传播时所遇到的阻力称为声阻抗,被介质接纳传递的声能叫声导纳。声强不变时,介质的阻抗越大,导纳就越小。介质的声导抗取决于它的阻力、惯性和弹性。通过声导抗测听可评价中音系统、内耳、听神经及脑干听觉通路的功能,也可检测咽鼓管的功能,是临床上客观检查听力方法之一。

4. 耳声发射检测法　耳声发射是耳蜗外毛细胞主动收缩运动反应所产生的向外耳道发射的声能,故用耳声发射仪从外耳道记录这种能量的特性可用于检测耳蜗功能。耳声发射有自发性耳声发射、瞬态诱发性耳声发射与畸变产物耳声发射。该检测法具有客观、简便、省时、无创、灵敏等特点,除了用于常规的听力检测外,目前已在听力筛选上广泛应用,尤其是已成为新生儿听力筛查的首选方法,有助于早期发现、早期诊断和早期干预。

5. 电反应测听法　声波经耳蜗的毛细胞转化为神经冲动,在听觉通路传入大脑过程中产生各种生物电反应,称为听觉诱发电位。记录这些诱发电位并用以评估听觉通路各个部分功能的方法称为电反应测听法。该方法属客观测听检查法,能判断听觉传导径路上的病变部位与性质。

（五）前庭功能检查法

前庭功能检查可分为平衡与协调功能检查和眼动检查等。前庭功能检查不仅与耳科疾病有关,而且与神经科、眼科、创伤科等有密切关联。前庭功能检查主要的检查方法如下。

1. 平衡与协调功能检查　检查平衡功能的方法分为静态平衡和动态平衡功能检查法。

静态平衡功能检查法:①闭目直立检查法:迷路或小脑病变者可出现自发性倾倒。②静态姿势描记法:采用静态平衡仪获得客观而精确的检查结果。

动态平衡功能检查法:①星形足迹行走试验:偏差角＞90°者表示两侧前庭功能有显著差异。②动态姿势描记法:采用动态姿势仪记录被检者在跨步运动中的重心平衡状态,或通过改变被检者视野罩内容（角度）,以及改变被检者站立平台或改变其角度来检测被检者的平衡功能。

肢体试验的方法:①过指试验:迷路及小脑病变时出现过指现象。②书写试验:偏斜不超过 5°为正常,＞10°为两侧前庭功能有差异。

检查协调功能的方法有指鼻试验、指-鼻-指试验、跟-膝-胫试验、轮替运动及对指运动等,可检测小脑功能。

2. 眼动检查　通过观察眼球运动（包括眼球震颤）来检测前庭眼反射径路、视眼反射径路与视前庭联系的功能状态。

眼球震颤（简称眼震）:眼球的一种不随意的节律性往返运动。前庭系的周围性、中枢性病变及某些眼病均可引起眼震。眼震的方向有水平性、垂直性、旋转性和对角性等。眼震的慢相为由前庭刺激所致的眼球转向某一方向的缓慢运动,快相为中枢矫正性的眼球快速回位运动。慢相朝向前庭兴奋性较低的一侧,快相朝向兴奋性较高的一侧。通常将快相所指方向作为眼震的方向。眼震的分度:Ⅰ度为仅在向快相侧注视时才出现;Ⅱ度为向快相侧及向前正视时出现;Ⅲ度为向前及向快、慢相方向注视时皆出现。

眼动检查法包括自发性眼震检查法、视眼动检查法和前庭眼动检查法,常采用眼震电图描记仪进行检查。

(1)自发性眼震检查法:通过观察自发性眼震进行检查的一种方法。检查时检查者的手指向两侧移动的角度不得超过30°,以免引起生理性终极性眼震。

(2)视眼动检查法:通过检测视眼动反射来了解视前庭系统的功能。主要有:①扫视试验:结果异常时提示脑干或小脑病变。②平稳跟踪试验:结果异常者主要见于脑干或小脑病变。③视动性眼震检查法:检测注视眼前不断向同一方向移动而过的物体时出现的眼震,若眼震不对称、眼震减弱或消失、眼震方向逆反,提示中枢病变。④凝视试验:测试眼球向一侧偏移时方出现的眼震,凝视性眼震的快相与眼球偏转的方向一致,强度随偏转角度增大而加强,若眼球向前直视时眼震消失多提示中枢性病变。

(3)前庭眼动检查法:主要的方法如下。①冷热试验:通过将 30 ℃和 44 ℃的水或 24 ℃和 50 ℃的空气注入外耳道内诱发眼震、眩晕等前庭反应。最常用的方法是双耳变温冷热试验,测试时被试者取卧位,头前倾30°,将 400 mL 冷、热水在 40 s 内分别灌入外耳道内(通常先热水后冷水、先左耳后右耳),每次间隔 5 min,若无眼震出现则表明两侧半规管功能对称,如某侧功能减弱则会出现眼震。②旋转试验:其原理是当半规管在其平面沿一定方向开始旋转时,由于半规管内淋巴液的惰性作用产生与旋转方向相反的壶腹终顶偏移,当旋转停止时,则使壶腹终顶产生与旋转开始时方向相同的偏移,产生前庭刺激和反应。方法主要有正弦脉冲式旋转试验和摆动旋转试验。

3. 其他激发性眼震检查法 检查方法如下。①位置性眼震检查法:观察被检者头部处于某一位置时方出现眼震的检查方法,主要用于诊断良性阵发性位置性眩晕。②变位性眼震检查法:通过观察被检者在头位迅速改变过程中或其后短时间内出现眼震的检查方法。③瘘管试验:将鼓气耳镜置于外耳道内,并密闭,挤压气囊向外耳道内交替加、减压力,同时观察被检者的眼球运动及眩晕感。若出现眼球偏斜或眼震,且伴眩晕者为瘘管试验阳性;若只感眩晕而无眼震者为弱阳性,提示瘘管可疑;无任何反应者为阴性;若瘘管被肉芽、胆脂瘤等病变堵塞或为死迷路者,也为阴性。④Hennebert征:当向外耳道加、减压时引起眩晕者为 Hennebert 征阳性,见于膜迷路积水、球囊与镫骨板有粘连等。⑤Tullio 现象:遇强声刺激时引起头晕或眩晕者,见于外淋巴瘘者或正常人。

第五节 气管、支气管与食管检查法

一、支气管镜检查法

支气管镜检查具有诊断和治疗的双重功能,包括硬管支气管镜检查及纤维支气管镜检查。

支气管镜检查主要用于:①检查和取出气管、支气管异物;②吸出下呼吸道潴留的分泌物、血液,或取出干痂及假膜;③诊断原因不明的咯血、肺不张、肺气肿、久治不愈的肺炎怀疑有呼吸道异物或其他病变者;④气管切开术后呼吸困难未解除或拔管困难;⑤气管、支气管病变的局部治疗,如切除小的良性肿瘤或肉芽组织、止血、滴药和灌洗;⑥收集下呼吸道分泌物做细菌培养和组织标本。

对有严重心脏病及高血压、近期严重咯血、急性上呼吸道感染或全身情况差者应列为检查禁忌。

插入支气管镜的方法有两种。

1. 间接法 适用于儿童。被检者取仰卧位,头后仰,并高出手术台约15 cm。助手固定头部,纱条垫于被检者上切牙,检查者左手持侧开式直达喉镜,由右口角、舌根到达会厌喉面,向前上方抬起会厌,暴露声门。支气管镜经喉镜到达声门,镜斜面朝向左侧声带,通过声门插入气管,助手协助退出喉镜。将支气管镜柄旋转向上并逐渐伸入,分别检查气管、支气管。进入支气管时,需根据情况变换头位,以利于检查左、右支气管。

2. 直接法 多用于成人和较大儿童,直接用支气管镜挑起会厌,暴露声门,并通过声门进行检查。行支气管镜检查时,操作应轻柔、准确,时间不宜超过30 min,以防发生喉水肿,术中可给予地塞米松肌内注射或静脉注射。

纤维支气管镜检查一般在局麻下进行,主要适用于检查气管、支气管及肺内病变,钳取组织行病理检查,吸取阻塞的分泌物及取出肺叶支气管内的小异物等。

二、食管镜检查法

适应证:①诊断和取出食管异物;②检查食管狭窄的情况或行食管扩张术;③检查食管占位病变,并可行活检。

禁忌证:①食管腐蚀伤的急性期;②严重的心血管疾病,需在情况改善后手术;③严重的食管静脉曲张;④明显的脊柱前突,严重的颈椎病或张口困难。

术前准备和麻醉同直接喉镜检查术。检查者左手持镜的远端,同时固定上切牙,右手持镜的近端,将食管镜经口腔导入。可循正中入路,经会厌、杓状软骨、环后隙,抬起食管镜前端到达食管入口处;也可经右侧杓状软骨后外侧进入右侧梨状窝,然后渐移至中线,抬起食管镜前端暴露食管入口。进入过程要仔细检查食管入口处有无异物残留和黏膜损伤。

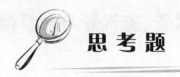 思考题

一、选择题

1. 间接喉镜检查时,镜内所见喉部的影像与真实的喉部位置是(   )。

A. 前后倒置、左右不变   B. 前后不变、左右相反

C. 前后倒置、左右相反   D. 前后及左右均不变

E. 以上都不对

2. 前鼻镜检查要看到嗅裂应该在第几位置?(　　)

A. 1   B. 2   C. 3   D. 4   E. 5

3. 硬食管镜检查适应证不包括(　　)。

A. 食管异物   B. 食管瘢痕狭窄   C. 食管烫伤急性期

D. 不明原因吞咽困难   E. 食管静脉曲张

二、问答题

1. 上颌窦穿刺冲洗术有何临床作用?

2. 试比较音叉试验结果。

3. 支气管镜检查主要有哪些适应证?

（谢家儒）

第十六章

耳鼻咽喉科常用诊疗操作技术

第一节 鼻部常用诊疗操作技术

一、洗鼻法

目的:清洁鼻腔,以助鼻腔脓性涕或脓痂排除,或用于鼻窦手术前准备。

器具:冲洗器、橄榄头(应准备 3～5 个,浸泡于 1‰新洁尔灭溶液中消毒备用)和温生理盐水。

方法:请患者头稍前倾,以右手持橄榄头,塞入鼻孔后缓慢松开橡皮管夹,冲洗液即进入鼻腔,在冲洗时令患者发"呵"音。冲洗完一侧,再冲洗另一侧(图 16-1)。

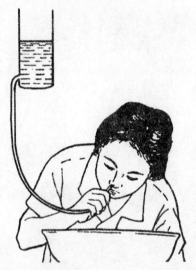

图 16-1 洗鼻法

相关注意事项如下。

(1)冲洗器不要悬挂太高或太低,高于头部 30 cm 即可。太高压力大易引起患者呛咳,或将水冲入咽鼓管,引起中耳炎等并发症;太低则达不到冲洗的目的。

(2)生理盐水温度要接近体温,不要太热,以免烫伤患者。

(3)在开始冲洗前应对患者作好解释,消除患者不安情绪,并应询问患者何侧鼻塞较重。冲洗时应先从较重一侧开始,然后再洗另一侧。如从较轻侧开始冲洗,因水不易从对侧鼻腔顺利流出,可增高鼻咽部水的压力,使水进入咽鼓管引起中耳炎等合并症,或引起呛咳。

(4)冲洗时患者不要说话,以免引起呛咳。

(5)冲洗完毕,嘱患者轻轻擤出鼻内存液。将患者用过的橄榄头取下洗净后,浸泡于 1‰新洁尔灭溶液中消毒备用。

二、滴鼻法

目的:将所需药液滴入鼻内,以达到收缩鼻腔黏膜及治疗的目的。

常用体位如下。

1. 仰卧垂头位 患者仰卧于床上,头后垂于床缘,适用于各类鼻炎和后组鼻窦炎患者(图 16-2)。

2. 侧卧垂头位 患者侧卧于床上,肩下垫枕,使患侧向下,适用于前组鼻窦炎患者。

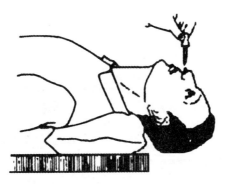

图 16-2 滴鼻法

方法:于上述体位,将选用药液以滴管或滴瓶滴入鼻腔,保持相关体位 3～5 min,使药液充分与鼻黏膜接触。

相关注意事项如下。

(1)勿将滴管或滴瓶接触患者,以免污染药液。

(2)在上述体位滴药时,药液不应流入咽部。若药液流入咽部,说明头向后垂或侧垂不够,应调整位置后,再滴药。

(3)对严重高血压患者不应采用上述体位滴药,以免发生意外。

三、鼻喷雾法

目的:将药液喷入鼻腔,使药液呈雾状微粒,使与鼻腔黏膜充分而均匀接触,以达到收缩鼻腔黏膜及治疗的目的。

方法:患者取坐位,以鼻镜张开前鼻孔,另一手执喷雾器橡皮球,在明视下将喷雾器前端喷孔指向鼻腔,挤压橡皮球,药液即可喷入鼻腔内。

相关注意事项如下。

(1)喷雾器前端不要接触患者,在放松橡皮球时更应注意,以免将患者鼻腔分泌物吸入喷雾器内,污染药液。

(2)每次用完后,以酒精棉球清拭喷雾器前端喷头,保持喷头清洁。

四、下鼻甲黏膜下注射法

目的:主要用于治疗下鼻甲肥大患者。经注射药液后使下鼻甲黏膜下组织产生无菌性炎症,致结缔组织增生而瘢痕化,从而使下鼻甲缩小。

器具:5 mL 注射器一个,口腔科 5 号针头一个,鼻镜一把,枪状镊一把,干棉球和1%丁卡因棉片等。

　　方法:患者取坐位,以 1%丁卡因棉片麻醉下鼻甲 5 min。将注射器接好针头,抽吸所需药液。取出丁卡因棉片后,在下鼻甲前端进针,在黏膜下潜行刺向下鼻甲后端,回抽无血,缓缓边注药边退针,药液注完后拔出针头,在注射处以棉球压迫止血 15～30 min 后取出棉球(图 16-3)。

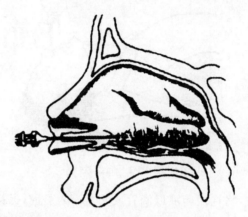

图 16-3　下鼻甲黏膜下注射法

　　相关注意事项如下。

　　(1)注射针头不要刺穿局部黏膜,以免漏出药液,达不到治疗的目的。

　　(2)不应注射过浅,以免引起黏膜坏死。

　　(3)抽吸有回血时,不应进行注射。

五、下鼻甲黏膜下电凝术

　　目的:治疗肥厚性鼻炎,使黏膜下组织瘢痕收缩,达到缩小下鼻甲,改善或恢复鼻通气功能的目的。

　　器具:高频电刀一套,鼻镜和枪状镊各一把,1%丁卡因棉片等。

　　具体方法如下。

　　(1)患者取坐位。

　　(2)以 1%丁卡因棉片麻醉下鼻甲 5 min。

　　(3)选用单极针,调整好电流强度。

　　(4)取出 1%丁卡因棉片。

　　(5)将单极针自下鼻甲前端刺入,在黏膜下潜行到达下鼻甲后端,开始电凝并缓慢退针,当针退出后略离刺入点打一火花,以达到止血目的。

　　相关注意事项如下。

　　(1)嘱患者术后勿挖鼻或用力擤鼻,以免术后出血。

　　(2)高频电针勿接触下鼻甲骨,以免引起骨质坏死。

(3) 术后给 1%麻黄碱溶液滴鼻，可减轻术后鼻塞反应。并应告诉患者，术后鼻塞可能因反应水肿而加重，此为正常现象，2 周后方可缓解。

六、鼻窦置换疗法(鼻窦交替疗法)

目的：使药液通过此种方法，进入鼻窦而达到治疗目的。

具体方法如下。

(1) 先以 1%麻黄碱溶液滴鼻，使鼻窦口黏膜充分收缩，并将鼻腔内分泌物擤出。

(2) 患者仰卧，肩下垫枕，头向后垂，使颏部与外耳道口之连线与台面垂直。将相关药液滴入鼻腔内，将与吸引器连接的橄榄头塞入滴药侧鼻孔，术者用手指压陷另一侧鼻翼，此时令患者连续发“开、开、开”音，使软腭收缩，关闭鼻咽部。当开动吸引器吸引时鼻腔及鼻窦即形成负压，鼻腔内药液因鼻窦内负压的吸引，进入鼻窦内。吸引应间断，每次 1～2 s，6～8 次即可。用同样方法处理另一侧鼻腔，双侧做完后请患者坐起，轻轻擤出鼻腔分泌物(图 16-4 至图 16-7)。

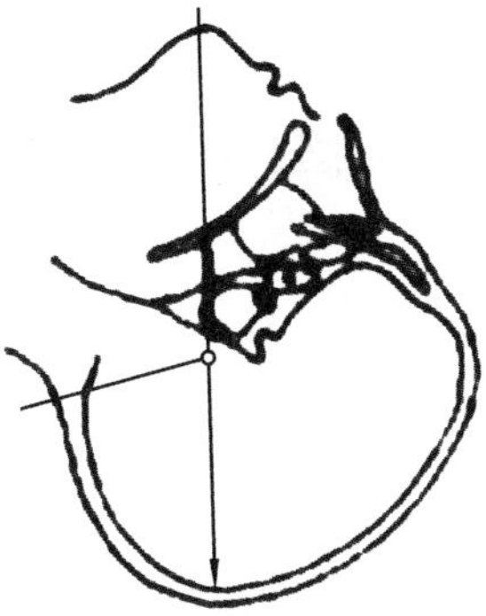

图 16-4　鼻窦置换疗法(头位)

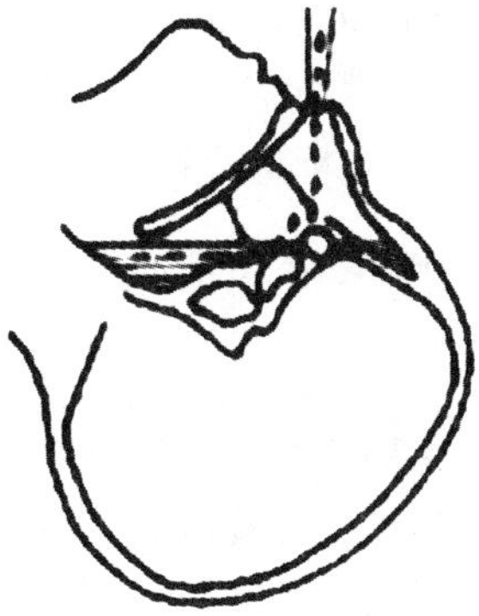

图 16-5　鼻窦置换疗法(滴药)

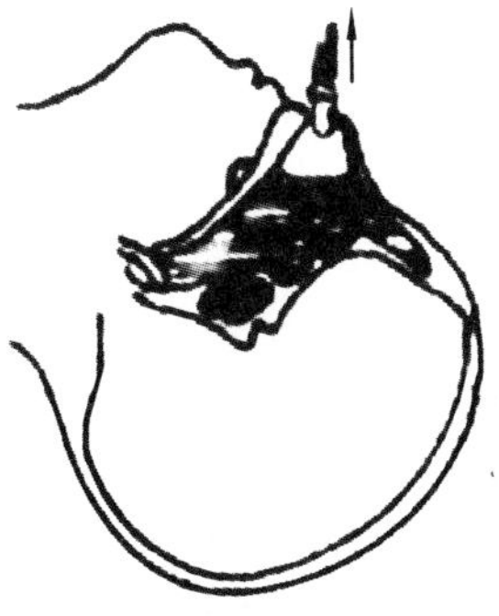

图 16-6　鼻窦置换疗法(负压)

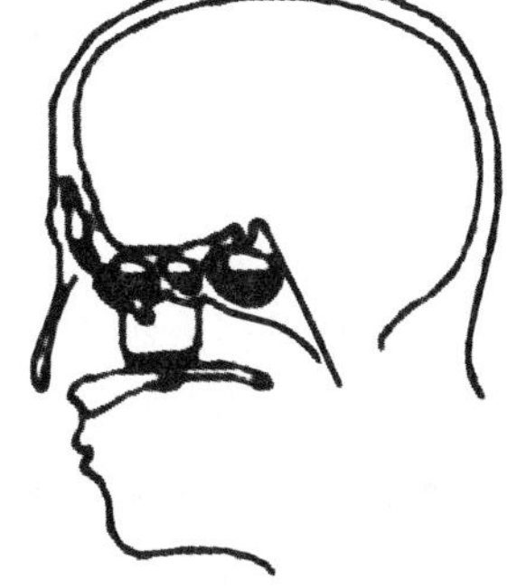

图 16-7　鼻窦置换疗法(恢复体位)

相关注意事项如下。

(1) 电动吸引器使用前应调整好负压(不超过 180 mmHg)。每次吸引时间不应过

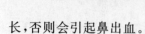

长,否则会引起鼻出血。

（2）患者有上呼吸道急性炎症、急性鼻窦炎、鼻腔内有创面、出血倾向和高血压时,禁用此法。

第二节　咽喉部常用诊疗操作技术

一、咽部涂药法

目的:用于局部涂布收敛、烧灼、润滑、止痛及麻醉药物,达到治疗和麻醉目的。

方法:患者取坐位,张口平静呼吸,以压舌板压平舌部,看清咽部病变处再涂药。

相关注意事项如下。

（1）用卷棉蘸取药液,不要过多,以免药液滴下,特别是腐蚀性和烧灼性药物,误滴入喉部可致喉部黏膜受损,甚至引起喉痉挛。药要涂在病变处,不要涂到正常黏膜上,以免破坏正常黏膜。

（2）涂布麻醉药物时,要告诉患者,在咽部感觉正常后方可进食,以免引起误咽。

二、咽部喷雾法

主要目的如下。

1. 局部麻醉　消除咽部反射,便于检查或治疗。

2. 喷雾芳香润滑剂　用于治疗慢性或萎缩性咽炎。

方法:患者张口,用压舌板将舌压平,右手持喷雾器向咽部喷雾药液。

三、咽部灌洗法

目的:用于清除咽壁附着脓痂。

方法:患者上身向前稍倾,张口发"啊"长音,同时将灌洗头伸入咽部,松开橡皮管夹进行冲洗。

相关注意事项如下。

（1）灌洗桶悬挂方法合适。

（2）水温应与体温相近。

（3）灌洗时嘱患者不应谈话,以免引起呛咳。

四、蒸汽吸入法

目的:用以治疗咽、喉部急慢性炎症,减轻局部充血和肿胀,稀释分泌物。

具体方法如下。

（1）使用蒸汽吸入器前应检查喷气管是否通畅。蒸汽发生壶内水量约半壶即可,太多易使壶内水喷出,太少则蒸汽不足。

(2)将所需药液注入药杯内。

(3)以凡士林少许涂患者口鼻周围,以塑料或布围巾围于胸前。幼儿应由护士或家长扶抱。

(4)嘱患者张口对蒸汽呼吸,口、鼻与喷雾口距离视蒸汽的强弱而定。

(5)每次吸入时间 15～20 min,或根据药量而定。

(6)吸入结束后,以干毛巾拭干面部,在室内停留约 20 min,以免受凉。

(7)气管切开患者,蒸汽喷管应对向气管套管。

五、雾化吸入法

目的:同蒸汽吸入法。但药液经雾化后,使之成更小微粒,效果更佳。

方法:使用超声雾化吸入器或雾化吸入器。将药液放入吸入器内,启动吸入器,或将吸入器接通氧气或气泵,将吸入器面罩罩住口、鼻,或将吸入器开口端含入口中进行吸入。将药液吸完为止(图 16-8)。

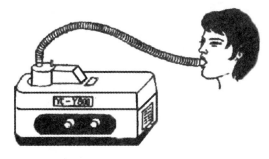

图 16-8 雾化吸入法

注意事项:使用易引起过敏的药物,应先做过敏试验。

第三节 耳部常用诊疗操作技术

一、外耳道清洁法

目的:便于进行耳部检查或用药。

方法:嘱患者侧坐,患耳朝向操作者,在明视下以消毒卷棉或枪状镊将外耳道耵聍、痂及脓液清除。若为稠厚的脓液,可用吸引管吸出。

应注意避免损伤外耳道皮肤及鼓膜。

二、洗耳法

目的:清除外耳道稠厚的脓液、异物及已软化的耵聍。

具体方法如下。

（1）患者侧坐，患耳朝向检查者。

（2）在患耳下方置一弯盘，以盛放流出的冲洗液。

（3）以洗耳球或 20 mL 注射器吸满温生理盐水，将外耳道牵直后，洗耳球或注射器的乳头置于外耳道口上方，向外耳道后上壁冲洗，使异物或耵聍借助水流的力量洗出（图 16-9）。

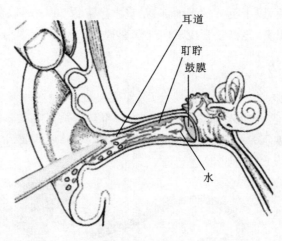

图 16-9　洗耳法

相关注意事项如下。

（1）水温应与体温接近，否则会引起前庭反应。

（2）急性化脓性中耳炎，禁止冲洗。

（3）切勿正对鼓膜、耵聍或异物冲洗，以免损伤鼓膜或将异物推向深部。

三、耳滴药法

目的：消炎、软化耵聍或淹死生物性异物。

具体方法如下。

（1）患者侧卧，患耳向上，或取坐位头偏向健侧，使患耳向上。

（2）滴药前先将外耳道脓液拭净，以便药液能与病变部位直接接触（如需滴用软化耵聍的药液，则不需先拭净外耳道）。

（3）滴药时应将患者外耳道拉直，然后以滴管将药液顺外耳道后壁滴入数滴。

（4）药液滴入后，以手指反复轻压耳屏数次，促使药液进入中耳腔内，保持体位数分钟。

（5）外耳道口塞以消毒棉球，以免药液流出。

相关注意事项如下。

（1）药液应接近体温，以免刺激迷路，引起眩晕等不适。

（2）如滴用软化耵聍的药液，应先告知患者，滴药后可有耳塞闷胀感，以免患者不安。如两耳均为耵聍栓塞,则不应同时滴药,应先治疗一侧,待耵聍软化取出后,再滴另一侧。

（3）如滴药是为了淹死生物性异物,应待其死后以镊子将其取出或以水洗出。

四、耳绷带法

目的:常用于耳部手术后,以固定敷料。

方法:分单耳绷带法及双耳绷带法。

1. 单耳绷带法　包扎时绷带的起始端置于患耳前,上、下各余出约 6 cm,以便最后打结。将绷带反折回额部绕至健耳上方和枕部,在头部先绕两圈,至第二圈时由枕部绕至患耳下部,以后每圈压住上一圈的 2/3 包扎,最后以胶布固定绷带尾端,并将预先留置的带头打结。

相关注意事项如下。

（1）包扎前,患耳后应以纱布衬垫。

（2）包扎松紧要适度,如过紧可使患者头痛不适,过松则易脱落。

（3）不应将健耳包扎,绷带的下缘不应压迫健耳。

2. 双耳绷带法　与单耳绷带法相似,但在两耳前均应预留最后打结端。绷带在头部绕两圈后,从枕后绕至一耳的下缘,经额部至对侧耳上缘再绕至枕后,在头部固定一圈,然后从额部绕至对侧耳下缘,两耳交替包扎,每绕一圈也应压住上一圈的 2/3。绷带绕完后,末端以胶布固定,将两侧耳前预留的打结端打结。

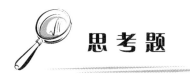

思考题

一、问答题

1. 滴鼻法注意事项有哪些?

2. 简述雾化吸入法的操作步骤及注意事项。

3. 洗耳法目的有哪些?

4. 洗耳法注意事项有哪些?

5. 咽部喷雾法的主要目的有哪些?

（谢家儒）

鼻 部 疾 病

第十七章

第一节　鼻前庭炎与鼻疖

一、鼻前庭炎

鼻前庭炎(nasal vestibulitis)是鼻前庭皮肤的弥漫性炎症,可分为急性和慢性两种。鼻前庭炎多由急、慢性鼻炎,鼻窦炎分泌物刺激鼻前庭皮肤所致,所以鼻腔任何急性或慢性、特异性或非特异性炎症,鼻腔异物、肿瘤等,都可以并发鼻前庭炎。长期有害粉尘(如烟草、皮毛、水泥、石棉等)的刺激,挖鼻或摩擦致鼻前庭皮肤损伤继发感染也是本病病因之一。

【临床表现】

急性者鼻前庭处疼痛较剧,尤以擤鼻或挖鼻时明显。检查见鼻前庭及其与上唇移行处皮肤弥漫性红肿,或有皲裂及浅表糜烂,鼻毛上附有黏脓块。慢性者,感觉鼻前庭发热、发干、发痒、有触痛,检查见鼻前庭鼻毛稀少,局部皮肤增厚,甚至有痂皮形成或皲裂,清除痂皮后可有小出血创面。

【诊断】

根据上述临床表现及检查所见,诊断并不困难,但应注意与鼻前庭湿疹鉴别,后者常是全身湿疹的局部表现,多伴外鼻、口唇等处皮肤湿疹,常见于儿童,并与过敏有关。

【治疗】

(1) 去除病因。积极治疗鼻腔鼻窦疾病,消除鼻腔内分泌物刺激,避免有害粉尘的刺激,改正挖鼻等不良习惯。

(2) 急性者局部湿热敷,并用红外线理疗,促使炎症消退,全身使用抗生素控制感染。

(3) 慢性者可先用 3% 双氧水清洗,除去结痂,局部涂 1%～2% 黄降汞软膏或抗生素软膏。皮肤糜烂和皲裂处先用 10%～20% 硝酸银烧灼,再涂以抗生素软膏,每日 3 次。

二、鼻疖

鼻疖(furuncle of nose)是鼻前庭毛囊、皮脂腺或汗腺的局限性化脓性炎症,偶发于

158

鼻尖或鼻翼。

【病因】

其可继发于慢性鼻前庭炎或糖尿病、免疫力低下者,挖鼻、拔鼻毛或外伤致鼻前庭皮肤损伤而继发化脓性细菌感染,最常见的致病菌是金黄色葡萄球菌。

【临床表现】

局部可表现为红肿、触痛、灼热等化脓性炎症表现,早期可见一侧鼻前庭内有隆起,周围浸润发硬、发红。疖肿成熟后,顶部出现黄色脓点,溃破则流出脓液,疼痛可随之减轻。疖肿一般单个发病,糖尿病、免疫力低下者有时可有多个发病。病情严重者可引起上唇及颊部蜂窝组织炎,有畏寒、发热、头痛、全身不适症状。由于面静脉无瓣膜,血液可正、逆向流动。鼻疖发生在面部危险三角区,处理不当,可引起严重的颅内并发症。如挤压鼻疖,感染可由小静脉、面静脉、眼上静脉向上直达海绵窦,形成海绵窦血栓性静脉炎(thrombophlebitis of the cavernous sinus),其临床表现为寒战、高热、头痛剧烈、患侧眼睑及结膜水肿、眼球突出固定、视盘水肿甚至失明,甚至还可引起眶内、颅内感染,严重者危及生命。

【诊断】

根据临床表现,辅助以血常规检查不难诊断。

【治疗】

(1)疖肿未成熟时,可局部热敷或用超短波、红外线照射,以消炎止痛为主,患处涂以10%鱼石脂软膏,促其成熟穿破,同时可全身酌情使用抗生素,剧烈疼痛者可适当使用镇痛剂。

(2)疖肿已成熟者:可待自然穿破或在无菌条件下用小探针蘸少许15%硝酸银或纯石炭酸腐蚀脓头,促其破溃排脓,亦可用碘酊消毒后以锋利尖刀将脓头表面轻轻挑破,以小镊子钳出脓栓,也可用小吸引器吸出脓液。切开时不可切及周围浸润部分,严禁挤压。

(3)疖肿破溃者:局部消毒清洁,促进引流,使用抗生素软膏保护伤口不使其结痂。

(4)合并有糖尿病等慢性病时应同时积极治疗相关疾病。

(5)并发海绵窦血栓性静脉炎时,必须住院,给予足量、有效抗生素治疗。

第二节 鼻 炎

一、急性鼻炎

急性鼻炎(acute rhinitis)俗称"伤风""感冒",是由病毒感染引起的急性鼻黏膜炎性疾病。本病四季均可发病,多发于冬季以及季节交替之时。

【病因】

致病微生物为病毒。各种上呼吸道病毒均可引起本病,最常见的有鼻病毒、腺病毒、冠状病毒、流感病毒和副流感病毒等。在病毒感染的基础上,有的合并有细菌感染。由于各种病毒的特点不一样,因此发病常无一定规律,而且临床表现的程度也不同。全身因素(如受凉、疲劳、营养不良、维生素缺乏、各种慢性疾病等)均可成为诱发因素导致机体免疫功能和抵抗力下降,诱发本病。鼻腔及邻近部位的慢性病变(如鼻中隔偏曲、慢性鼻炎、鼻窦炎、鼻息肉、腺样体肥大和慢性扁桃体炎等局部因素)也可成为急性鼻炎的好发原因。

【病理】

病程早期,鼻腔黏膜血管收缩,局部缺血,腺体分泌减少。继而黏膜血管扩张,腺体分泌增加,造成黏膜充血、水肿。鼻腔黏膜纤毛运动功能发生障碍,病原体易于存留,出现炎性反应,初为单核白细胞及少量巨噬细胞,继而多形白细胞逐渐增多。分泌物也由初期的水样,变成黏液性,随着白细胞的浸润和上皮细胞及纤毛的脱落,逐渐变成黏脓性。

【临床表现】

潜伏期1~4天,鼻病毒的潜伏期较短,腺病毒、副流感病毒较长。早期症状多为鼻腔和鼻咽部出现瘙痒、刺激感、异物感或烧灼感,鼻腔干燥。然后出现畏寒、疲劳、头痛、食欲不振等全身症状。2~7天后,出现鼻塞,进行性加重。夜间较为明显,可有打喷嚏、头痛、鼻涕增多等症状,分泌物初为水样,后变为黏脓性及脓性,说话有闭塞性鼻音。一般在1~2周内,各种症状渐减轻或消失。如果合并细菌感染,则出现脓涕,病程延长。小儿患者全身症状最为明显,偶伴消化道症状,如呕吐、腹泻等。

检查可见:早期鼻腔黏膜广泛充血、干燥,以后鼻黏膜肿胀,总鼻道或鼻底有水样、黏液样或黏脓性分泌物,咽部黏膜亦常有充血。

【诊断及鉴别诊断】

根据患者病史、症状及鼻部检查,确诊不难,但应注意与以下疾病相鉴别。

1. 流感 全身症状很重,常有高热、全身不适。短期内当地可出现较大人群发病等流行病学特点。

2. 麻疹 同时有眼红、流泪、全身发疹等伴随症状。

3. 变应性鼻炎 主要表现为鼻痒、鼻塞、阵发性喷嚏及清水样鼻涕等局部症状,无发热等全身症状。检查可见鼻腔黏膜苍白、水肿。

4. 血管运动性鼻炎 症状与变应性鼻炎相似,发病与症状的消除都很迅速,多有明显的诱发因素。

【并发症】

急性鼻炎可因感染直接蔓延,或因不适当的擤鼻,使感染向邻近器官扩散,产生多种并发症:可并发急性鼻窦炎,其中以筛窦炎和上颌窦炎最为常见;炎症还可通过咽鼓管引起急性中耳炎,可向下蔓延引起咽炎、喉炎、气管及支气管炎、肺炎等。

【治疗】

主要是支持及对症治疗,积极预防并发症。应多饮热水,清淡饮食,注意休息。

(1) 早期应用抗病毒药物:常用的有病毒唑、吗啉胍、金刚烷胺等。

(2) 中成药可改善症状:常用的三九感冒冲剂,1~2包/次,3次/天;板蓝根冲剂1~2包/次,3次/天。

(3) 合并有细菌感染时,全身应用抗生素治疗。

(4) 局部治疗:血管收缩剂滴鼻,如0.05%盐酸羟甲唑啉、0.05%~0.1%丁苄唑啉滴鼻液等,以减轻鼻腔黏膜充血、水肿,改善鼻腔通气引流。

二、慢性鼻炎

慢性鼻炎(chronic rhinitis)是鼻黏膜及黏膜下层的慢性炎症。病程常持续数月或炎症反复发作,迁延不愈,间歇期也不能恢复正常,常无明确的致病微生物感染。可分为慢性单纯性鼻炎(chronic simple rhinitis)和慢性肥厚性鼻炎(chronic hypertrophic rhinitis)两种类型。

【病因】

1. 全身因素 慢性鼻炎可以是一些全身疾病的局部表现,如贫血、结核、糖尿病、风湿病以及慢性心、肝、肾疾病等,均可引起鼻黏膜长期淤血或反射性充血。营养不良,维生素A、维生素C缺乏,烟酒过度等,可使鼻黏膜血管舒缩功能发生障碍,或黏膜肥厚,腺体萎缩。内分泌失调,如甲状腺功能低下也可引起鼻黏膜水肿;还有青春期、月经期和妊娠期鼻黏膜亦可发生充血、肿胀,少数可引起鼻黏膜肥厚。

2. 局部因素 急性鼻炎的反复发作或治疗不彻底,迁延为慢性鼻炎。鼻腔或鼻窦慢性炎症,可使鼻黏膜长期受到脓性分泌物的刺激,促使慢性鼻炎发生;鼻中隔偏曲以及腺样体肥大妨碍鼻腔通气引流,使得病原体容易局部存留,以致易反复发生炎症。

3. 药物因素 鼻腔长期滴用血管收缩剂,导致药物性鼻炎。

4. 职业和环境因素 职业或生活环境中长期吸入各种粉尘(如水泥、石灰等),可损伤鼻黏膜纤毛功能。各种有害气体(如二氧化硫、甲醛及酒精等)均可引起慢性鼻炎。环境温度和湿度的急剧变化也可导致本病。

【病理】

(1) 慢性单纯性鼻炎(chronic simple rhinitis)是一种以鼻黏膜肿胀、分泌物增多为主要症状的慢性炎症。鼻黏膜深层动、静脉慢性扩张,鼻甲出现肿胀。但浅层血管没有明显扩张,因此鼻黏膜充血可以不明显。血管和腺体周围有淋巴细胞与浆细胞浸润,黏液腺功能活跃,分泌物增多,但黏膜组织无明显增生。

(2) 慢性肥厚性鼻炎(chronic hypertrophic rhinitis)是以黏膜、黏膜下,甚至骨质局限性或弥漫性增生、肥厚为特点的鼻腔慢性炎症。早期表现为黏膜固有层动静脉扩张,静脉及淋巴管周围有淋巴细胞及浆细胞浸润。静脉和淋巴管回流受阻,通透性增高,出现黏膜固有层水肿,继而纤维组织增生,黏膜肥厚病变累及骨膜可发生下鼻甲骨质增生和肥大。病变持续发展,纤维组织增生压迫,引起血液循环障碍,形成局限性水肿、息肉样变。黏膜上皮纤毛脱落,形成假复层立方上皮。

【临床表现】

1. 慢性单纯性鼻炎

(1)鼻塞:呈间歇性和交替性鼻塞,白天、温暖时鼻塞减轻,劳动或运动时,全身自主神经兴奋,鼻黏膜血管收缩,鼻塞减轻;睡眠、寒冷、静坐时加重。

(2)鼻涕增多、嗅觉减退、闭塞性鼻音、鼻根部不适、头痛等症状。

(3)检查可见双侧鼻腔黏膜呈慢性充血,下鼻甲肿胀,不能看清鼻腔内的其他结构。鼻黏膜呈淡红色,可以没有明显的充血。下鼻甲黏膜肿胀,表面光滑、湿润,黏膜柔软而富有弹性,用探针轻压则凹陷,移开后立即恢复。鼻黏膜对血管收缩剂敏感,滴用后下鼻甲肿胀迅速消退。鼻底、下鼻道或总鼻道内有黏稠的黏液性鼻涕。

2. 慢性肥厚性鼻炎

(1)鼻塞:较重,多为持续性鼻塞。出现闭塞性鼻音,嗅觉减退。如下鼻甲后端肥大压迫咽鼓管咽口,可有耳鸣、听力减退。

(2)鼻涕不多,为黏液性或黏脓性,且不易擤出。

(3)鼻腔检查可见鼻黏膜增生、肥厚,呈暗红色和淡紫红色。下鼻甲肿大,堵塞鼻腔,表面不平,呈结节状和桑葚状。鼻腔黏膜有硬实感,弹性差,不易出现凹陷,或出现凹陷不易恢复。对血管收缩剂不敏感。鼻底或下鼻道内可见黏液涕或黏脓涕。

【诊断】

依照患者病史及鼻部检查,确诊不难,但应注意与其他类型的慢性鼻炎相鉴别。

【治疗】

1. 慢性单纯性鼻炎 消除致病因素是关键。积极治疗全身疾病;矫正鼻腔畸形,如鼻中隔偏曲、结构性鼻炎等;加强身体锻炼,提高机体免疫力;注意培养良好的卫生习惯,避免过度疲劳。局部治疗可选用血管收缩剂及糖皮质激素鼻喷剂,但血管收缩剂不可长期应用,此类药物长期使用可引起药物性鼻炎。微波或超短波等局部理疗可以改善鼻腔的血液循环,改善症状。口服中成药如鼻炎片、香菊胶囊等在慢性鼻炎的治疗中也有一定的作用。

2. 慢性肥厚性鼻炎 在针对病因治疗的同时,可对肥厚的鼻黏膜特别是下鼻甲进行处理。下鼻甲黏膜下硬化剂注射适用于早期肥厚性鼻炎,常用药物有50%葡萄糖、5%鱼肝油酸钠等。对于药物及其他治疗无效者,特别是下鼻甲骨质增生肥厚者,可行手术治疗,如下鼻甲骨折外移术、下鼻甲黏骨膜下部分切除术等。

三、萎缩性鼻炎

萎缩性鼻炎(atrophic rhinitis)是一种缓慢发生的弥漫性、进行性鼻腔萎缩性病变。不仅是鼻腔黏膜,而且包括黏膜下的血管、腺体,甚至鼻甲骨都会出现萎缩,并有脓痂形成,因伴有变形杆菌感染而有臭味,又称为臭鼻症。本病多发生于青壮年,女性多见。

【病因】

本病可分为原发性与继发性。前者一般认为是多种内、外因素协同作用的结果,包括营养状况、遗传倾向、内分泌功能紊乱、自身免疫功能下降等。后者常继发于长期慢性鼻炎、鼻窦炎,也有患者因鼻腔手术中切除的组织过多,从而导致鼻腔宽大、通气过度,而发生萎缩性鼻炎,是成年患者的主要病因之一。

【病理】

早期鼻腔黏膜呈慢性炎症改变,表现为轻度的上皮增生、黏膜水肿,进而鼻黏膜上皮变性、进行性萎缩。黏膜纤毛脱落,纤毛柱状上皮变成鳞状上皮。腺体减少,分泌物干燥形成痂皮,上皮下有大量炎性细胞(常为大量的肥大细胞)浸润,黏膜和血管发生动脉内膜炎和动脉周围炎、血管腔狭窄和闭塞。黏膜供血不足,导致黏膜、腺体、骨质萎缩,鼻甲骨质吸收。

【临床表现】

1. 鼻及鼻咽部干燥 鼻腔过度通气,鼻黏膜腺体萎缩,分泌减少,因此,鼻内常有结痂,有时带血,甚至有鼻出血。

2. 鼻塞和嗅觉减退或失嗅 因鼻内痂皮阻塞鼻腔,或因鼻黏膜萎缩,神经感觉迟钝,虽有气流通过,但不能察觉。嗅区黏膜萎缩或被痂皮堵塞导致嗅觉减退甚至消失。

3. 恶臭 多由病情严重和晚期患者脓痂中的蛋白质腐烂分解所致。呼气有特殊的臭味,但由于嗅觉减退或丧失,因此患者自己不能闻到。

4. 头痛、头昏 头痛多发生于前额、颞侧或后枕部。因鼻黏膜萎缩,鼻腔过度通气,鼻腔保温调湿的功能减退,大量冷空气刺激所致;或因鼻内脓痂压迫鼻黏膜所致。若鼻咽或咽鼓管受累,可有耳鸣、耳闷等症状。

5. 检查 可见鼻腔宽大,从前鼻孔可直视鼻咽部。鼻黏膜明显干燥,鼻腔内有结痂,除去痂皮易出血。痂皮为黄绿色或灰绿色,有恶臭味。鼻甲及鼻腔黏膜萎缩,明显缩小,鼻腔结构不清,有时甚至无法辨认下鼻甲,可出现中鼻甲代偿性肥大。自幼发病者因外鼻发育异常可出现有鞍鼻。

【诊断】

根据临床症状及相关检查,不难作出诊断,应与鼻硬结症、鼻部特殊感染,如梅毒、麻风、结核等疾病相鉴别。

【治疗】

目前尚无特效治疗,主要是改善症状及对症治疗。

局部治疗:可用生理盐水行鼻腔冲洗,用复方薄荷滴鼻剂、鱼肝油、液体石蜡等滴鼻,可润滑黏膜,软化干痂,便于清除痂皮,改善鼻干的症状;以 1%～3% 链霉素溶液滴鼻,抑制细菌生长,减少黏膜糜烂,帮助黏膜生长;以 50% 葡萄糖溶液滴鼻,可促进黏膜腺体分泌。

全身治疗:服用维生素 A、维生素 B_2、维生素 C、维生素 E 对此病有一定疗效。适

当补充铁、锌等微量元素可促进黏膜恢复。口服桃金娘油肠溶胶囊，可稀释黏液，促进腺体分泌，刺激黏膜纤毛运动，并有一定的抗菌作用。

手术治疗：保守治疗效果不好者可行手术治疗。目的是缩小鼻腔，减少鼻腔通气量，减少鼻黏膜水分蒸发，从而减轻鼻腔干燥和结痂。方法有多种，主要术式有鼻腔黏膜-骨膜下埋藏术、前鼻孔闭合术、鼻腔外侧壁内移加固定术等。

四、变应性鼻炎

变应性鼻炎（allergic rhinitis，AR）或称过敏性鼻炎，是特应性个体接触致敏原后由IgE介导的以炎性介质（主要是组胺）释放为开端的、有免疫活性细胞和促炎细胞以及细胞因子等参与的鼻黏膜变态反应性疾病，以频繁发作的喷嚏、大量清水样涕以及鼻痒、鼻塞等症状为主要临床特征。本病以儿童、青壮年居多，男女发病无明显差异。

根据发病特点及发病有无季节性分为季节性变应性鼻炎（seasonal allergic rhinitis）和常年性变应性鼻炎（perennial allergic rhinitis）。

【病因】

患者多为易感个体。某些抗原物质对大多数人无害，但一旦作用于易感个体，便可引起变态反应。这类抗原物质即为变应原。变应原是诱发本病的直接原因。常见变应原分为吸入性变应原（inhalant allergen）和食物性变应原，其中以吸入性变应原为主。季节性变应性鼻炎，主要由树木、野草、农作物在花粉播散季节播散到空气中的花粉引起，故季节性变应性鼻炎又称花粉症（pollinosis）。常年性变应性鼻炎主要由屋尘螨、屋尘、真菌、动物皮屑、羽绒、植物纤维以及一些化学物质等引起。上述变应原都属于吸入性变应原，一些食物如鱼虾、花生、鸡蛋、奶、大豆，以及某些水果、蔬菜等属于食物性变应原。

【发病机制】

变应性鼻炎是由IgE介导的Ⅰ型变态反应。

变应性鼻炎发病有两个阶段。

1. 致敏　当特异性抗原（也称致敏原）进入特异性个体的鼻腔，被鼻黏膜中的抗原递呈细胞捕获加工，将抗原肽递呈给初始T细胞，T细胞分化向Th2偏移使其数量增多。Th2细胞分泌IL-4，后者作用于B细胞使其转换为浆细胞，并产生特异性IgE抗体。IgE借其在肥大细胞或嗜碱性粒细胞表面上的受体而结合在这两种细胞上，从而使机体处于致敏状态。

2. 激发　当变应原再次进入鼻腔时，变应原与肥大细胞表面的两个相邻IgE桥联，从而激发细胞膜产生一系列的生化反应，导致钙离子进入细胞，激活蛋白激酶C，使细胞内颗粒膜蛋白磷酸化，将预先合成并储藏在细胞内的炎性介质如组胺等通过脱颗粒释放出来。此时又诱导细胞膜磷脂介质合成，如花生四烯酸代谢产物（包括前列腺素、白细胞三烯等）。这些介质作用于鼻黏膜的感觉神经末梢、血管壁和腺体，从而产生一系列的鼻部症状，如多发性喷嚏、鼻塞和流涕等。

【病理】

表现为黏膜下 T 细胞、嗜酸性粒细胞和浆细胞浸润为主要特征的变态反应性炎症。鼻黏膜水肿,血管扩张,腺细胞增生。肥大细胞在黏膜表层乃至上皮细胞间增多。鼻分泌物中可见嗜酸性粒细胞。

【临床表现】

本病的临床表现有四大主症:①鼻痒,有的还伴有眼睛及软腭和咽部发痒;②喷嚏,多呈阵发性喷嚏;③大量清水样鼻涕;④鼻塞,多呈严重的鼻塞。

【检查】

1. 查体 鼻腔检查可见鼻黏膜水肿,呈苍白色,以双侧下鼻甲为著;鼻腔有水样或黏液样分泌物,鼻甲肿大,使用血管收缩剂可使其缩小。季节性鼻炎者常可见眼睑肿胀、结膜充血。发作期的鼻分泌物涂片检查可见较多嗜酸性粒细胞。

2. 特异性检查

(1)变应原皮肤点刺试验:常用的诊断方法。以适宜浓度和低微剂量的各种常见变应原浸液做皮肤点刺试验,如患者对某种变应原过敏,则在激发部位出现风团和红晕,视为阳性,根据风团大小判定阳性程度(+、++、+++、++++等)。

(2)血清特异性 IgE 测定:变应性鼻炎患者的鼻分泌物特异性 IgE 可为阳性,其血清总 IgE 水平可在正常范围内,但若合并支气管哮喘者则可升高。

【诊断】

本病的诊断主要依靠典型的临床症状、鼻腔检查和特异性检查,易于诊断。病史对于诊断非常重要。应注意询问发病时间、诱因、程度,生活和工作环境,家族及个人过敏史,有否哮喘、皮炎等。变应原皮肤点刺试验及血清特异性 IgE 测定有助于明确变应原种类。

本病应与下列疾病鉴别。

1. 血管运动性鼻炎 与自主神经系统功能失调有关。环境温度变化、情绪波动、精神紧张、疲劳、内分泌失调可诱发本病。临床表现与变应性鼻炎极为相似,但变应原皮肤点刺试验和血清特异性 IgE 测定为阴性,鼻分泌物涂片无典型改变。

2. 急性鼻炎 发病早期有打喷嚏、流清涕,但病程短,一般为 7～10 天,常伴有发热、四肢酸痛、周身不适等全身症状,且鼻分泌物可见淋巴细胞后期变为黏脓性,有大量中性粒细胞。

【治疗】

变应性鼻炎的治疗方法很多,有药物治疗、手术治疗、特异性免疫治疗等。但要求治疗方案个体化,针对不同的患者采取不同的治疗方案。

1. 药物治疗 由于相关药物服用简便且可很快显著地改善症状,故药物治疗是治疗本病的首选措施。

(1)抗组胺药物:能与炎性介质组胺竞争 H_1 受体而阻断组胺的生物效应,有的抗组胺药还兼具抗炎作用,对治疗鼻痒、喷嚏和鼻分泌物增多有效,但对缓解鼻塞作用较弱。对有明显中枢抑制作用的第一代抗组胺药(如氯苯那敏、赛庚啶、溴苯那敏等),从事驾驶、机械操作、精密设备使用等人员不应服用。新一代抗组胺药(如西替利嗪、氯雷他定等),因抗组胺作用明显、中枢抑制等副作用相对较少,在临床上有着广泛的应用。另外,鼻内局部用的抗组胺药局部作用明显,全身不良反应轻,见效快,在临床应用逐渐增加,如左卡巴斯汀等。

(2)减充血剂:对于鼻塞症状比较严重的患者,可鼻内局部应用减充血剂缓解鼻塞症状,但不宜长期应用。

(3)肥大细胞稳定剂:可稳定肥大细胞膜,减少肥大细胞化学介质的释放。临床上应用2%溶液滴鼻或喷鼻,如色甘酸钠、酮替芬等。

(4)鼻内糖皮质激素:鼻内糖皮质激素由于使用安全,全身副作用少,对鼻黏膜局部作用强,已广泛应用于变应性鼻炎的治疗,如丙酸倍氯米松(伯克纳)、布地奈德(雷诺考特)、糠酸莫米松(内舒拿)等。

2. 避免接触过敏原 对已经明确的过敏原,应尽量避免与之接触。花粉症患者在花粉播散季节尽量减少外出。对真菌、室尘过敏者应保持室内通风。对动物皮屑、羽毛过敏者应避免接触动物及禽鸟等。

3. 特异性免疫疗法 现已广泛应用于临床,应先明确变应原,可根据变应原皮肤试验结果,用皮试阳性的变应原浸液制备提取液进行脱敏治疗。可从极低浓度开始皮下注射,每周2~3次,逐渐增加剂量和浓度,数周(快速减敏)或数月注射至一定浓度改为维持量。还有临床上用得比较多的针对螨虫过敏的舌下含服的脱敏药物(畅迪)。特异性免疫疗法临床疗效肯定,但是治疗周期长,有的两到三年,而且费用高,从而影响了在临床上的广泛应用。

4. 手术治疗及局部理疗 对于严重鼻塞及合并有鼻中隔偏曲者可行鼻中隔矫正术及下鼻甲成形术;也可对肥大水肿的下鼻甲行等离子射频消融术从而改善症状;对于症状严重者可选用筛前神经切断术及翼管神经切断术等。还可以对鼻甲黏膜采用激光照射及化学烧灼(常用三氯醋酸、硝酸银)等理疗措施改善症状。

第三节　鼻窦炎与鼻息肉

一、鼻窦炎

鼻窦炎(rhinosinusitis)是鼻窦黏膜的炎性疾病,多与鼻炎同时存在,所以现在又称之为鼻-鼻窦炎,是鼻科临床中最常见的疾病之一。按照症状体征的发生和持续时间,鼻窦炎分为急性鼻窦炎、亚急性鼻窦炎、慢性鼻窦炎。

【病因】

鼻窦炎的病因学非常复杂,全身因素包括体质差、全身免疫功能低下、全身感染、呼吸道变态反应等。局部因素有继发于急慢性鼻炎、鼻中隔偏曲、窦口鼻道复合体解剖异常、鼻腔异物及肿瘤等,以上因素均可影响鼻腔及鼻窦的通气和引流。外伤(含气压伤)、胃食管反流、呼吸道纤毛系统疾病等也可成为诱因。因此,鼻窦炎病因学有时是一个多因素的综合作用。

【致病菌】

主要为金黄色葡萄球菌、肺炎双球菌、溶血性链球菌等化脓性球菌,其次为流感嗜血杆菌、大肠杆菌、厌氧菌等,临床上以混合感染最为多见。近年来,鼻窦真菌感染的发生率显著增高,真菌性鼻窦炎亦较常见。

【病理】

急性化脓性鼻窦炎病理改变与急性鼻炎相似,早期为卡他期,进一步发展为化脓期。炎症可侵犯骨质,严重者可引起骨髓炎或眶内及颅内并发症等。

慢性化脓性鼻窦炎病理改变表现为黏膜水肿和增厚、血管增生、淋巴细胞及浆细胞浸润、上皮细胞脱落或鳞状化生及息肉样变等,有时还可发生囊性改变,出现骨质增生或吸收。

真菌性鼻窦炎的病理改变可分为侵袭型和非侵袭型两种类型。侵袭型者真菌感染同时侵犯黏膜甚至鼻窦骨壁,鼻窦外周围结构和组织如眼眶、颅底和翼腭窝等也受累。鼻窦内病变大体特征表现为坏死样组织、干酪样物或肉芽样物。非侵袭型者真菌感染局限在鼻窦内,无鼻窦黏膜和骨壁侵犯。

【临床表现】

鼻窦炎的症状轻重不一,表现多样,有时易与其他疾病的症状混淆,应注意鉴别。

1. 全身症状　急性鼻窦炎者多继发于急性鼻炎,全身症状比较重,可出现畏寒、发热、头痛、精神萎靡及嗜睡等症状,有时伴有烦躁不安、周身不适等,儿童患者较为多见。

慢性鼻窦炎的全身症状多不明显或较轻,有时可无,主要表现为头痛、头昏、易倦、精神不振、记忆力减退、注意力不集中等。

2. 局部症状

(1) 鼻塞:鼻窦炎常见症状之一,多表现为持续性鼻塞。

(2) 嗅觉减退:伴有鼻息肉者或病程较长者,多伴有嗅觉减退症状。

(3) 流脓涕:大量的脓涕也是鼻窦炎的一个主要症状。前组鼻窦炎者脓涕多可从前鼻孔擤出;后组鼻窦炎者脓涕多向后流,从后鼻孔流入鼻咽部,诉涕倒流或痰多。鼻分泌物的量及性质视病变轻重而定,急性鼻窦炎时分泌物较多,呈黏性、脓性甚至出现脓血涕;慢性鼻窦炎时分泌物较黏稠,色黄或灰白,可呈团块状,亦常有腥臭味。牙源性上颌窦炎时,脓涕多带腐臭味。

(4) 涕中带血:真菌性鼻窦炎患者较常见。

(5) 视觉障碍:慢性鼻窦炎引起的眶内并发症,病变多存在于筛窦或蝶窦,炎症累及眶内、眶尖及视神经管段时症状较明显。主要表现为视力减退或失明(球后视神经炎所致),也有表现出其他视功能障碍如眼球移位、复视和眶尖综合征等。孤立性蝶窦炎,特别是蝶窦真菌感染时可导致视力损伤。

3. 体征　常规使用前鼻镜和鼻内镜检查,可见到以下病变:急性鼻窦炎主要表现为黏膜急性充血、肿胀,鼻腔可见大量脓性分泌物积蓄;慢性鼻窦炎主要表现为黏膜肿胀,鼻甲肿大,鼻腔或中鼻道有大量黏脓性分泌物和(或)伴有息肉形成。急性鼻窦炎可有局部压痛和叩痛,受累鼻窦壁处明显。

4. 辅助检查　主要是 X 线和鼻窦 CT 检查,X 线片可见窦腔形态变化及窦内黏膜欠光整、厚薄不一,窦腔密度增高,或有息肉影,如窦内积聚脓性分泌物,则可见液平面。CT 检查是诊断鼻窦炎最直接和准确的方法,可以显示病变鼻窦的位置、范围、解剖学致病因素、鼻窦黏膜病变程度,还可根据某些 CT 特征像对鼻窦炎性质进行确定,如在密度增高的窦腔内出现钙化斑就是真菌性鼻窦炎的特征。

【诊断】

依据病史、症状、局部常规检查、鼻内镜检查和相关辅助检查容易确诊。

【治疗】

1. 药物治疗　包括全身应用抗生素、黏液稀释及改善黏膜纤毛活性药物,对于合并变应性因素者可适当加用抗组胺类药,以及鼻腔长效糖皮质激素、减充血剂等。对于侵袭型真菌性鼻窦炎,可于手术后用抗真菌药物,可以减少复发;对于急性暴发型真菌性鼻窦炎,应该大量应用抗真菌药物,同时注意患者肝肾功能等全身情况。

2. 局部治疗

(1) 上颌窦穿刺冲洗:多用于治疗慢性上颌窦炎。在急性上颌窦炎无并发症、全身症状消退、局部炎症基本控制且化脓性病变已局限化时,可行上颌窦穿刺冲洗。但随着鼻内镜的发展,此种方法在临床上已逐渐淘汰。

(2) 鼻窦置换治疗:可用于慢性额窦炎、筛窦炎和全鼻窦炎患者,特别适用于儿童慢性鼻窦炎患者。目的是促进鼻窦引流,并将药物通过负压置换入窦腔内,起到排脓抗炎的作用。

(3) 红外线、激光等理疗对急慢性鼻窦炎的治疗也有一定的辅助治疗作用。

3. 手术治疗　手术治疗的目的是解除鼻腔及鼻窦解剖学异常造成的机械性阻塞,改善鼻腔及鼻窦的通气和引流,并尽可能保留正常的黏膜。手术多在鼻内镜下进行,随着鼻内镜技术的发展,极大地提高了慢性鼻-鼻窦炎的治愈率。当急性鼻窦炎出现并发症或演变成为慢性鼻窦炎且药物治疗无效的时候,就可考虑手术治疗。

真菌性鼻窦炎以手术治疗为主:对于非侵袭型真菌性鼻窦炎可清除鼻腔及鼻窦的坏死物、真菌团块等病变,恢复及保持鼻腔及鼻窦的通气和引流,保留鼻窦黏膜和骨壁。对于侵袭型真菌性鼻窦炎尽早行鼻腔及鼻窦清理,除彻底清除鼻腔和鼻窦内病变组织外,并根据病变范围广泛切除受累的鼻窦黏膜和骨壁。现在亦多采用鼻内镜下手术。

二、鼻息肉

鼻息肉(nasal polyps)是鼻腔、鼻窦黏膜由于水肿而突出的炎性组织,是多种机制导致的慢性炎性过程的终末产物,好发于筛窦、上颌窦、中鼻道、中鼻甲及筛泡等处。由于体积逐渐增大和重力作用,息肉常脱垂于总鼻道内。持续性鼻塞是其主要临床特征。发病率占总人口的 1%～4%,发病多在中年以上,男性多于女性。又有学者提出鼻息肉病(nasal polyposis)的概念,其具备以下特征:鼻塞及嗅觉减退与鼻腔检查所见不成正比;有明显的鼻息肉家族史、哮喘史和对激素治疗效果显著;鼻内镜检查见双侧鼻腔黏膜广泛水肿;鼻窦 CT 一般可见全组鼻窦炎;术后很容易复发。

【病因和病理】

鼻息肉的病因和发病机制不清,认为与多种因素有关。中鼻道微环境改变,纤毛活动障碍,使中鼻道天然防御功能减弱,局部易受有害因子损伤,促使了鼻息肉的形成。此外嗜酸性粒细胞增多也在鼻息肉的形成机制上起着重要的作用,金黄色葡萄球菌肠毒素在鼻息肉的发生过程中起着细菌超抗原的作用,而金黄色葡萄球菌是鼻腔常见共生菌之一。

鼻息肉的主要病理改变可见表面为假复层柱状纤毛上皮所覆盖,上皮基底膜广泛增厚并扩展到黏膜下层,形成不规则的透明膜层。上皮下为水肿的疏松结缔组织,组织间隙明显扩大,并可有增生的腺体。其间浸润的细胞以嗜酸性粒细胞为主,此外还有较多浆细胞、淋巴细胞和肥大细胞,如继发感染,还可见中性粒细胞。

【临床表现】

常见的症状为鼻塞,并呈持续性加重,鼻塞重者说话呈闭塞性鼻音,张口呼吸,睡眠时打鼾;鼻腔分泌物增多,有时伴有喷嚏,分泌物可为浆液性、黏液性,若并发鼻窦感染,分泌物可为脓性。严重者可伴有嗅觉减退。后鼻孔息肉和息肉蒂长者可感到鼻腔内有物体随呼吸而移动。若息肉阻塞咽鼓管口,可引起耳鸣、耳闭和听力减退等分泌性中耳炎的症状。息肉阻塞鼻窦引流,可引起鼻窦炎,患者出现头痛及面颊部胀痛不适等症状。鼻息肉好发于双侧,单侧者较少。

【检查】

鼻镜检查可见单侧鼻腔或双侧鼻腔内有表面光滑的,灰白色、淡黄色或淡红色的如荔枝肉状半透明新生物,触之柔软,不痛,不易出血,可为单个或多个。对于中鼻道小息肉需用血管收缩剂收缩鼻腔黏膜或用鼻内镜才能发现。大的鼻息肉可向前发展突至前鼻孔外,鼻息肉向后发展可突至后鼻孔甚至鼻咽。鼻腔内可见到浆液性或黏稠、脓性分泌物。长期的巨大鼻息肉可引起外鼻变形,形成蛙鼻。

【并发症】

鼻息肉可并发下列疾病。

1. 鼻窦炎 因息肉可阻塞中鼻道及各鼻窦口,因而多数鼻息肉患者并发有鼻窦炎。鼻窦黏膜水肿、增厚,若继发感染,可有化脓性炎症。

2. 支气管哮喘 有报道鼻息肉病患者中 20%～30%合并有支气管哮喘或有哮喘病史。

3. 分泌性中耳炎 当息肉体积增大特别是后鼻孔息肉,通过对咽鼓管咽口压迫或炎性刺激,从而导致咽鼓管功能障碍,可引起分泌性中耳炎。

【诊断】

根据病史、临床症状及检查,容易诊断,但需做鼻窦 CT 检查了解病变范围及有无合并鼻窦炎,且需注意与以下疾病相鉴别。

1. 鼻腔内翻性乳头状瘤 多为单侧鼻腔发病,外形如多发性鼻息肉,色灰白或淡红,质硬,表面不平,触之易出血,多次复发者有恶变倾向。

2. 鼻腔恶性肿瘤 多表现为单侧进行性鼻塞,反复有涕中带血,外鼻变形、面部麻木,同时还伴有剧烈头痛,检查可见一侧鼻腔内有新生物,表面溃烂,触之易出血。可施行活检,明确诊断。

3. 鼻内脑膜-脑膨出 多发生于新生儿或幼儿,鼻腔肿块多位于鼻腔顶部,表面光滑,触之柔软,有弹性,不能移动,为单一肿物,无蒂。可做颅骨 CT 检查,以助诊断。不可活检,以防产生脑脊液鼻漏和颅内感染。

【治疗】

因鼻息肉有一定复发倾向,且与多种因素有关,治疗上以手术为主,并加以综合治疗。

1. 手术治疗 现在一般在鼻内镜下进行,彻底切除鼻息肉组织,开放窦口,并尽可能地保留正常的鼻黏膜组织。近年来随着鼻内镜手术的发展进步,术后复发率已大大降低。

2. 糖皮质激素治疗 可全身及鼻腔局部应用。对于初发的小息肉可用糖皮质激素喷鼻剂喷鼻,每日 2 次,可连续应用 3～4 周。该治疗方法可阻止息肉生长甚至消失;对于较大的息肉或息肉复发者,可以作为术前或术后的重要的辅助治疗。

第四节　鼻中隔偏曲

鼻中隔偏曲(deviation of nasal septum)是指鼻中隔的上下或前后径偏离中线,向一侧或两侧偏曲,或者局部形成突起引起鼻腔功能障碍并产生临床症状的一种疾病。偏曲的鼻中隔可以呈现各种形状如 C 形、S 形或不规则形,若呈尖锥样突起,称为棘突(spur),若呈由前向后的条形山嵴样突起,称为嵴突(ridge)。

【病因】

(1)外伤:儿童和成年人的头面部的外伤都可导致鼻中隔偏曲。新生儿经产道的挤压伤、产钳夹伤,也可引起鼻中隔偏曲。

(2)先天性因素:鼻腔局部发育不平衡,鼻中隔的骨性或软骨性支架与鼻腔侧壁骨的发育速度不一致;有时由于面部骨骼发育速度不平衡,儿童的腭弓过高(high arching),鼻顶和鼻底的距离缩短,导致鼻中隔被挤而弯向一侧都可以形成鼻中隔偏曲。

（3）鼻腔、鼻窦的占位性病变：单侧鼻腔巨大息肉、肿瘤等也可推压鼻中隔，形成鼻中隔偏曲。

（4）双侧鼻道气流阻力不同：亦可引起鼻中隔偏曲，如变应性鼻炎患者常伴发鼻中隔不同程度的偏曲。

【临床表现】

1. 鼻塞 鼻塞程度与鼻中隔偏曲程度有关，是最常见的症状，多呈持续性，一般在鼻中隔凸出的一侧较重。有时可伴有嗅觉减退。

2. 鼻出血 鼻出血多发生在鼻中隔凸出的一面或嵴突、棘突处，因该处黏膜张力较大，且黏膜较薄，加之鼻中隔软组织血供丰富，故易出血。

3. 反射性头痛 如偏曲部位压迫下鼻甲或中鼻甲，可引起同侧反射性头痛。

4. 检查 可见鼻中隔各种形式的偏曲，偏曲严重者可伴有外鼻的畸形，偶见鼻中隔偏曲凹面侧下鼻甲代偿性肥大。

【诊断】

根据临床症状和鼻腔检查所见，易于诊断。注意鉴别鼻中隔黏膜增厚（探针触及质软）和是否同时存在鼻部其他疾病，如肿瘤、异物或继发病变（如鼻窦炎、鼻息肉等）。

【治疗】

单纯鼻中隔偏曲无临床症状者无需治疗，如果患者有明显的鼻塞、头痛或鼻出血症状，应予手术治疗。手术方法有鼻中隔黏膜下切除术、鼻中隔黏膜下矫正术、鼻中隔重建术等。目前通常在鼻内镜下行鼻中隔矫正术，同时处理对侧代偿性肥大的下鼻甲。

第五节 鼻 出 血

鼻出血（epistaxis）是鼻科常见症状和急症之一，多由鼻、鼻窦及其邻近部位局部病变和颅面外伤所引起，少数由某些影响鼻腔血管状态和凝血机制的全身性疾病引起。一般单侧鼻腔出血较多，少数为双侧鼻腔出血。

【病因】

鼻出血的病因有鼻腔局部因素和全身因素。

1. 局部因素

（1）鼻部外伤：外伤致鼻骨、鼻中隔或鼻窦骨折，鼻-鼻窦手术、经鼻插管等医源性损伤使鼻部局部血管或黏膜破裂而引起鼻出血，挖鼻或用力擤鼻和剧烈喷嚏、鼻腔异物也可引起鼻出血。

（2）鼻腔及鼻窦的炎症：各种鼻腔和鼻窦的非特异性或特异性感染，均可引起鼻腔局部黏膜病变，从而使鼻黏膜毛细血管容易破裂出血。

（3）鼻中隔病变：鼻中隔偏曲及黏膜糜烂、溃疡或穿孔等也常是引起鼻出血的原因。

（4）鼻腔、鼻窦及鼻咽部的良性肿瘤或恶性肿瘤：如鼻腔血管瘤或鼻咽部的纤维血管瘤，一旦出血，往往很剧烈。鼻腔或鼻窦及鼻咽部的恶性肿瘤，由于瘤体表面破溃，早期鼻出血一般很少，或仅仅是涕中带血，但到晚期由于肿瘤破坏大血管可以引起大出血。

2. 全身因素

（1）血液系统疾病：各种凝血功能异常的疾病，如血友病、白血病和大量应用抗凝药物后，还有血小板减少性紫癜、再生障碍性贫血等。

（2）心血管系统疾病：如高血压、血管硬化和充血性心力衰竭等。

（3）急性发热性传染病：如流感、出血热、麻疹、疟疾、伤寒和传染性肝炎等。

（4）肝、肾等慢性疾病和风湿热等：肝功能损害可导致凝血因子缺乏而引起凝血功能障碍；尿毒症时由于肾功能不全导致体内毒素积聚，易导致小血管损伤；风湿热患者由于高热及鼻黏膜血管脆性增加而引起鼻出血。

（5）内分泌系统疾病：主要见于女性青春期或月经期，因内分泌失调，可发生鼻出血和先兆性鼻出血。

（6）其他：遗传性出血性毛细血管扩张症，还有营养障碍或维生素缺乏，磷、汞、砷、苯等化学物质中毒等都可影响凝血机制而致鼻出血。

【临床表现】

症状较轻者可仅少量从前鼻孔滴出或仅为涕中带血或回吸血涕；严重者则可表现为单侧或双侧鼻腔大出血，甚至经口涌出，有的还伴有心慌、面色苍白等休克表现。

【治疗】

鼻出血是鼻科的急症之一，对鼻出血的治疗首先是止血，以防失血过多，引起失血性休克。在达到止血目的后，再进一步明确病因，并做相关的检查和治疗。

1. 一般处理 消除患者的紧张情绪和恐惧感，予以安慰，使其镇静，必要时给予镇静剂。并嘱患者尽量勿吞咽血液，以免刺激胃部引起呕吐，并加重全身症状。一般出血或小量出血者取半卧位，大量出血疑有休克者，应取平卧位，并及时建立静脉通道，补充血容量，必要时输血。同时仔细检查鼻腔，必要时在鼻内镜下检查，明确出血部位及严重程度。在选择适宜的止血方法止血成功后，详细了解病史、出血诱因、出血量的多少，并做相应的检查以明确出血的病因，进一步治疗原发病。

2. 常用止血方法

（1）简易止血法：出血量少者可用冷水袋或湿毛巾敷前额和后颈，以促使血管收缩减少出血；用浸以 1% 麻黄碱生理盐水或 0.1% 肾上腺素的棉片置入鼻腔暂时止血，或同时压迫鼻翼数分钟。

（2）烧灼法：适用于反复小量出血且有明确的出血部位或出血点者。其原理如下：破坏出血部位组织，使血管封闭或凝血。具体的烧灼方法如下：化学药物烧灼法、YAG激光、射频或微波等，因操作简单，烧灼温和，损伤小而常用。应用烧灼法止血前，先用浸有 1% 丁卡因溶液和 0.1% 肾上腺素溶液的棉片麻醉和收缩出血部位及其附近黏膜。

必要时可在鼻内镜下以双极电凝或电刀烧灼止血。

（3）填塞法：对于出血较剧、出血部位不明者或烧灼法效果不佳者可选用鼻腔填塞法止血。常用的填塞材料有凡士林油纱条、碘仿纱条、气囊或水囊等，现在新型的填塞材料有可吸收材料如淀粉海绵、明胶止血海绵或纤维蛋白绵等，不可吸收材料如膨胀海绵、藻酸钙纤维敷料等。当前鼻孔堵塞法未能奏效时，则联合后鼻孔填塞法。填塞法的缺点是患者较痛苦，取出填塞物时对黏膜损伤较大，有再出血的可能。

（3）血管结扎法：对以上方法未能奏效的严重出血者采用结扎相应的供血动脉的方法。中鼻甲下缘平面以下出血者可选择结扎上颌动脉或颈外动脉；中鼻甲下缘平面以上出血者，则选择结扎筛前动脉；鼻中隔前部出血者可选择结扎上唇动脉，必要时可结扎颈外动脉。

（4）血管栓塞法：又称数字减影血管造影（digital subtraction angiography，DSA），对严重后鼻孔出血具有诊断和治疗双重功效，是治疗经前、后鼻孔填塞仍不能止血的严重鼻出血的有效方法。

3. 全身治疗 包括止血药物的辅助治疗，镇静剂的应用，高血压者给予降压处理，有贫血或休克者应纠正贫血或行抗休克治疗。鼻腔填塞者可给予适当的抗生素治疗，有全身性疾病者应积极治疗全身性疾病。

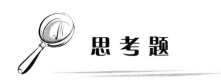

思考题

一、名词解释

1. 变应性鼻炎

2. 鼻中隔偏曲

3. 臭鼻征

二、选择题

1. 鼻部常用的减充血剂是（   ）。

A. 肾上腺素   B. 去甲肾上腺素

C. 皮质激素   D. 麻黄碱

2. 上颌窦开口于哪个鼻道？（   ）

A. 上鼻道   B. 中鼻道   C. 下鼻道   D. 总鼻道

3. 蝶窦开口于（   ）。

A. 上鼻道   B. 中鼻道   C. 下鼻道   D. 蝶筛隐窝

4. 鼻窦炎最常见发生于（   ）。

A. 上颌窦   B. 蝶窦   C. 筛窦   D. 额窦

5. 针对鼻出血的患者处理错误的是（   ）。

A. 取坐位   B. 避免剧烈运动

C. 禁止擤鼻   D. 将血轻轻咽下

三、问答题

1. 比较慢性单纯性鼻炎和慢性肥厚性鼻炎。

2. 试述变应性鼻炎的典型症状。

3. 简述鼻出血的病因和处理方法。

（潘松林）

第十八章

咽部疾病

第一节 咽 炎

一、急性咽炎

急性咽炎(acute pharyngitis)为咽部黏膜、黏膜下及淋巴组织的急性炎症,多见于冬春气温变化剧烈季节,可由急性鼻-鼻窦炎向下迁延而成,亦可始发于咽部。

【病因】

本病多由病毒引起,细菌可引起继发感染。常见细菌有链球菌、葡萄球菌、肺炎双球菌等,常与全身抵抗力下降有关。生活习惯不良如烟酒过度、忽冷忽热、辛辣食物刺激等及高温、高热、粉尘、烟雾、潮湿的工作生活环境和有毒有害气体等均为发病诱因。

【临床表现】

急性咽炎起病急,常为咽部发干、发痒不适,可有灼热感,继而咽部疼痛,吞咽时明显,可伴有刺激性干性咳嗽。严重者咽痛剧烈,吞咽不能,疼痛可向耳部放射。全身症状可轻可重,轻者症状轻微,严重者伴有畏寒发热、全身乏力、头痛、食欲不振等,此时常伴有上呼吸道感染。幼儿高热时可引起抽搐甚至惊厥。

【检查】

咽部黏膜急性充血、水肿,咽侧索及咽后壁淋巴滤泡肿胀、充血,扁桃体可肿大,表面黏膜可有充血。伴有细菌感染者可见咽侧索、咽后壁淋巴滤泡有黄白色点状渗出物。触诊颌下淋巴结肿痛明显。

【并发症】

急性咽炎可先后伴随有急性中耳炎、急性鼻-鼻窦炎、急性喉炎、急性气管支气管炎,严重者可引起肺炎。溶血性链球菌感染可引起急性肾炎、风湿热及败血症等并发症。

【诊断及鉴别诊断】

根据病史、症状、咽部检查,可以确诊。与急性传染病如猩红热、流感、麻疹等的前驱期鉴别主要依靠详细检查、细菌培养、抗体测定等;与血液病所致咽炎鉴别可通过血象区别;通过鼻镜及喉镜检查可了解有无鼻-鼻窦炎及会厌炎;肺部听诊及胸片检查可明确有无支气管炎和肺炎。

【治疗】

一般来说,单纯由病毒感染引起的急性咽炎,给予抗病毒药物及对症处理,无需给予抗菌药物治疗,一周左右多能自行愈合。而由细菌感染引起的重症咽炎,如考虑为耐药菌感染,应首选第一代头孢,必要时可加用激素治疗。局部可用复方硼砂溶液或生理盐水漱口,含服喉片可减轻咽部不适,超声雾化吸入治疗可起到抗炎、抗水肿的疗效。中药治疗也经常使用。

【预防】

戒烟忌酒,清淡饮食,保持生活工作环境干净、清洁,避免接触有毒有害物质。锻炼身体,增强身体抵抗力,注意防寒保暖。感冒后及时治疗,避免病情加重。

二、慢性咽炎

慢性咽炎(chronic pharyngitis)是咽部黏膜、黏膜下及淋巴组织的慢性炎症。成年人多见,症状多较轻微,但有时病程很长,症状顽固,经久不愈,反复发作,影响患者生活和工作。

【病因】

发病原因复杂,与以下原因有关。

(1)急性咽炎或扁桃体炎经久不愈。

(2)慢性鼻-鼻窦炎向下迁延而成。

(3)习惯性用口呼吸、口腔疾病、烟酒嗜好及其他不良生活习惯。

(4)粉尘、有害气体及潮湿等生活及工作环境。

(5)全身慢性疾病如糖尿病、贫血、内分泌紊乱等。

【病理】

临床根据其病理变化分为三型。

1. 慢性单纯性咽炎(chronic simple pharyngitis) 咽部黏膜弥漫性充血,黏膜下组织增生,咽后壁有散在的充血的淋巴滤泡。

2. 慢性肥厚性咽炎(chronic hypertrophic pharyngitis) 咽部黏膜色暗红,增厚明显,咽后壁淋巴滤泡明显增生肿大,甚至融合成片,咽侧索呈条束状肥厚。

3. 慢性萎缩性咽炎(chronic atrophic pharyngitis) 咽部黏膜变薄,如蜡纸状,可有干痂附着,多继发于萎缩性鼻炎。

【临床表现】

慢性咽炎症状因人而异,全身症状不明显,主要表现为咽部发干、发痒、灼烧感、咽痛、咽部异物感、干咳无痰或少痰。空咽时明显,不影响进食。

【诊断及鉴别诊断】

诊断慢性咽炎时应谨慎,一般根据病史、症状、体检即可诊断,但须注意与咽异感症鉴别。会厌肿物及声门上型喉癌早期有咽部不适,通过喉镜检查可鉴别。食管癌早期可有类似的咽下不适及轻微咽下困难,故对中老年人及食管癌多发地区的人群更应注意检查排除。

【治疗】

1. 病因治疗 纠正不良的生活习惯,锻炼身体,提高抵抗力,增强体质,避免灰尘及有害气体刺激,积极治疗鼻咽部疾病。

2. 中医中药治疗 中医学认为慢性咽炎系脏腑阴虚,虚火上扰,故应滋阴清热,可用增液汤加减。亦有学者认为选用抗菌、抗病毒作用的中草药或中成药治疗,如金嗓利咽丸、六神丸、西瓜霜含片、健民咽喉片等。

3. 局部处理

(1)慢性单纯性咽炎 可选用复方碘甘油或5%硝酸银等化学药物涂抹于咽部黏膜,起到消炎及收敛效果。

(2)慢性肥厚性咽炎 用化学药物、微波、冷冻及激光烧灼咽后壁增生隆起的淋巴滤泡。

(3)慢性萎缩性咽炎 全身服用维生素 A、维生素 E 等可促进黏膜上皮生长,合并有萎缩性鼻炎应同时治疗。

第二节 咽异感症

咽异感症(abnormal sensation of throat)在临床上常泛指除疼痛之外的各种咽部异常感觉或幻觉,如咽部瘙痒、紧迫感、烧灼感、附着感、球塞感、蚁行感、无进食困难的吞咽梗阻感等。患者以中老年居多,其中女性多见。中医学称为"梅核气"。

【病因】

1. 咽部疾病及邻近器官的病变 如各种类型的炎症、会厌部的病变、茎突过长、甲状软骨上角过长、颈部肿块、食管疾病、颈综合征、喉部疾病及口腔疾病等。其发病机制为病变累及咽腔或咽壁的任一层组织(如筋膜层、肌层、腱膜层、黏膜层等)或咽壁后的颈深间隙等,使咽部的感觉神经受到刺激,或诱发咽肌痉挛或强直,吞咽机能障碍。

2. 远处器官的疾病 如消化道疾病、肺部疾病、心血管疾病、屈光不正及膈疝等。可能为迷走神经受到刺激后,内脏运动增强,食管蠕动增加,环咽肌痉挛,也可能为迷走神经的反射作用引起。

3. 全身性因素 如更年期及内分泌紊乱失调、严重的缺铁性贫血、植物神经功能失调、长期的慢性刺激及球性麻痹等。具体机制不明,可能与咽部的黏膜、血管、神经及肌肉发生变化有关。

4. 精神因素 这在咽异感症的发生和发展中起一定的作用,可能与间脑特别是丘脑下部机能有关。有时精神因素使某些器官功能改变,如食管痉挛、口腔干燥等。常见有癔症、神经衰弱、神经官能症、疑病、创伤性精神病等。

【临床表现】

患者感咽部或颈部正中或喉、咽两旁有异物样堵塞感,还可有咽干、咽痒、干咳及咽部灼烧感、附着感、窒息感等不适。空咽时明显,进食后缓解或消失。无咽下困难。除此之外,临床上患者可有多样化表现,如胃胀反酸、精神焦虑等。

【检查】

对于咽异感症的患者,除仔细询问病史外,还应详细检查,排除器质性病变,以免误诊。

首先对咽、喉部进行认真检查,观察有无黏膜组织病变或占位性病变,除视诊外,应结合以下触诊方法进行检查:①咽部触诊;②颈部触诊;③咽颈联合触诊。其次应对鼻、耳、眼及全身等处进行检查。常规检查有血液分析、胸部 X 线、颈椎拍片、食管钡剂透视或摄片、纤维(电子)喉镜(食管镜)、甲状腺 B 超等检查。依据上述检查结果,决定是否采取进一步检查,必要时应与相关科室协商决定。

【诊断】

结合病史、症状及全部的检查资料进行综合分析,诊断不难。但须区分器质性因素和精神性因素,注意局部因素与全身因素的关系,认清主要因素和次要因素。

【治疗】

1. 病因治疗　对器质性病变患者应找出发病因素,视其主次轻重,有序采取相关治疗措施。

2. 心理治疗　针对患者的精神因素,应以心理咨询的方式,用亲切的口气与患者交谈,耐心倾听患者诉说,详细指导患者解除恐惧,适当配合药物或暗示治疗,可明显减轻症状。切忌不谨慎的言语和草率的检查处理。

3. 对症治疗　可采用中医中药、颈部穴位封闭法治疗,叮嘱患者戒烟忌酒,避免辛辣食物刺激及粉尘。必要时可服用镇静剂。

第三节　扁桃体炎

一、急性扁桃体炎

急性扁桃体炎(acute tonsillitis)为腭扁桃体的急性非特异性炎症,青少年多发,为最常见的咽部急性疾病,常同时伴有急性咽炎。

【病因】

本病由病毒和(或)细菌感染引起。常见病毒多为腺病毒,致病细菌多为乙型溶血性链球菌、葡萄球菌及肺炎双球菌。近年来发现有厌氧菌感染者。发病与受凉、身体抵抗力下降、劳累,或气温骤降有关。

【病理】

按病理改变将急性扁桃体炎分为以下两型。

1. 急性卡他型扁桃体炎 此为病毒感染所致。炎症仅局限于扁桃体表面黏膜,隐窝与实质无明显改变。

2. 急性化脓型扁桃体炎 此为细菌感染所致。炎症不仅侵犯扁桃体表面黏膜,并且深及扁桃体隐窝及实质。

【临床表现】

1. 急性卡他型扁桃体炎(acute catarrhal tonsillitis) 咽痛程度不一,吞咽痛有轻有重,常伴有低热、头痛、身体乏力、食欲不振等全身症状。检查可见扁桃体充血、肿胀,扁桃体表面及隐窝无明显渗出物及脓点。

2. 急性化脓性扁桃体炎(acute follicular tonsillitis) 其症状较急性卡他型扁桃体炎更为严重。咽痛剧烈,吞咽时尤为明显,疼痛可向耳根部放射。本病常伴有严重的全身症状,如畏寒、高热、头痛、寒战、四肢酸软无力等。如为小儿患者,则可出现抽搐甚至惊厥、呕吐或昏睡等。检查见扁桃体肿大,表面充血,隐窝口有黄白色脓点,可融合成片状假膜,假膜仅局限于扁桃体表面,棉签轻擦可拭去,且无创面及出血。颌下淋巴结可扪及肿大、压痛。

【并发症】

急性化脓性扁桃体炎治疗不及时或治疗效果不佳,患者抗病能力低下时,可并发邻近器官感染和全身并发症,如扁桃体周脓肿、咽旁脓肿、急性中耳炎、急性喉炎、急性颈淋巴结炎以及风湿热、急性关节炎、急性肾炎、心肌炎及败血症等。

【诊断和鉴别诊断】

根据病史、症状、体征,诊断急性扁桃体炎不难。但须与以下疾病鉴别。

1. 樊尚咽炎 又称溃疡性咽炎,发病原因与营养不良、长期卧床、身体抵抗力下降及卫生条件差有关。临床表现为单侧咽部疼痛,全身症状不明显。检查时可见一侧扁桃体及牙龈充血、肿胀,口腔内有恶臭味,扁桃体表面有伪膜,除去伪膜后可见边缘不整齐的溃疡及出血。颈部淋巴结可有肿大,口腔涂片检查可见梭形杆菌及螺旋体。

2. 血液病相关咽炎 部分血液病具有不同程度的咽部表现,如白血病、粒细胞缺乏症及传染性单核细胞增多症。临床表现为起病急,全身症状明显,高热、畏寒、出血征或肝脾肿大,甚至很快出现衰竭。局部检查可见扁桃体充血、肿大,表面坏死,覆盖有灰白色伪膜,牙龈可有同样改变。血液分析检查提示白细胞总数异常增多及粒细胞比例升高。

3. 咽白喉 发病缓慢,症状较轻,但中毒症状明显,具体表现为微热、萎靡、脉细弱。局部检查可见咽部黏膜充血不明显,扁桃体、咽腭弓及腭垂黏膜表面有灰白色假膜,难以拭去,用力拭去后可见创面出血。颈部淋巴结肿大。根据咽拭子细菌涂片检查与培养,结合流行病学可确诊。

【治疗】

急性卡他型扁桃体炎给予抗病毒药物或清热解毒类中药口服即可。急性化脓性扁桃体炎应首选青霉素类药物,严重者可使用类固醇激素。局部选用复方硼砂溶液或生理盐水漱口,也可超声雾化吸入,喉片可适当应用。多喝水、多休息,注意大便通畅,饮食清淡。

二、慢性扁桃体炎

慢性扁桃体炎(chronic tonsillitis)为腭扁桃体的慢性非特异性炎症,较常见,青少年多发。

【病因】

慢性扁桃体炎发病常与以下因素有关。

(1) 急性扁桃体炎反复发作或迁延不愈而成。

(2) 邻近器官的病变,如鼻-鼻窦炎、腺样体肥大等。

(3) 急性呼吸道传染病。

(4) 可能与自身变态反应有关。

【病理】

本病主要病变部位在扁桃体隐窝。隐窝内聚集的脱落上皮、淋巴细胞、白细胞及细菌形成栓子,阻塞隐窝口,导致隐窝引流不畅,形成小囊肿或小脓肿。当机体抵抗力下降时,隐窝内细菌大量繁殖,致使扁桃体内淋巴组织增生,淋巴滤泡增多,引起扁桃体增生肿大,称为增生型。反复感染可导致淋巴组织变性坏死,纤维组织增生,引起扁桃体萎缩,称为纤维型。后者常因隐窝口封闭,炎性产物不能排出而被机体吸收,是为病灶型扁桃体炎。

【临床表现】

咽部有异物感、干痒、微痛、干咳、口腔异味,或伴有低热、全身乏力、消化不良、头痛、消瘦等全身症状,有时亦无明显不适,且易反复发作。

【检查】

检查见扁桃体及腭舌弓慢性充血,隐窝口可见黄白色干酪样物,扁桃体肿大,亦可见萎缩,表面可见条索状瘢痕,凹凸不平,可触及肿大的颌下淋巴结。

临床上常将扁桃体按其大小分为三度:Ⅰ度指扁桃体仅局限于扁桃体隐窝内,介于咽腭弓与舌腭弓之间;Ⅱ度指扁桃体超过咽腭弓但未到达中线;Ⅲ度指扁桃体肿大接近中线或两侧扁桃体几乎堵塞咽腔。

【并发症】

慢性扁桃体炎可并发风湿热、风湿性关节炎、肾炎、心脏病及长期低热等。

【诊断与鉴别诊断】

根据病史、临床表现、体检可诊断慢性扁桃体炎。对病灶型扁桃体炎的诊断,目前仍在探讨之中,但须注意全身性疾病的发作或加重与扁桃体炎发作之间的关系。

本病应与下列疾病鉴别。

1. 咽角化症 在扁桃体表面可见灰白色角化物,质坚韧,不能拭去,临床上无特殊不适表现。

2. 扁桃体肿瘤 一侧扁桃体不明原因迅速肿大、质硬,或有溃疡,抗炎治疗无效、经久不愈者,应排除肿瘤。

【治疗】

一经确诊应施行扁桃体摘除术。对于儿童扁桃体炎应严格掌握手术适应证,避免过早切除影响其免疫功能。病灶型扁桃体炎者应在控制病情的基础上尽早手术。不能手术者,可施行保守治疗。加强锻炼,提高抵抗力,增强体质。

第四节　扁桃体周脓肿

腭扁桃体周围间隙内发生的化脓性炎症称为扁桃体周脓肿(peritonsillar abscess)。首先扁桃体周围间隙内形成蜂窝组织炎,即扁桃体周炎,继而发展形成扁桃体周脓肿。本病夏、秋季多发,多见于青壮年,中医学称为喉痈。

【病因】

本病由细菌感染引起,常见的致病菌有溶血性链球菌、金黄色葡萄球菌和厌氧菌等,常继发于急性扁桃体炎,尤其是慢性扁桃体炎反复急性发作者。

【病理】

扁桃体隐窝,特别是扁桃体上隐窝的炎症,阻塞隐窝口,感染产生的细菌或炎性产物由扁桃体向外扩散,穿透扁桃体被膜至扁桃体周围疏松结缔组织中形成扁桃体周炎,继而组织细胞坏死液化形成脓肿。临床上常依据脓肿发生的部位将其分为前上型和后上型。前上型多见,脓肿位于扁桃体上极与腭舌弓之间。后上型少见,脓肿位于扁桃体上极与腭咽弓之间。

【临床表现】

发病早期症状如同急性扁桃体炎,发病3～4天后,发热持续或加重,一侧咽痛加重,并向同侧耳部或牙齿放射,尤以吞咽时明显,病情继续发展,疼痛加剧,吞咽困难,不能进食,唾液因疼痛不敢吞咽而在口内潴留,形成口微张,流涎,说话含糊不清,喝水时常向鼻腔反流。同时伴有畏寒、高热、四肢酸软、乏力、头痛、便秘等全身症状。

【检查】

患者呈急性痛苦病容,有口臭和唾液潴留,因张口困难及剧烈咽痛,咽部检查往往不能合作。早期可见一侧腭舌弓充血、肿胀。若局部明显隆起,且伴有张口困难,则脓肿已形成。前上型者,患侧软腭肿胀隆起,扁桃体被推向内下方,腭垂水肿偏向健侧。7～10天后,部分脓肿可自行破溃排脓,病情好转。后上型者,腭咽弓肿胀,甚至呈圆柱形,扁桃体被推向前下方,软腭及腭垂可无水肿。同侧颌下淋巴结肿痛明显。

【诊断】

根据临床表现、局部检查和血常规检查即可诊断。

【鉴别诊断】

扁桃体周脓肿需与下列疾病鉴别。

1. 扁桃体恶性肿瘤 一侧扁桃体迅速肿大或扁桃体肿大而有溃疡,或伴有吞咽困难、发热、同侧颌下淋巴结肿痛,均应考虑肿瘤可能。CT 及 MRI 可提示,活检确诊。

2. 智齿冠周炎 此为下颌第三磨牙周围软组织炎症,表现为牙龈红肿、触痛,智齿牙冠上覆盖肿胀组织,而扁桃体及腭垂无病变。

3. 咽旁脓肿 咽旁间隙的化脓性炎症,脓肿位于一侧咽壁,患侧扁桃体和咽侧壁被推向中线,但扁桃体本身无病变。

【治疗】

脓肿未形成前,按急性扁桃体炎治疗,全身给予足量抗生素及类固醇激素治疗及支持对症处理。脓肿形成后,可用穿刺抽脓明确脓肿是否形成及脓肿部位,并于穿刺抽脓处或最隆起处和最软处切开排脓,术后必要时再次撑开排脓。待炎症消退 2 周后行扁桃体切除。

第五节　咽后脓肿

咽后脓肿(glossopharyngeal abscess)为咽后间隙的化脓性炎症,因发病机理不同,分为急性型与慢性型两型。急性型常见,为咽后淋巴结急性化脓所致,慢性型少见,多因颈椎结核引起。

【病因】

1. 急性型 婴幼儿咽后间隙的淋巴结接受鼻腔后部、鼻咽、口咽、咽鼓管及中耳、腮腺等区域的引流,故上呼吸道感染时,可引起咽后间隙淋巴结化脓,病情继续发展形成脓肿。

2. 慢性型 颈椎结核形成的脓肿,早期位于椎前间隙,晚期由椎前间隙破入咽后间隙,咽后间隙淋巴结结核形成的脓肿即位于咽后间隙。

3. 咽部外伤 咽后壁外伤、手术及异物等侵入性损害,可引起咽后间隙的化脓性炎症。

【病理】

急性型为淋巴结的急性化脓性感染,往往位于咽后间隙的一侧,黏膜充血、红肿,局部隆起。慢性型为淋巴结结核形成的脓肿,位于咽后壁的一侧,颈椎结核引起者位于咽后壁正中,黏膜色淡或苍白,局部隆起。

【临床表现】

1. 急性型 发病突然,局部有咽痛、吞咽困难症状,伴有发热、畏寒、咳嗽、拒食等症状,言语含糊不清似口中含物,常伴有呼吸困难。脓肿增大可压迫喉入口,加剧呼吸困难,可致喉梗阻。严重者呈脱水、衰竭状态。脓肿突然破溃时可造成吸入性窒息。

2. 慢性型 有结核病的全身表现,病程长,起病缓慢,无咽痛,随脓肿增大可出现咽、喉部阻塞感或吞咽不适。检查时可见脓肿位于咽后壁,黏膜苍白。

【检查】

急性型者呈急性病容,一情般况差,检查时可见咽后壁一侧隆起,黏膜充血,脓肿增大可向前推移同侧腭咽弓和软腭。由外伤或异物引起的咽后脓肿多位于喉咽部,需用喉镜检查方能发现。慢性型者可见咽后壁一侧或中央隆起,黏膜淡红色或苍白色。检查时操作应轻柔,以免脓肿突然破裂。如脓肿破裂,应立即将患儿倒置,防止脓液流入气管发生吸入性肺炎甚或窒息死亡。

【诊断】

依据典型病史、临床表现及检查即可诊断。颈椎 X 线片诊断可出现假阴性,CT 检查可确定病变范围。

【鉴别诊断】

1. 咽旁脓肿 此为咽旁间隙的化脓性感染,患侧咽侧壁隆起、充血,扁桃体及腭舌弓被推向中线,患侧颌下区及下颌角后方肿胀。

2. 扁桃体周脓肿 详见本章第四节。

【治疗】

(1) 确诊为急性型者,应立即切开排脓。切开前应做好相关急救准备。儿童无需麻醉,成年人可喷用 2% 的丁卡因。取仰卧头低位,直接喉镜暴露咽腔,窥清脓肿部位,先以长粗针于脓肿最隆起处抽脓,然后于脓肿最隆起处和最低处纵向切开,扩张切口充分吸尽脓液。可每日扩张切口排脓直至痊愈。同时全身给予足量抗生素及支持治疗。

(2) 结核性咽后脓肿除全身抗结核治疗外,可行穿刺抽脓并注入抗结核药物,并发颈椎结核应请骨科会诊协商处理。

第六节　腺样体肥大

腺样体即咽扁桃体,位于鼻咽部后壁中线,为咽淋巴环内环的一部分。如腺样体增生肥大且引起相应症状则为腺样体肥大(adenoid vegetation)。本病多见于儿童,常合并有慢性扁桃体炎。

【病因】

最常见的病因为急、慢性鼻咽炎的反复发作刺激腺样体病理性增生,变态反应体质、不良生活条件等可能为其诱因。

【临床表现】

腺样体位于鼻咽部,与耳、鼻、喉关系密切,故其症状多样化。

(1) 局部症状:儿童鼻咽腔狭小,腺样体肥大可堵塞后鼻孔,引起慢性鼻-鼻窦炎,出现鼻塞、流涕、闭塞性鼻音及睡眠时打鼾等症状。肥大的腺样体可压迫咽鼓管致分泌性中耳炎,导致听力下降、耳鸣,严重时引起化脓性中耳炎。长期鼻咽部炎症导致分泌物下流刺激咽喉部及下呼吸道黏膜,出现阵咳,并发支气管炎。由于鼻塞、睡觉时打鼾导致长期张口呼吸,致使颅面骨发育异常,出现上颌骨变长、下颌下垂、唇厚、上唇上翘、下唇悬挂、面容呆板、反应迟钝,称为腺样体面容(adenoid face)。

(2)全身症状:主要表现为全身发育差,营养不良。由于鼻咽部脓性分泌物常被患儿吞入胃内,导致消化不良、厌食;长期呼吸不畅可引起胸部发育畸形,如鸡胸、漏斗胸,或致肺动脉高压和肺源性心脏病;还有记忆力下降、反应迟钝、注意力不集中、贫血、夜间磨牙、低热,有时可引起不明原因的头痛。

(3)成人腺样体肥大少见,主要表现为鼻咽部异物不适及干燥感,全身症状不明显。

【检查】

对于部分腺样体肥大的患儿,视诊可见明显腺样体面容,口咽部检查常见咽部黏膜充血,咽后壁有黏液流下或附着,多伴有扁桃体肿大。前鼻镜检查可见鼻道积脓,鼻咽镜检查可见鼻咽部腺样体呈橘瓣状增生、肥大,表面可见脓液,严重者完全堵塞后鼻孔甚至突入鼻腔。手指触诊鼻咽部可见柔软团块状物,且触诊后不出血。X线鼻咽侧位摄片和CT扫描可了解腺样体肥大程度,并可鉴别鼻咽部肿瘤。

【诊断】

根据病史、体征,借助纤维鼻咽镜和影像学检查可明确诊断。

【治疗】

腺样体肥大且引起相关症状时应考虑尽早实行腺样体切除术。若伴有扁桃体肿大,可同时行手术切除。单纯腺样体肥大应积极治疗毗邻器官疾病,增强体质,提高抗病能力,预防感冒,加强营养。

第七节　阻塞性睡眠呼吸暂停低通气综合征

睡眠呼吸暂停综合征(sleep apnea syndrome,SAS)是指成人于 7 h 的夜间睡眠时间内,至少有 30 次呼吸暂停,每次呼吸暂停时间至少 10 s 以上;或每小时呼吸暂停的平均次数即呼吸暂停指数(apnea index,AI)大于 5,临床上简称鼾症。睡眠呼吸暂停综合征有中枢型(CSA)、阻塞型(OSA)和混合型(MSA)。中枢型为呼吸气流与膈肌运动均出现暂停,不伴有明显鼾声。混合型为在一短暂的中枢呼吸暂停之后延续为阻塞型呼吸暂停。而由于上气道塌陷堵塞引起的呼吸暂停和低通气不足,称为阻塞性睡眠呼吸暂停低通气综合征(obstructive sleep apnea-hypopnea syndrome,OSAHS)。

【病因】

(1)上气道(upper airway)解剖结构异常导致气道不同程度的狭窄,如鼻中隔偏曲、鼻息肉、腺样体肥大、腭扁桃体肥大、舌根肥厚、会厌塌陷、巨大声带息肉、喉肿物及上、下颌畸形等。

（2）上气道的软腭肌肉、颏舌肌及咽壁肌肉张力异常。

（3）呼吸中枢调节功能异常。

（4）全身性因素及疾病（包括肥胖、甲状腺功能减退、糖尿病、女性更年期、肢端肥大症等）通过影响上述三种因素而诱发阻塞性睡眠呼吸暂停低通气综合征。

【病理生理】

长期持续的呼吸暂停会引起低氧血症和高碳酸血症，发生呼吸性酸中毒，出现发绀、呼吸急促、躁动不安等症状，重者致呼吸暂停。缺氧使交感神经兴奋，静脉血液回流量增加，小动脉收缩，心输出量增加，肺循环和体循环压力上升，引起肺动脉压甚至全身动脉压力周期性升高，导致肺源性心脏病及原发性高血压。同时低氧血症和高碳酸血症刺激肾上腺髓质释放大量儿茶酚胺，促使血压升高、心跳加快，甚至心律失常。心律失常常可引起睡眠猝死。血液循环障碍及血氧过低可损害脑，出现头痛、耳鸣、智力下降、记忆力降低、性格改变或行为异常。

【临床表现】

鼾声为阻塞性睡眠呼吸暂停低通气综合征的一个十分突出的症状。白天患者晨起时不愿起床，有疲倦、头痛、嗜睡感，性格怪异，行为乖张，记忆力下降，注意力不集中，工作生活中容易出差错，甚至引发事故。夜间鼾声大，张口呼吸，呼吸暂停导致睡眠不安稳，常从噩梦中惊醒，可突然挣扎坐起或站立，还有失眠、梦游、夜间全身出汗、流涎、咽干口燥。少数患者可出现阳痿、夜间遗尿、吞咽障碍。发病严重持久的患者可并发心律失常、慢性阻塞性肺气肿、高血压等。儿童患者还可有胸廓发育畸形、生长发育差、学习成绩下降等症状。阻塞性睡眠呼吸暂停低通气综合征的患者多较肥胖或明显肥胖，重症者明显嗜睡，部分患者有明显的上下颌骨发育不全，儿童患者发育较差，可见颌面部发育异常、胸廓发育畸形等。鼻、咽部检查常能发现阻塞性病变，如鼻中隔偏曲、鼻甲肥大、鼻息肉、舌根肥厚、口咽腔狭小、扁桃体肥大、软腭肥厚、悬雍垂粗长等。

【诊断】

多导睡眠监护仪是诊断 OSAHS 的金标准，可客观测试睡眠及呼吸暂停状况。鼻咽喉镜辅以 Muller's 检查法（即检查时嘱患者闭口，捏鼻，用力向内吸气，用以观察模拟上气道阻塞时咽腔塌陷情况）可观察气道狭窄部位。影像学检查可通过头颅 X 线测量、头颅 CT 及 MRI 扫描等了解上呼吸道阻塞情况和骨骼、软组织等存在的畸形。ABR 检查发现有异常的脑干诱发电位。

【治疗】

在诊断明确的基础上，根据不同病因、病情及全身状况，选择不同的治疗方法。根据 OSAHS 的临床特点，对其往往采用耳鼻喉科、口腔科、呼吸科和心血管内科等多学科联合治疗的方法。

1. 非手术治疗

（1）持续正压通气治疗（continuous positive airway pressure，CPAP） 睡眠时通过一定压力的机械通气，保证 OSAHS 患者呼吸道通畅。治疗时需测定最低有效治疗压力并设定之,压力过高患者不耐受,过低效果差且有危险。

(2)器具治疗　应用舌保持器将舌根向前牵引远离咽后壁,增加口咽、气道空间,减轻或解除气道阻塞,从而达到治疗效果。

(3)一般治疗　通过减肥、调整睡眠体位,可部分缓解症状。

2. 手术治疗　如病因明确,原则上应施行手术,除去阻塞病变,畅通气道。手术包括鼻部手术、咽部手术、舌部手术、舌骨前移术、下颌骨前移手术等,必要时行气管切开。

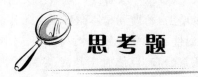

思 考 题

一、名词解释

1. 腺样体面容

2. OSAHS(阻塞性睡眠呼吸暂停低通气综合征)

3. 咽异感症

二、问答题

1. 简述扁桃体的大小分度。

2. 简述急性扁桃体炎分型。

（付桂荪　谢和新）

第十九章 喉部疾病

第一节 急性会厌炎

急性会厌炎（acute epiglottal）又称急性声门上喉炎，指发生于会厌且限于声门上的急性炎症。急性会厌炎起病突然，病情进展急速，死亡率极高，为喉科急重症之一。

【病因】

（1）会厌及其邻近器官的急性感染均可引起急性会厌炎。常见的致病菌有嗜血流感杆菌、金黄色葡萄球菌、肺炎双球菌、链球菌等。也可合并病毒感染，与机体抵抗力下降有关。

（2）由变应原刺激使会厌产生变态反应性炎症，引起构会厌襞及会厌黏膜的高度水肿，可继发细菌和病毒的感染。

（3）异物、外伤、有害气体的刺激、放射线损伤、不慎吞入化学物质等均可导致会厌黏膜的急性炎性反应。

【病理】

根据病理组织学改变可将急性会厌炎分为三型。

1. 卡他型　会厌及构会厌襞黏膜充血、肿胀，黏膜下炎性细胞浸润，因会厌舌面黏膜组织疏松，故舌面肿胀尤为明显。

2. 水肿型　黏膜及黏膜下组织水肿，多形核及单核细胞浸润增多，此时会厌肿大，严重者可形成会厌脓肿（abscess of epiglottis），易引起喉梗阻。

3. 溃疡型　表现为黏膜下层及腺体组织的炎性反应，局部化脓及溃疡形成，侵蚀血管引起出血，临床上少见，但病情发展迅速而严重。

【临床表现】

起病急，多于夜间突然发病。患者多有咽喉疼痛，吞咽时明显加重，重者唾液不能下咽，言语含糊不清，但无声嘶。病情进展迅速，可引起呼吸困难甚或窒息。常伴有寒战、高热、浑身酸软乏力等全身中毒症状。婴幼儿患者病情危重，可迅速发生衰竭。

【检查】

检查咽部黏膜可无明显充血、水肿，喉镜下可见会厌舌面黏膜充血、肿胀，重者如球状，若脓肿形成，可见黏膜表面脓点。会厌下结构由于肿胀的会厌遮挡无法窥清。对于不配合的患儿不宜行喉镜检查。咽部检查时尤应动作轻柔，压舌时切勿过急过猛以免发生意外。

一侧颈深淋巴结上群可有压痛或肿大。喉部 X 线侧位片可显示肿大的会厌。

【诊断与鉴别诊断】

凡急性咽痛、吞咽疼痛或伴呼吸困难的患者,不论口咽部检查有无异常,均应行间接喉镜检查,明确或排除急性会厌炎,以防漏诊。同时应注意与喉水肿、喉异物、喉白喉等鉴别。

【治疗】

因其病情进展迅猛,常因呼吸困难导致死亡,故需要住院观察治疗。治疗原则为保持呼吸畅通和积极抗感染治疗。应用足量抗生素及适量糖皮质激素以消除会厌及杓会厌襞的炎症及水肿可获得良好的效果。如脓肿形成可切开排脓。如有喉梗阻症状,经积极治疗后无明显缓解者,应行气管切开术。

第二节 急性喉炎

急性喉炎(acute laryngitis)是指声带和喉黏膜的急性卡他型炎症。冬春季节多见,常继发于急性鼻炎及急性咽炎,为上呼吸道感染疾病之一。本病的小儿患者病情常较严重。

【病因】

感冒后病毒入侵,继而细菌感染。讲话过多,烟酒过度,有害物质(如粉尘、氨气、氯气等)刺激,外伤及机体抵抗力下降均可诱发急性喉炎。

【病理】

发病初期,白细胞开始浸润,组织渗出液逐渐积聚,喉黏膜充血、水肿。病情发展,渗出液变成脓性,上皮脱落形成溃疡。此时炎症消退后可恢复正常。如治疗不及时,则黏膜层及喉内肌层纤维变性发展为慢性喉炎。

【临床表现】

讲话时喉痛、费力,声音嘶哑,甚至失声。喉干、喉痒、异物不适感。咳嗽无痰或难以咳出。可有畏寒、发热、乏力、纳差等全身不适。吞咽正常。

与成人比较,小儿喉部的生理解剖特点如下:①喉腔狭小,喉软骨柔软,黏膜与黏膜下层附着疏松,黏膜下富含淋巴组织和腺体,感染后黏膜肿胀,吸气时软骨内陷易引起喉梗阻;②小儿机体抵抗力和免疫力不如成人;③小儿咳嗽机能较差,下呼吸道的分泌物不易排出;④小儿的神经系统不稳定,容易受到刺激发生喉痉挛。故小儿急性喉炎(acute laryngitis in children)比成人严重得多,主要表现为阵发性犬吠样咳嗽,不同程度的吸气性呼吸困难、吸气性喘鸣和吸气期四凹症(即胸骨上窝、锁骨上窝、肋间隙及剑突下软组织凹陷)。如治疗不及时,呼吸困难加重,此时患儿烦躁不安、面色苍白、口唇发绀、出汗、神志昏迷不清,最终呼吸、循环功能衰竭而死亡。

【诊断与鉴别诊断】

根据病史、临床表现及喉镜检查,不难诊断。但应与以下疾病鉴别。

1. 喉、气管、支气管异物 有明确的异物吸入史,一般无上呼吸道感染,发病突然,阵发性剧烈呛咳、吸气性呼吸困难。通过肺部听诊、X线检查、气管镜检查等可明确。

2. 小儿喉痉挛 多在夜间起病,突发吸气性呼吸困难和喘鸣,无声嘶和犬吠样咳嗽,可骤然消失。

3. 喉白喉 可疑病例做喉部涂片、细菌培养检查。

【治疗】

成人急性喉炎患者应注意声休,禁烟酒,避免辛辣食物和化学气体等刺激,局部行超声雾化吸入,全身给予抗生素,必要时应用激素。小儿急性喉炎应及早应用足量有效的抗生素和激素控制感染,消除水肿。局部氧气雾化吸入,保持患儿安静,避免哭闹,减少氧消耗,减轻呼吸困难。喉阻塞症状严重者或药物治疗无效者及时做气管切开,解决呼吸困难。

第三节 慢 性 喉 炎

慢性喉炎(chronic laryngitic)是指因致病菌感染或用声不当所引起的喉部黏膜的慢性非特异性炎症,可深入黏膜下层及肌层。病变以声带为主。

【病因】

(1)急性喉炎长期反复发作或迁延不愈。

(2)发声不当及用嗓过度:多见于职业性用嗓者,如教师、歌唱家、商品销售人员、管理者等,与长期、高声用嗓有关。

(3)上、下呼吸道的慢性炎症:鼻、咽部的慢性炎症及肺、气管、支气管感染可蔓延至喉部,也可因用口呼吸、脓性分泌物的刺激引发。

(4)环境因素:长期吸入有害气体或粉尘对喉炎的发生有重要影响。

(5)全身性疾病:如心脏病、肾炎、风湿病、糖尿病、内分泌紊乱等使喉部血管紊乱,黏膜长期淤血而引起喉炎。

(6)胃酸反流:长期胃酸反流可导致慢性咽喉病。

【病理】

初期,喉黏膜血管扩张,淋巴细胞浸润,腺体分泌增多,黏膜水肿,炎症可向喉内肌侵犯,此为慢性单纯性喉炎。若病变进一步发展,黏膜增厚,纤维组织增生变性,形成慢性肥厚性喉炎。反复的炎症刺激使得声带 Reink 间隙水肿或血肿形成,后经机化,声带黏膜上皮局限性增厚,发展形成声带小结或息肉,称为慢性结节性喉炎。黏膜变薄,腺体萎缩,分泌减少,临床上称为萎缩性喉炎。

【临床表现】

1. 声嘶 慢性喉炎的主要症状,表现为声音嘶哑、低沉,讲话费力,容易疲劳,高音上不去,晨起或声休后好转,讲话过多后加重。初为间歇性声嘶,渐变为持续性。

2. 咽喉不适 咽干、咽异感不适;喉部分泌物增多,常需咳嗽排痰;部分患者可见发声时颈部血管迂曲扩张表现。

3. 萎缩性喉炎 痉挛性咳嗽,常咳出痂块或黏稠痰液,有时带有少量血丝。

【检查】

主要为喉镜检查。

1. 慢性单纯性喉炎 喉部黏膜充血、红肿,表面黏液附着,声带呈粉红色,边缘变钝,声门可见黏液丝现象。

2. 慢性肥厚性喉炎 喉部黏膜增生、肥厚,杓间区明显,杓会厌襞增厚,声带肥厚,呈对称性,中部明显,游离缘呈鱼腹状隆起,发声时声带闭合不良,表现为梭形声门,室带代偿性肥厚,发声时遮盖部分声门。

3. 慢性结节性喉炎 发生于单侧或双侧声带黏膜表面或游离缘的局限性突起,多位于声带前中1/3交界处。

4. 慢性萎缩性喉炎 喉黏膜干燥、变薄,重者表面形成痂皮。声带变薄、松弛,发声时声门闭合不全,遗留梭形裂隙。

【诊断与鉴别诊断】

结合病史、临床表现及喉镜检查作出诊断,以声嘶为症状的各型疾病鉴别如表 19-1 所示。

表 19-1　声嘶的鉴别诊断

疾　病	症　状	检　查
慢性喉炎	起病慢,声嘶初为间歇性后为持续性,可伴有咽喉不适	喉部黏膜充血、肥厚或萎缩,可见小结或息肉,有声门闭合不全
急性喉炎	病起较急,声嘶,可完全失声,有喉痛、咳嗽、痰多	喉黏膜急性弥漫性充血,声带肿胀,声带运动正常
喉返神经麻痹	声嘶,单侧可因健侧代偿后好转,双侧有呼吸困难	喉镜下见不完全麻痹者患侧声带居旁正中位不能外展,完全性者患侧声带居旁正中位固定不动
喉癌	进行性声嘶,可有喉痛、痰中带血、呼吸困难	声带、室带或会厌等处可见肿物,呈菜花状、结节状或溃疡状,声带活动可受限或固定
喉乳头状瘤	病程长,声嘶渐加重	喉部黏膜有灰白色乳头状肿瘤,声带运动正常
喉结核	声嘶无力、咽喉疼痛伴低热、咳嗽	喉部黏膜表面有"鼠咬状"溃疡,声带活动正常,肺部 X 线检查有结核灶形成

续表

疾病	症状	检查
喉梅毒	声嘶,严重者可有呼吸困难	喉黏膜呈暗红色,边缘有锐利的溃疡,康华氏反应阳性
喉白喉	病程缓慢,低热,伴有全身中毒症状	喉部黏膜有灰白色假膜,分泌物涂片及培养可找到白喉杆菌
喉外伤	有外伤史,声嘶、喉痛、咯血、吞咽及呼吸困难、皮下气肿	喉黏膜充血、肿胀,喉腔可变形狭窄,声带活动受限
喉异物	有明确的异物吸入史,突发声嘶、剧烈呛咳和呼吸困难	直接喉镜检查可发现喉异物
癔病性失声	发病突然,失声,但咳嗽、哭笑声正常	声带的形态、色泽正常

【治疗】

(1)病因治疗:积极治疗邻近部位的感染性病变和全身疾病,改变不良的卫生习惯,戒除烟酒,加强劳动保护,避免吸入有害气体及粉尘。胃食管反流者给予制酸剂。

(2)发病后注意发声休息,对于发声不当所引起的声嘶患者,炎症控制后必须给予正确的发声方法训练,养成科学发声的好习惯。

(3)超声雾化吸入有消炎、消肿、祛痰止咳的效用,对于分泌物较黏稠且不易咳出者有较好的疗效。声带肥厚或小结可用药物离子透入或音频治疗。中医的喉部按摩可缓解发声疲劳。

(4)经积极治疗后仍不奏效的声带小结和声带息肉可考虑行喉镜下声带小结和息肉摘除术。

(5)萎缩性喉炎患者可给予口服维生素 A、维生素 E、B 族维生素等药物治疗。

第四节 声带麻痹

声带麻痹(vocal paralysis)指由于喉的神经、肌肉、环杓关节等病变引起的声带运动障碍,表现为环杓关节活动受限或固定,声带完全或不完全麻痹。

【病因】

声带麻痹的原因较多,按病变部位分为周围神经性和中枢神经性两种,前者多见。

1. 中枢神经性 迷走神经起源于延髓疑核,疑核接受双侧大脑延髓纤维,单侧喉部运动接受双侧的大脑皮层支配,故皮层病变引起的喉瘫痪是对称性的。巨大病变累及双侧喉的皮质运动中枢,如脑出血、脑肿瘤、假性球麻痹及脑外伤等和发生于某些中脑运动神经核、纹状体及椎体外系的病变,如延髓空洞症、脑出血、脊髓灰质炎、癫痫、脑软化等,也可影响喉返神经功能。

2. 周围神经性 迷走神经核以下的病变均属于周围神经性病变,多见于颈静脉孔以下,喉返神经分出处以上累及迷走神经的病变,以及累及喉返神经的病变。

（1）外伤:甲状腺手术造成的喉返神经损伤,尤其是再次或多次手术多见。胸腔手术,食管外伤,颈部其他外伤如刺伤、刀割伤等亦可引起声带麻痹。

（2）肿瘤:甲状腺肿瘤、纵隔肿瘤、食管肿瘤等可侵犯迷走神经或喉返神经。

（3）周围神经炎:由金属、药物和细菌毒素及特殊感染损害神经所致,如铅、砷、酒精、可卡因、奎宁、链霉素、流感、猩红热、带状疱疹等。

（4）机械牵拉和压迫:主动脉瘤、左心室肥大、纵隔疾病、甲状腺肿及胸腺压迫喉返神经、胃手术的牵拉可致暂时性的声带麻痹。

（5）特发性声带麻痹:原因不明,可能与病毒感染有关。

（6）喉病性:环杓关节炎和喉肌病变(如炎症、肿瘤、破伤风、结核、重症肌无力等)可引起喉的运动性障碍。

除上述器质性声带麻痹外,临床上可见功能性声带麻痹,如癔病性失声、功能性喉痉挛等,为精神因素引起的喉肌运动失常。

【声带的病理生理位置】

正常生理情况下或麻痹病理情况下,声带处于以下位置(表19-2)。

1. 中线位 发音之时双侧声带并拢。外展肌麻痹时表现为声门裂隙位,即双侧声带几乎接触,但留有裂隙。因该侧外展肌(环杓后肌)已麻痹,杓状软骨被后牵拉的力量而向前倾倒之故。

2. 旁正中位 耳语时声带居于此位,当外展肌及内收肌均发生麻痹时,因喉上神经支配的环甲肌未受累,故声带从中间位轻微内收而成旁正中位。

3. 中间位 喉的外展肌、内收肌及环甲肌均麻痹时,声带处于中间位。

4. 轻外展位 平静吸气时生理性声带位置。病理性位置者见于喉的功能性麻痹(心因性失声)。

5. 深外展位 深吸气时生理性声带位置。声带麻痹时居于此位置极为少见。

表 19-2 声带的各型位置

声带位置	中线位	旁正中位	中间位	轻外展位	深外展位
声门裂大小/mm	0	3.5	7	13.5	19
功能	发声	耳语	发音障碍	平静吸气	深吸气
作用喉肌	内收肌	环甲肌	无	外展肌	外展肌
瘫痪喉肌	外展肌	内收肌、外展肌	全部喉肌	内收肌	无

【临床表现】

1. 喉返神经不完全性麻痹 当喉返神经发生器质性麻痹时,其支配外展肌的神经受累早于支配内收肌的神经纤维,或仅支配外展肌的神经受累。

（1）单侧喉返神经不完全性麻痹:短时声嘶,并渐恢复,临床表现不明显。喉镜检查发声时声门能闭合,吸气时声带居旁正中位不能外展。

（2）双侧喉返神经不完全性麻痹:双侧声带不能外展,表现为喉梗阻,重者呼吸困难,无声嘶。

2. 喉返神经完全性麻痹

（1）单侧喉返神经完全性麻痹:患侧内收肌及外展肌功能丧失,声带居于旁正中位。早期健侧声带闭合到中线位仍遗留较大裂隙,后期代偿后与患侧靠拢,声嘶改善。表现为声音嘶哑无力,易疲劳,说话和咳嗽时漏气,后期发声好转,无呼吸困难。

（2）双侧喉返神经完全性麻痹:声音嘶哑无力,气促,说话费力不能持久,进食呛咳,排痰困难,呼吸时有喘鸣音。无呼吸困难。喉镜检查见双侧声带固定于旁正中位,声带游离缘松弛呈弓形,不能闭合、外展。

3. 喉上神经麻痹 喉上神经内支为感觉神经,外支为支配环甲肌的运动神经。多见于颈部甲状腺手术损伤。喉上神经麻痹后声带张力下降,发音无力,不能发高音。单侧喉上神经麻痹的对侧喉黏膜感觉正常。双侧者因喉黏膜感觉功能全部丧失出现误呛、误吸。一段时间后,误吸可逐渐好转甚至完全恢复。

喉镜检查可见声带外展、内收功能正常。单侧喉上神经麻痹时声门裂呈斜位,健侧声带高于患侧。吸气时患侧声带被吸向健侧平面下,呼气时则位于其上。双侧麻痹时,声带出现皱纹,无声门偏斜及平面差。

4. 混合神经麻痹 喉返神经及喉上神经全部麻痹。单侧者多见于颈部外伤和手术损伤。因对侧声带代偿而发声尚好。双侧者因喉内肌全部瘫痪,喉黏膜的感觉消失,故发声功能全丧失,且易出现下呼吸道分泌物潴留,引起肺部感染。

5. 喉病性麻痹 环杓关节炎为全身其他部位关节炎症病变及喉外伤引起,表现为喉痛,吞咽及讲话时加重,声嘶。喉镜下可见患侧声带运动受限,严重者环杓关节固定致声带固定不动。喉肌病变引起的声带麻痹表现为发声易疲、无力,声嘶。重症肌无力患者可伴有上睑下垂。

【诊断】

根据临床表现及体征,诊断不难,并可依据喉镜检查判断声带麻痹的类型。往往病因诊断较难,需行必要的检查,如胸部 X 线检查、纵隔及颅脑 CT 检查、食管 X 线检查、颈部及甲状腺彩超等。

【治疗】

1. 病因治疗 查出病因,给予相应的治疗。

2. 对症处理 局部或全身应用营养神经药、糖皮质激素及扩张血管的药物,并可配合针灸及理疗。

3. 手术治疗 环杓关节固定者需在喉镜下行杓状软骨拨动术。双侧声带麻痹引起呼吸困难者应及时行气管切开术。对于久瘫不愈的单侧麻痹者,可行甲状软骨成形术,使声带内移,改善发音;双侧麻痹者可行声带外展移位固定术或一侧杓状软骨切除术,使声门后部开大,改善呼吸。

第五节 喉 阻 塞

喉阻塞(laryngeal obstruction)是指喉部及邻近组织的病变导致喉部呼吸通道发生堵塞,引起呼吸困难,故又称喉梗阻,是喉科常见急症之一。病情若未及时有效治疗可发生窒息死亡。而幼儿因其喉部生理特征较成人更易发生喉阻塞。

【病因】

1. 喉部感染 小儿急性喉炎、急性喉气管支气管炎、急性会厌炎是引起喉阻塞的常见原因。成人喉脓肿、喉软骨膜炎及邻近组织的急性炎症如咽后脓肿、口底蜂窝组织炎、颌下淋巴结炎及脓肿向下蔓延可致喉阻塞。喉部特异性感染如喉结核、梅毒等如发生肉芽肿或并发感染也可引起喉阻塞。

2. 喉外伤、水肿 外伤早期喉部黏膜肿胀,可合并喉部软骨损伤、骨折移位等致喉腔狭窄;后期瘢痕挛缩或粘连致瘢痕性喉狭窄,均可引起喉阻塞。而药物过敏性反应、喉血管神经性水肿及气管插管时间过长、操作粗暴或支气管镜检查等可导致喉部黏膜水肿、声门狭窄。

3. 喉异物、喉痉挛 喉、气管异物不仅导致机械性梗阻,而且引起喉痉挛。破伤风感染可引起阵发性喉痉挛。刺激性气体及化学药品接触到喉黏膜也能引起喉痉挛。

4. 喉部肿瘤 喉癌、乳头状瘤常见。邻近组织较大的肿瘤如咽侧隙肿瘤、甲状腺肿瘤等压迫气管可致喉阻塞。

5. 其他 如喉蹼、喉软骨畸形等先天性畸形;各种原因引起的双侧声带外展麻痹引起声带固定于中线,声门裂变小,导致喉阻塞。

【临床表现】

1. 吸气性呼吸困难 喉阻塞的主要症状。正常生理情况下,吸气时气流将声带斜面向内下推压,但因声带同时伴有外展作用,使声门裂开大,故无呼吸困难。在喉腔狭窄的病理情况下,吸气时气流将声带斜面向内下推压,使原本狭窄的声门更加狭窄,以致引起吸气性呼吸困难。但呼气时气流向上冲开声带,声门裂变大,故呼气困难不明显。

2. 吸气性喘鸣 吸入的气流通过狭窄的声门裂时形成气流旋涡,冲击声带引起声带颤动而发出响亮的声音。喘鸣音大小与阻塞程度呈正相关。呼气时因声门裂较大而无此声。

3. 吸气性软组织凹陷 喉阻塞时,空气不易通过声门进入肺部,由辅助呼吸的胸腹肌代偿,加强活动,扩张胸部,但肺叶不能相应膨胀,故胸腔内负压增加,将胸壁及其周围的软组织吸入,故出现胸骨上窝、锁骨上窝、胸骨剑突下或上腹部、肋间隙的吸气性凹陷,称为四凹症。

4. 声嘶 病变若累及声带,则出现声嘶,部分患者可出现失音。

5. 缺氧症状 吸气性呼吸困难可导致缺氧,表现为面色青紫,坐卧不安,烦躁,头部后仰。严重者可出现心力衰竭,甚至昏迷死亡。

【呼吸困难分度】

为区分病情轻重,准确掌握治疗原则及手术时机,将喉阻塞引起的呼吸困难分为四度。

一度:安静时无呼吸困难表现,活动或哭闹时有轻度的吸气性呼吸困难、吸气性喘鸣和吸气性胸廓周围软组织凹陷。

二度:安静时也有轻度的吸气性呼吸困难、吸气性喘鸣和吸气性胸廓周围软组织凹陷。活动或哭闹时加重,但不影响进食及睡眠,无烦躁不安及缺氧症状。脉搏正常。

三度:吸气性呼吸困难明显,吸气时喘鸣声响亮,四凹症显著,缺氧症状明显,出现烦躁不安、不易入睡、不愿进食等症状。

四度:呼吸极度困难,出现严重缺氧,表现为坐卧不安,手足乱动,出冷汗,面色苍白或发绀,血压下降,大小便失禁,最后昏迷窒息甚或死亡。

【诊断】

根据病史、临床表现和体征,诊断喉阻塞不难。对于轻型喉阻塞患者,应查明原因,了解喉部病变及声门受累情况。重型喉阻塞患者应先解决喉阻塞,再行相关病因的追查和诊治。

【鉴别诊断】

喉阻塞引起的呼吸困难须与支气管哮喘、气管支气管炎等引起的吸气性、呼气性、混合性呼吸困难相鉴别(见表 19-3)。

表 19-3 阻塞性呼吸困难的鉴别要点

鉴别项目	吸气性呼吸困难	呼气性呼吸困难	混合性呼吸困难
病因	咽喉部及气管上段等部位狭窄或阻塞性疾病,如喉气管异物、咽喉肿瘤、急性喉炎等	小气管狭窄或阻塞性疾病,如支气管哮喘、急慢性支气管炎、肺气肿等	上下呼吸道同时有狭窄或阻塞性病变所致,如肺炎、气胸、肺水肿、胸膜腔积液、喉气管支气管炎等
呼吸深度及频率	吸气运动加强,吸气期延长,呼吸频率不变或减慢	呼气运动加强,呼气期延长,吸气运动稍加强	呼气与吸气均加强,呼吸表浅而增快,以吸气性呼吸困难为主时
四凹症	吸气时明显	无	明显
喘鸣音	吸气时	呼气时	一般无
咽喉部检查	可发现阻塞性病变或喉部狭窄	咽喉部无狭窄及阻塞性病变	咽喉部无狭窄及阻塞性病变
肺部检查	肺部充气不足	肺部过度充气	肺部可闻及呼吸音粗糙、啰音或支气管呼吸音

【治疗】

经诊断为急性喉阻塞的患者,需明确呼吸困难分度,根据其呼吸困难程度采取相应的措施迅速解除呼吸困难,尽早脱离缺氧状态。

一度:找出病因,针对病因治疗,一般不需进行气管切开。

二度:积极治疗病因,炎性疾病者可用抗生素及类固醇激素治疗,呼吸道异物尽早取出,一般不需进行气管切开,但应做好气管切开准备。喉部肿瘤需考虑行气管切开术。

三度:严密观察病情,做好气管切开准备。若为炎症因素,可试用抗生素及类固醇激素和氧气吸入等治疗,如疗效不佳则需立即进行气管切开。肿瘤患者需先行气管切开术,待呼吸困难缓解后再予以相关治疗。

四度:立即进行气管切开。若病情十分紧急,可先行环甲膜切开。

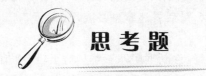

思考题

一、名词解释

1. 喉阻塞

2. 急性声门上喉炎

3. 四凹症

二、问答题

1. 简述喉阻塞的分度及其处理原则。

2. 为什么与成人相比小儿急性喉炎严重得多?

(谢和新　付桂苏)

第二十章

耳 部 疾 病

第一节 先天性耳畸形

一、先天性耳前瘘管

先天性耳前瘘管(congenital preauricular fistula)是临床常见的先天性耳畸形,为胚胎发育时期第1、2鳃弓的耳廓原基融合不良或是第1鳃沟封闭不全所致。遗传特征为常染色体显性遗传。

【临床表现】

瘘管多为单侧,少数为双侧。瘘口多位于耳轮角前,少数可在耳廓之三角窝或耳甲腔部,另一端为盲管。一般无症状,按压时可有少许白色黏稠性或干酪样分泌物自瘘口溢出,局部有瘙痒不适。如继发感染,局部红肿疼痛或化脓,反复感染可致脓肿或囊肿,破溃后形成脓瘘或瘢痕。

【治疗】

无症状或无感染者可不进行处理。局部瘙痒、有分泌物溢出者,宜行手术切除。急性感染者,全身使用抗生素,若形成脓肿,先切开排脓,待感染控制后再行手术切除。

二、先天性外耳及中耳畸形

先天性外耳及中耳畸形(congenital microtia and middle ear dysmorphia)常同时发生,多为单侧。前者系第1、2鳃弓发育不良及第1鳃沟发育障碍所致。后者常伴有第1咽囊发育不全,可导致鼓室内结构、咽鼓管甚至乳突发育畸形等。临床上习惯统称为先天性小耳畸形。与遗传、胚胎期药物损害或病毒感染有关。

【临床表现】

按畸形发生的部位和程度分为3级。第1级:耳廓小而畸形,各部尚可分辨;外耳道狭窄或部分闭锁,鼓膜存在,听力基本正常。第2级:耳廓呈条索状,外耳道闭锁,鼓膜未发育,伴传导性聋,为临床常见类型。第3级:耳廓残缺,外耳道闭锁伴有内耳功能障碍,伴混合性或感音神经性聋。此型发病率最低。第2、3级畸形如伴颌面发育不全者,称为下颌面骨发育不全。单侧发病者,不影响语言功能,双侧者因听觉障碍可致语言发育不良。

【治疗】

酌情手术治疗。单耳畸形而另一耳听力正常者其耳廓畸形矫正一般主张在成年后进行。单侧外耳道闭锁伴感染性瘘管或胆脂瘤者,视具体情况尽早考虑手术。双耳畸形伴中度以上传导性聋者,可于 2 岁后行耳道及鼓室成形术,以提高听力,促进患儿语言、智力的发育。

三、先天性内耳畸形

先天性内耳畸形的病种繁多,诊断较难,临床最常见的内耳畸形有如下两种。

1. 大前庭水管综合征(large vestibular aqueduct syndroms,LVAS) 常染色体隐性遗传病,一般在 2 岁左右开始发病,主要表现为听力波动性下降,最后可致全聋。主要通过高分辨 CT 确诊。目前尚无有效治疗方法,极重度聋者可行人工耳蜗植入术。

2. 先天性耳蜗畸形(congenital cochlear malformation) 最常见的内耳畸形,主要为常染色体显性或隐性遗传病,也可为非遗传因素所致。其主要表现为出生即无听力,或1~2岁时才出现听力减退,耳聋性质主要为感音神经性聋。临床主要根据听力学及影像学检查确诊本病,目前尚无有效治疗方法。

第二节 外 耳 疾 病

一、耳廓假性囊肿

耳廓假性囊肿(aural pseudocyst)亦称耳廓软骨间积液、耳廓浆液性软骨膜炎、耳廓非化脓性软骨膜炎等,系指耳廓软骨夹层内的非化脓性浆液性囊肿,表现为耳廓前面上方的囊肿样隆起。本病多发于 20~50 岁的成年人,男性多于女性。

【病因】

病因不明,可能与耳廓受到挤压、触摸等机械刺激致局部循环障碍,引起组织间无菌性炎性渗出积聚等有关。

【临床表现】

(1) 小囊肿可无症状,大的可有胀感、波动感、灼热感或痒感等症状,但常无痛感。

(2) 患者常无意发现耳廓前面上半部出现一个局限性逐渐增大的无痛性囊性隆起,多位于舟状窝和三角窝,分界清楚,皮肤颜色正常,有良好透光性。

(3) 穿刺抽吸时可吸出淡黄色清亮液体,蛋白质含量丰富,培养无细菌生长。

【治疗】

方法较多,主要目的是促进囊壁纤维化,防止液体再生,使囊壁粘连愈合。

(1) 发病早期无明显积液者,可用冷冻、紫外线照射、超短波、磁疗、射频等物理疗法,以制止渗出,促进吸收。

（2）积液明显者,在严格无菌条件下采取穿刺抽液加压包扎,亦可用 15％高渗盐水、50％葡萄糖溶液、平阳霉素或 1％～2％碘酊等在抽液后注入囊腔做挤压包扎,促进囊壁粘连愈合。

（3）经上述治疗效果不佳者行手术治疗。在局麻或全麻下,在囊肿隆起最明显处切除部分前壁,刮除肉芽及增厚组织后用无菌纱布加压包扎。

二、耵聍栓塞

耵聍栓塞(impacted cerumen)是指外耳道耵聍分泌或积聚过多,形成较硬团块阻塞外耳道。

【临床表现】

常因阻塞的程度和位置而有不同症状。未完全阻塞者多无症状。完全阻塞者有听力减退,耳胀闷不适。如鼓膜受到刺激可引起眩晕、耳鸣及听力减退,如外耳道皮肤受到刺激可致外耳道炎。检查可见棕黑色或黄褐色团块阻塞外耳道,质地坚硬或松软如泥。

【治疗】

取出外耳道耵聍。

（1）较小或成片状、可活动、未完全阻塞外耳道的耵聍用枪状镊或耵聍钩取出。较软耵聍可将其与外耳道壁分离后用枪状镊分次取出。

（2）耵聍钩取出法:对较硬者,用耵聍钩沿外耳道后上壁与耵聍之间轻轻伸入到耵聍后部,转动耵聍钩扎入耵聍团块中央,慢慢向外拉出。

（3）冲洗法:对坚硬如石、首次难以取出者,用 5％碳酸氢钠溶液或 1％～3％酚甘油滴耳,每天 4～6 次,2～3 天待耵聍软化后用温水将其冲出。如伴外耳道狭窄、外耳道炎、化脓性中耳炎,忌冲洗。

（4）抽吸法:对忌用冲洗法或用药物软化耵聍后用冲洗法不能取出者,可用吸引器慢慢将其吸出。

三、外耳道疖

外耳道疖(furunculosis of external auditory meatus)是外耳道皮肤毛囊、皮脂腺或耵聍腺的局限性化脓性炎症。致病菌主要为葡萄球菌。

【病因】

挖耳损伤外耳道皮肤后继发感染为最常见原因;游泳、洗头、洗澡时污水入耳及外耳道冲洗、中耳长期流脓、外耳道湿疹等诱发细菌感染,易致本病;全身因素,如糖尿病、身体虚弱等情况下易患本病。

【临床表现】

（1）早期以剧烈跳动性耳痛为主要症状,张口、咀嚼、打呵欠时加重,可放射至同侧头部,可伴耳前、耳后或耳下淋巴结肿大及压痛。多有全身不适。检查可见外耳道软骨部有局限性红肿,有明显触痛、耳屏压痛和耳廓牵拉痛,此点可作为与急性中耳炎耳痛的鉴别。晚期脓肿破溃后有脓性或脓血性分泌物排出,耳痛减轻。

(2)外耳道后壁疖肿可使耳后皮肤红肿,引起耳后沟消失和耳廓外突,易误诊为乳突炎。外耳道前下壁疖肿可致耳屏前下方肿痛,易误诊为腮腺炎。

【治疗】

(1)早期未化脓时,用10％鱼石脂甘油或1％～3％酚甘油滴耳,或用纱条浸上述药液后敷于患处,每日更换1～2次。可配合局部热敷、超短波照射等物理疗法。

(2)疖肿成熟而未破溃者及时挑破或沿外耳道长轴方向切开排脓,脓腔置入浸有抗生素的纱条或橡皮条引流。

(3)感染严重者,在局部治疗的同时全身使用抗生素控制感染,服用镇静剂、止痛药等。

四、弥漫性外耳道炎

弥漫性外耳道炎(diffuse external otitis)是指外耳道皮肤及皮下组织的急、慢性弥漫性炎症。

【病因】

致病菌多为金黄色葡萄球菌、链球菌、铜绿假单胞菌和变形杆菌等,外耳道被液体浸渍、外伤、耵聍缺乏、化脓性中耳炎脓液的刺激、变态反应等为其诱因。糖尿病患者及变应体质者易反复发作。

【临床表现】

1. 急性弥漫性外耳道炎 初期出现耳痛、灼热,随病情发展耳痛加剧,伴稀薄或黏稠分泌物流出。检查有耳廓牵引痛和耳屏压痛,外耳道皮肤弥漫性红肿,或有溃烂、分泌物积聚,有时可见小脓疱,外耳道腔变窄,可有耳周淋巴结肿痛。

2. 慢性弥漫性外耳道炎 常见耳痒不适,伴少量渗出物。外耳道皮肤增厚、皲裂、脱屑,或附着痂皮,外耳道深部可有带臭味的分泌物积聚,严重者可造成外耳道狭窄。

【治疗】

1. 急性弥漫性外耳道炎 清洁外耳道,保持局部清洁、干燥和引流通畅,使外耳道处于酸性环境。除不进行切开引流之外,其他治疗同外耳道疖。

2. 慢性外耳道炎 先清除外耳道内的皮屑、分泌物及痂皮,用含抗生素和糖皮质激素霜剂、糊剂或合剂局部涂敷。

五、外耳湿疹

外耳湿疹(eczema of external ear)是指耳廓、外耳道及其周围皮肤的变应性、多形性的浅表性炎症。一般分为急、慢性两类。

【病因】

可能与变态反应、精神-神经因素、内分泌失调、代谢障碍等有关。药物、外耳道长期脓液刺激或其他过敏物质刺激,以及鱼、虾、蟹、牛奶、肠寄生虫、毛织品、化妆品、湿热等为其可能的变应原。

【临床表现】

1. 急性湿疹 多见于婴儿,局部剧痒,伴有烧灼感。检查见外耳皮肤红肿、散在红斑或粟粒状小丘疹及半透明的小水疱,水疱破溃后流出黄水样分泌物,出现红色糜烂面,分泌物结痂后黏附其上。如继发感染,则皮损扩大,渗液增多,可出现浅小溃疡。

2. 慢性湿疹 自觉剧痒,外耳皮肤增厚、粗糙、皲裂、结痂、脱屑、局部色素沉着等,累及鼓膜,可致轻度传导性聋及耳鸣。

【治疗】

(1) 祛除病因,避免接触致敏原,调整饮食,忌酒及避免进食具有较强变应原性的食物。

(2) 局部严禁搔抓,忌用热水或肥皂水清洗,或涂擦有刺激性的药物。

(3) 渗出液较多者先用3%双氧水或炉甘石洗剂清洗局部,再3%硼酸溶液或15%氧化锌溶液湿敷。渗出液较少者先涂擦1%～2%甲紫液,干燥后涂抹糖皮质激素霜剂或软膏、氧化锌油或糊剂等。

(4) 慢性湿疹皮肤增厚或皲裂者,可用10%～15%硝酸银涂擦或3%水杨酸软膏涂敷患处。

(5) 全身治疗可选用具有抗过敏作用的药物,口服大量维生素C,继发感染者全身和局部使用抗生素。

六、外耳道真菌病

外耳道真菌病(otomycosis external)又称真菌性外耳道炎(otitis externa mycotica),是侵入外耳道或外耳道内的条件致病性真菌,在适宜条件下繁殖引起的外耳道的炎性病变。

【病因】

致病真菌以曲霉菌、青霉菌及念珠菌等较常见。外耳道进水、挖耳损伤、中耳流脓、长期全身或局部使用抗生素、糖皮质激素等均可诱发真菌感染。

【临床表现】

轻者可无症状。一般表现为耳内瘙痒及闷胀感,甚至是奇痒,以夜间为甚。如脱屑与菌丝共同形成的痂皮阻塞外耳道或覆盖鼓膜时可出现听力减退及耳鸣。继发感染可有外耳道肿胀、疼痛及流脓等症状。

检查见外耳道深部和鼓膜表面覆盖白色、灰色或黄黑色粉末状或绒毛状霉苔,形如薄膜、细丝、碎屑,为筒状或块状,去除后可见患处充血、肿胀、轻度糜烂等。

【治疗】

清除外耳道内的痂皮和分泌物,保持干燥。用1%～3%柳酸酒精或1%～2%麝香草酚酒精溶液涂耳。亦可局部涂用克霉唑、咪康唑、酮康唑、氟康唑等的霜剂或软膏。

第三节 中 耳 炎

一、分泌性中耳炎

分泌性中耳炎(secretory otitis media)是以中耳积液及传导性聋为主要特征的中耳非化脓性炎性疾病,为耳鼻喉科常见疾病之一。多发于冬春,以儿童多见,是儿童和成人听力下降的常见原因之一。中耳积液可为浆液性分泌物、渗出液或黏液。本病可分为急性和慢性两种,急性者病程持续 6～8 周,病程超过 8 周未愈者为慢性;慢性分泌性中耳炎亦可缓慢起病或由急性分泌性中耳炎反复发作迁延而来。

【病因】

目前认为咽鼓管功能障碍、中耳局部感染和变态反应等为其主要病因。

1. 咽鼓管功能障碍

(1) 机械性阻塞:咽鼓管咽口受到周围组织的压迫或阻塞,如腺样体肥大、肥厚性鼻炎、鼻咽部淋巴组织或肿瘤增生、慢性鼻窦炎脓性分泌物、长期后鼻孔及鼻咽部填塞等。

(2) 非机械性阻塞:小儿咽鼓管软骨弹性差,司其开闭的肌肉薄弱、收缩无力,中耳易产生负压。当鼓室处于负压时,软骨段易塌陷,导致管腔狭窄或阻塞;腭裂患者因腭肌肉无中线附着点,以致吞咽时咽鼓管不能主动开放;因细菌蛋白溶解酶破坏,使咽鼓管表面活性物质减少,致管内表面张力升高,影响咽鼓管的正常开放。

(3) 咽鼓管的清洁与防御功能障碍:咽鼓管黏膜上皮的纤毛细胞及其上方的黏液毯共同组成"黏液纤毛输送系统",通过纤毛向咽口的单向摆动将中耳内的异物和分泌物运输到鼻咽部。如纤毛运动障碍可致中耳分泌物积聚。此外,因咽鼓管壁周围组织弹性降低等因素导致的咽鼓管关闭不全亦有利于病原体进入中耳。

2. 中耳局部感染 近年来研究发现在中耳积液中检测出细菌、病毒等病原微生物,结合组织学检查结果及临床征象,提示本病可能是轻型或低毒性细菌或病毒等感染所致。

3. 变态反应 在中耳积液中检测出细菌的特异性抗体和免疫复合物、补体系统、溶酶体酶以及前列腺素等炎性介质,提示慢性分泌性中耳炎可能是一种由抗体所介导的免疫复合物疾病。

4. 其他 任何原因导致的全身或局部抵抗力低下都可诱发本病,其中母亲吸烟、哺乳方法不当、居住环境不良、腭裂及家族成员中有本病病史等为患本病的危险因素。

【临床表现】

1. 症状

(1) 听力减退:急性患者发病前大多有感冒病史,以后听力渐降,伴自听增强。慢性者起病隐匿,患者常说不清具体的发病时间。当头位前倾或偏向健侧时,因积液离开蜗窗,听力可暂时改善。积液黏稠时,听力不随头位改变而改变。小儿大多表现为对父母呼唤声反应迟钝,注意力不集中,学习成绩下降等。

(2)耳痛:急性患者常有持续性轻微耳痛,慢性患者耳痛不明显。

(3)耳鸣:一般不重,多为低调间歇性,如"噼啪"声。头部运动或打呵欠、擤鼻鼓气时,耳内可出现流水声。

(4)耳内闭塞感:耳内闭塞或闷胀感常为成人患者就诊的主诉原因,按压耳屏后可暂时减轻。

2. 检查

(1)鼓膜:急性者松弛部或全鼓膜有放射状扩张的血管,并出现内陷,表现为光锥缩短、变形或消失,锤骨柄向后上移位,锤骨柄短突明显外突。鼓室积液时,鼓膜呈淡黄色、橙红色或琥珀色。慢性者可呈乳白色或灰蓝色,如毛玻璃状,鼓膜紧张部有扩张的微血管。若液体未充满鼓室,可透过鼓膜见到液平面(图 20-1),此液平面呈凹面向上,头位改变时,其与地面的平行关系不变。有时透过鼓膜可见到液中气泡,咽鼓管吹张后气泡可移位、增多。

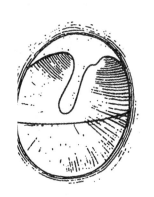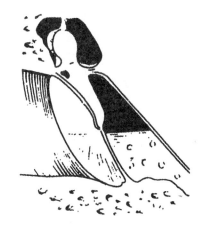

(a)透过鼓膜可见液平面与液中气泡　　(b)鼓室剖面观示鼓室积液情况

图 20-1　分泌性中耳炎

(2)鼓气耳镜检查见鼓膜活动受限。

(3)听力检查:音叉试验及纯音听阈测试均显示传导性聋。听力损失轻重不一且以低频为主,高频气导及骨导亦可下降,积液排出后听力即改善。少数患者因细菌及毒素经卵圆窗致耳蜗毛细胞受损而合并感音神经性聋。声导抗图对本病诊断有重要价值,平坦型(B 型)为本病的典型曲线,负压型(C 型)显示咽鼓管功能不良,部分患者有鼓室积液。

(4)颞骨 CT 检查:可见鼓室内不同程度的密度增高,乳突气房中可见有液平面。

【诊断】

根据病史、临床表现及听力学检查结果,诊断一般不难。必要时可做鼓膜穿刺确诊。

【鉴别诊断】

1. 鼻咽癌 对于一侧慢性分泌性中耳炎的成人患者，应常规仔细做鼻咽部检查、血清 EBV-VCA-IgA 抗体测定，以排除鼻咽癌的可能。必要时做电子鼻咽镜、鼻咽部 CT 或 MRI 检查及鼻咽部活检。

2. 脑脊液耳漏 此为先天性颞骨缺损破裂或骨折、内耳畸形等鼓膜完整者，脑脊液积于中耳产生类似分泌性中耳炎的临床表现。根据先天性感音神经性聋病史或头颅外伤史、鼓室液体的实验室检查结果及颞骨 X 线或 CT 检查等可鉴别。

3. 胆固醇肉芽肿 原因不明，亦称特发性血鼓室，可为分泌性中耳炎的晚期并发症。鼓室内有棕褐色液体，可见胆固醇结晶，鼓室及乳突气房内有暗红色或棕褐色肉芽肿，内有铁红/黄素与胆固醇结晶溶解后形成的裂隙，伴异物巨细胞反应。鼓膜呈蓝色或蓝黑色。颞骨 CT 检查有助于诊断。

【治疗】

病因治疗、清除中耳积液及改善中耳通气和引流为本病的治疗原则。

1. 非手术治疗

(1) 抗生素：急性者可根据病情选用青霉素类、头孢菌素类或氟喹诺酮类药物。

(2) 保持鼻腔和咽鼓管通畅：1%麻黄碱或 1%麻黄碱与含糖皮质激素的抗生素复合滴鼻液交替滴鼻，每天 3～4 次。可配合捏鼻鼓气法、导管法或波氏球法行咽鼓管吹张。

(3) 糖皮质激素：选用长、中效类糖皮质激素短暂口服，以抑制炎症反应。

(4) 促进纤毛运动：选用稀化黏素类药物以促进纤毛运动，降低咽鼓管黏膜表面张力和咽鼓管开放的压力。

2. 手术治疗

(1) 鼓膜穿刺术：在无菌技术下做鼓膜穿刺抽吸积液，必要时可在 1～2 周后重复穿刺，可于抽液后注入 α-糜蛋白酶、糖皮质激素等行鼓膜穿刺术(图 20-2)。

(2) 鼓膜切开术：适用于鼓室积液较黏稠，鼓膜穿刺不能吸尽，或反复穿刺抽吸后迅速生成，或小儿不合作，局麻下无法做鼓膜穿刺等。

(3) 鼓室置管术：病情迁延不愈或反复发作的慢性分泌性中耳炎、胶耳及因鼻咽癌等做头部放疗后咽鼓管功能不能在短期恢复者，均可在鼓膜切开抽吸积液后在切口处放置一通气管，改善通气引流，促进咽鼓管功能恢复。通气管留置时间一般为 6～8 周，最长不超过 3 年。

(4) 积极治疗鼻及咽喉疾病：如鼻中隔矫正、鼻息肉摘除、下鼻甲手术、腺样体切除、扁桃体切除等。

二、急性化脓性中耳炎

急性化脓性中耳炎(acute suppurative otitis media)是感染所致的中耳黏膜的急性

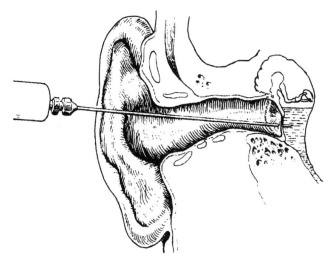

图 20-2 鼓膜穿刺术位置示意图

化脓性炎症。本病好发于儿童,冬春季多见,以耳痛、听力减退、鼓膜穿孔、耳漏为其主要临床特征。

【病因】

主要致病菌为流感嗜血杆菌、肺炎链球菌、溶血性链球菌、葡萄球菌及铜绿假单胞菌等。常见感染途径有以下几种。

1. 咽鼓管途径 最常见。

(1)急性上呼吸道感染:上呼吸道的急性炎症向咽鼓管蔓延,引起咽鼓管黏膜充血、肿胀,纤毛运动障碍,导致潜伏于鼻腔、咽部等的细菌经咽鼓管侵入中耳,引起感染。

(2)急性传染病:患猩红热、麻疹、百日咳、白喉、流感、伤寒等病时,病原微生物循咽鼓管引起本病。

(3)不当的鼻腔冲洗、鼻咽部填塞、捏鼻鼓气或擤鼻、咽鼓管吹张及在不洁的水中游泳或跳水等,致病菌可循咽鼓管侵入中耳。

(4)婴幼儿咽鼓管短而宽,鼓口位置较低,哺乳位置不当,如平卧哺乳,乳汁可经此途径进入中耳。咽部致病菌亦可易循咽鼓管侵入中耳。

2. 外耳道鼓膜途径 致病菌因鼓膜外伤,中耳炎遗留的鼓膜穿孔,未遵循无菌操作的鼓膜穿刺术、鼓膜切开术、鼓室置管术等,由外耳道进入中耳。

3. 血行感染 罕见。

【病理】

病变主要位于鼓室,亦可累及中耳其他部位的黏膜。病变早期,中耳黏膜充血肿胀、纤毛脱落、杯状细胞增多,因毛细血管扩张、通透性增加致纤维蛋白、红细胞、多形核白细胞及血浆渗出,聚集于鼓室,并逐渐转为脓性,随鼓室内积脓的增多,鼓膜因受压增大而贫血,加之血栓性静脉炎,导致鼓膜局部坏死、破溃、穿孔,脓液随之外流。若治疗得当,引流通畅,炎症可逐渐吸收,黏膜恢复正常。治疗不当或重症者,可迁延为慢性,或合并急性乳突炎。

【临床表现】

1. 症状

(1) 全身症状:轻重不一。穿孔前,症状较重,可有畏寒、发热、倦怠、食欲减退等。小儿全身症状常较成人重,可有高热、惊厥,常伴恶心、呕吐、腹泻等消化道症状。鼓膜穿孔后,体温很快下降,全身症状明显减轻。

(2) 耳痛:本病的早期症状。耳深部剧痛,如搏动性跳痛或刺痛,可经三叉神经向同侧头部或牙齿放射,吞咽、咳嗽、打喷嚏时疼痛加重。鼓膜穿孔后疼痛顿减。

(3) 耳鸣及听力减退:发病早期常有低调耳鸣,听力渐降。耳痛剧烈者,耳鸣可不被察觉。鼓膜穿孔后听力有所提高。

(4) 流脓:鼓膜穿孔后耳内有液体流出,初为浆液-血水样,以后变为黏脓性或脓性分泌物。

2. 检查

(1) 耳镜检查:病初,鼓膜松弛部充血,锤骨柄和紧张部周边见扩张的、呈放射状的血管。以后鼓膜逐渐出现弥漫性充血、肿胀,其标志不易辨认。如病情没得到及时控制,将发生鼓膜穿孔。穿孔多发生在鼓膜紧张部,开始穿孔很小,不易看清,清洁外耳道分泌物后在电耳镜下可见穿孔处有搏动亮点,中耳分泌物从该处流出。

(2) 触诊:乳头部及鼓窦区有压痛。

(3) 听力检查:多为传导性聋,少数可为感音神经性聋或混合性聋。

(4) 血常规:白细胞总数增多,中性粒细胞增多,鼓膜穿孔后血常规逐渐恢复正常。

【诊断】

根据病史和临床表现即可确诊。

【治疗】

祛除病因、控制感染和通畅引流为本病的治疗原则。

1. 病因治疗 积极治疗鼻腔、鼻窦、鼻咽部等邻近组织的慢性疾病,有利于预防中耳炎的复发。

2. 局部治疗

(1) 鼓膜穿孔前:①2%苯酚甘油滴耳,以消炎、止痛。鼓膜穿孔后应立即停用,以防腐蚀鼓室黏膜。慢性化脓性中耳炎患者忌用。②1%麻黄碱和含糖皮质激素的抗生素滴鼻液交替滴鼻,以改善咽鼓管的引流。③全身及局部症状重,鼓膜膨出明显,经治疗无明显好转;或鼓膜穿孔太小,分泌物引流不畅;或疑有急性乳突炎并发但尚无需立即手术者,应在无菌操作下行鼓膜切开术,以通畅引流、促进炎症的消退。

(2) 鼓膜穿孔后:①局部清洁,用3%双氧水或3%硼酸溶液彻底清洗、拭净外耳道分泌物,或用吸引器吸尽分泌物。②用无耳毒性的抗生素滴耳液滴耳,如0.3%泰利必妥滴耳液、0.25%氯霉素滴耳液、0.1%复方利福平滴耳液等。③当脓液减少、炎症减轻时,用3％硼酸酒精甘油、3％硼酸酒精、5％氯霉素甘油等滴耳。④炎症完全消退后,部分患者穿孔可自行愈合,如不能愈合者,可行鼓膜成形术。

3. 全身治疗

（1）尽早足量使用有效抗菌药物控制感染,彻底治愈。

（2）注意休息,清淡饮食,保持大便通畅。重症者应给予支持疗法。

【预防】

（1）积极预防与治疗上呼吸道和呼吸道感染。

（2）宣传有关正确擤鼻和哺乳的卫生知识和方法。

（3）鼓膜穿孔或鼓室置管者应禁止进行游泳等导致耳内进水的活动。

三、慢性化脓性中耳炎

慢性化脓性中耳炎（chronic suppurative otitis media）是中耳黏膜、骨膜或骨质的慢性化脓性炎症,常合并慢性乳突炎。本病为耳科常见病,病变不仅位于鼓室,还常侵犯鼓窦、乳突及咽鼓管,可导致颅内、外并发症而危及患者生命。鼓膜穿孔、耳内长期反复流脓和听力下降为主要临床特征。

【病因】

（1）急性化脓性中耳炎未及时有效治疗或治疗不当,病程迁延6周以上转为慢性。或急性坏死性中耳炎病变深达骨膜及骨质,组织损害严重,迁延为慢性。

（2）鼻腔、鼻窦等邻近组织的慢性疾病,咽鼓管引流不畅或长期阻塞者,易致中耳炎反复发作。

（3）全身或局部抵抗力低下,如全身慢性疾病、传染性疾病、营养不良等,尤其是婴幼儿,急性中耳炎易转变为慢性。

（4）常见致病菌为金黄色葡萄球菌、铜绿假单胞菌、变形杆菌、大肠杆菌、表皮葡萄球菌等,以革兰氏阴性菌较多见。病程较长者常出现两种或两种以上细菌的混合感染,且菌种可发生改变。无芽孢厌氧菌感染或其与需氧菌的混合感染逐年增多。

【病理改变及临床表现】

根据病理改变及临床表现可将本病分为单纯型、骨疡型、胆脂瘤型。

1. 单纯型 最多见。病变主要局限于鼓室黏膜,病理表现为鼓室黏膜充血、水肿、增厚及炎细胞浸润,杯状细胞及腺体分泌活跃。主要临床表现为间歇性耳流脓,量多少不等。上呼吸道感染时,流脓发作或脓量增多;脓液呈黏液性或黏脓性,一般不臭,鼓膜穿孔位于紧张部,无肉芽及胆脂瘤,听觉障碍一般为轻度传导性聋。CT检查提示无肉芽或息肉。

2. 骨疡型 骨疡型亦称坏死型或肉芽型。病变较重,超出黏膜组织,深达骨膜、骨质。病理表现为黏膜组织广泛破坏,听小骨、鼓环、鼓窦及乳突小房均可发生出血、坏死,鼓室内有肉芽或息肉形成。主要临床表现为耳内持续少量流脓,常带臭味。鼓膜发生边缘性穿孔,通过穿孔见鼓室内有息肉或肉芽。听力下降明显。患儿乳突发育严重受影响,呈硬化型。乳突 X 线片提示骨质破坏。此型中耳炎可发生各种并发症。

3. 胆脂瘤型　此型非真性肿瘤,是因鼓膜、外耳道的复层鳞状上皮经穿孔向中耳腔生长堆积而成的囊性结构,其外由纤维组织包围,内含脱落上皮、角化物和胆固醇结晶,故称为胆脂瘤。病理表现为胆脂瘤对周围骨质的直接压迫,或由于其基质及基质下方的炎性肉芽组织产生的多种酶和前列腺素等物质使周围骨质脱钙,骨壁破坏,同时胆脂瘤分泌产生的肿瘤坏死因子 α 对骨质破坏也起一定作用。胆脂瘤可分为先天性和后天性。先天性者是由胚胎外胚层组织遗留于颅骨发展而成。后天性者形成的确切机制不清楚,目前主要的学说有袋状内陷学说、上皮移入学说、鳞状上皮化生学说、基底细胞增殖学说等。主要临床特征:伴感染的胆脂瘤型耳内长期流带血丝及特殊恶臭的脓液,量多少不一,但后天性原发性者早期可无流脓症状。鼓膜松弛部穿孔或紧张部后上方发生边缘性穿孔,从穿孔处可见鼓室内有灰白色鳞状或豆腐渣样物,奇臭。一般具有不同程度的传导性聋。CT 检查上鼓室、鼓窦或乳突提示有骨质破坏,边缘多硬化,但浓密、整齐。

【诊断与鉴别诊断】

根据病史、鼓膜穿孔、鼓室改变结合颞骨 CT 检查即可诊断。但应与中耳癌、结核性中耳乳突炎等相鉴别。

【治疗】

治疗原则为消除病因,控制感染,清理病灶,通畅引流,恢复听力。

1. 病因治疗　及时治疗上呼吸道疾病,如慢性鼻窦炎、慢性扁桃体炎等;及时治愈化脓性中耳炎。

2. 局部药物与手术治疗

(1) 单纯型:以局部用药为主。在局部用 3% 过氧化氢彻底清洗拭干后滴入抗生素、激素等滴耳液,忌用粉剂及有耳毒性、腐蚀性的药物。如鼓室黏膜充血、水肿,有脓性或黏脓性分泌物时,可选用 0.3% 氧氟沙星滴耳液、3% 洁霉素滴耳液、0.25% 氯霉素滴耳液、复方利福平滴耳液等滴耳;如黏膜炎症减轻、脓液少、中耳潮湿者,可选用酒精或甘油制剂,如 3%～4% 硼酸酒精、3% 硼酸甘油、2.5%～5% 氯霉素甘油等。

(2) 骨疡型:引流通畅者,以局部用药为主。中鼓室肉芽可用 10%～20% AgNO₃ 烧灼;肉芽较大者,可用刮匙刮除或用圈套器摘除。引流不畅或疑有并发症者,行乳突根治术。

(3) 胆脂瘤型:尽早行乳突根治术,彻底清除病灶,预防并发症。

第四节　化脓性中耳炎的颅内外并发症

一、概述

由于中耳解剖位置特殊,化脓性中耳炎如治疗不及时,常波及颅内和颅外组织、器官,导致严重的并发症,尤其是颅内并发症常常危及生命,为耳鼻咽喉科危急重症之一,应高度重视。

【病因】

(1)化脓性中耳炎导致中耳骨质破坏严重、感染病菌的毒力强或患者全身抵抗力差,如长期营养不良及全身消耗性疾病患者、老年人、婴幼儿等,均可使炎症扩散而出现并发症。

(2)致病菌主要为革兰氏阴性杆菌,如铜绿假单胞菌、变形杆菌、大肠杆菌或副大肠杆菌、产气荚膜杆菌等,革兰氏阳性菌中以金黄色葡萄球菌、肺炎链球菌、溶血性链球菌等较多见,亦可出现两种或两种以上致病菌混合感染。

(3)与中耳病变的类型有关:在化脓性中耳炎的各种类型中,以胆脂瘤型慢性化脓性中耳炎最容易出现颅内外并发症,其次为骨疡型慢性化脓性中耳炎。幼儿的急性化脓性中耳炎也易出现并发症。

(4)不合理治疗:如不恰当地应用粉剂,造成脓液引流不畅,或对中耳炎的患者滥用抗生素,出现耐药菌株等而导致并发症。

【感染扩散途径】

感染扩散途径有以下几种(图 20-3)。

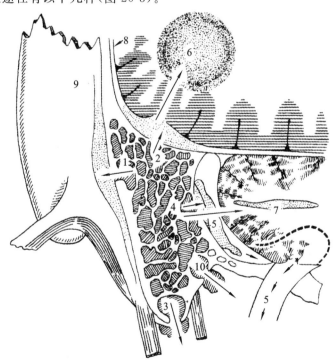

图 20-3 感染扩散途径示意图

1—耳后骨膜下脓肿;2—硬脑膜外脓肿;3—颈深部脓肿(二腹肌外);4—乙状窦周围脓肿;

5—乙状窦血栓性静脉炎;6—脑脓肿;7—小脑脓肿;8—颞叶硬脑膜;9—骨膜;10—颈深部脓肿(二腹肌内)

1. 经破坏的骨壁扩散 这与中耳乳突的解剖毗邻关系密切相关。当鼓室、鼓窦、乙状窦骨壁及窦脑膜角骨壁破坏时,细菌入颅内可致硬脑膜外脓肿、脑膜炎、脑脓肿、乙状窦或横窦周围炎甚至脓肿、小脑脓肿等。当乳突外侧壁或乳突尖内侧骨壁被破坏可致耳后骨膜下脓肿或颈深部脓肿(也称贝佐尔德脓肿)。中耳的内侧壁和后壁的炎症侵蚀骨质常波及面神经形成耳源性面瘫。

2. 血行途径 中耳黏膜内的小血管、乳突导血管及骨小管中的小静脉均可与脑膜、脑组织中的血管沟通,中耳感染沿此血液循环途径蔓延,引起颅内并发症,同时也可伴发脓毒败血症,出现远处脏器的化脓性感染如肺炎、肺脓肿和肝脓肿等。

3. 其他 感染可循前庭窗、蜗窗、耳蜗水管、前庭水管、内耳道等解剖通道和小儿尚未闭合的骨缝扩散导致颅内外并发症。

【分类】

近年来多将化脓性中耳炎并发症分为两类,即颅外并发症和颅内并发症。

1. 颅外并发症 有耳后骨膜下脓肿、贝佐尔德脓肿和 Mouret 脓肿、迷路炎、岩锥炎、岩尖炎及周围性面瘫等。

2. 颅内并发症 有硬脑膜外脓肿、硬脑膜下脓肿、蛛网膜炎、耳源性脑积水、乙状窦血栓性静脉炎、脑膜炎、脑脓肿及脑疝等。

【诊断】

根据病史、临床表现并结合影像学检查综合分析作出诊断,在诊断过程中需注意以下几点。

(1) 详细询问病史:患者患化脓性中耳炎的病史一般都较长。

(2) 化脓性中耳炎的颅内并发症的首发症状多为患者精神萎靡,尤其是表情淡漠。

(3) 慢性化脓性中耳炎的患者,如出现脓液突然减少或增多,并伴耳痛、持续性头痛及发热等症状应考虑发生颅内并发症的可能。

(4) 仔细行耳部检查:观察外耳道分泌物颜色、有无臭味及有无血性分泌物;观察鼓膜有无边缘性穿孔、松弛部穿孔及小穿孔引流不畅等情况;有无慢性化脓性中耳炎急性发作,有无肉芽及胆脂瘤等。

(5) 颞骨和颅脑影像学检查:CT 或 MRI 检查对颅内并发症有重要的诊断价值。

(6) 脑膜刺激症状、颅内压增高表现、眼底改变、脑神经麻痹症状、脑脊液改变等有助于诊断。

【治疗】

治疗原则:彻底清除乳突病灶、保证引流通畅、及时足量使用广谱抗生素,颅内压增高者以降颅内压、抢救生命为首要。

1. 乳突切开术 彻底清除中耳乳突的病变,探查鼓室盖、鼓窦盖和乙状窦骨板有无破坏,可疑者凿开检查;面瘫者需行面神经减压术;疑有脑脓肿者要穿刺引流等。

2. 及时足量使用广谱抗生素 在细菌培养及药物敏感试验结果出来之前使用足量能通过血脑屏障的具有抗厌氧菌作用的广谱抗生素,结果出来后,再调整用药。

3. 脓肿处理 穿刺、引流、冲洗或脓肿切除等。

4. 糖皮质激素 一般用地塞米松 10～20 mg/d 静脉滴注。

5. 对症治疗 颅内压增高者,快速静脉滴注甘露醇或静脉推注高渗葡萄糖。

6. 支持疗法 根据需要补充水分和电解质,输血或血浆及氨基酸等。

二、颅外并发症

1. 耳后骨膜下脓肿 脓液通过破损的骨壁进入耳后骨膜下形成脓肿。表现为耳后红肿、压痛、触之有波动感、穿刺有脓。脓肿穿破骨膜及耳后皮肤则形成耳后瘘管或窦道。颞骨 CT 检查有乳突骨质破坏表现。并发于急性乳突炎者可行单纯乳突凿开术;并发于慢性化脓性中耳乳突炎者可行乳突根治术,力求彻底引流,同时使用抗生素。

2. 贝佐尔德脓肿 同侧颈部疼痛,运动受限,在相当于下颌角至乳突尖水平处出现肿胀及压痛,有明显高热。因脓肿位置较深,无明显波动感。行乳突根治术时应彻底清除乳突尖部残余气房和病变组织,并尽早行颈部脓肿切开术。

3. 迷路炎 迷路炎是化脓性中耳乳突炎常见的并发症。根据病变部位和病理改变分为局限性迷路炎(又名迷路瘘管)、浆液性迷路炎和化脓性迷路炎三种主要类型。可表现为不同程度的眩晕、眼震、恶心、呕吐、听力减退甚至全聋。化脓性迷路炎感染可向颅内扩散,引起颅内感染。在使用足量抗生素的同时应尽早行乳突根治术,局限性迷路炎和浆液性迷路炎不需打开迷路,其瘘管用小骨片或筋膜等修复,而化脓性迷路炎需切开迷路引流。

三、颅内并发症

1. 硬脑膜外脓肿 硬脑膜外脓肿为硬脑膜与颅骨骨板之间的脓肿,是化脓性中耳炎最常见的颅内并发症。脓肿较小时多无特殊的症状和体征,常在乳突手术中发现。脓肿较大或发展较快时,可有患侧局限性和持续性激烈的搏动性头痛、体温轻度升高、情绪易激动等。若脓肿大时,可引起颅内压增高,则出现以患侧为主的全头痛;若脓肿位于颞骨岩尖,可出现岩尖综合征和轻度面瘫;若脓肿向中耳溃破,则中耳脓液突然增多,头痛减轻。一经确诊,应立即行乳突根治术,彻底清除中耳乳突病变组织,查找与脓肿相通的骨质破坏区,扩大并彻底暴露硬脑膜,确定脓肿部位,通畅引流,排尽脓液,电凝剥离肉芽组织。

2. 耳源性脑膜炎 耳源性脑膜炎是化脓性中耳炎并发的软脑膜、蛛网膜的急性化脓性炎症。以头痛、高热、呕吐为主要症状。起病时出现寒战、高热,体温高达 40 ℃左右,晚期可达 41 ℃。脉搏快,出现以后枕部为主的弥漫性剧烈头痛及喷射状呕吐等颅内压增高的症状,可伴烦躁不安、容易激动、全身感觉过敏、四肢抽搐等;晚期出现嗜睡、谵妄,甚至昏迷、大小便失禁。引起脑疝时,可导致呼吸、循环衰竭而死亡;出现脑膜刺激征,如颈部抵抗或颈项强直,甚至角弓反张。可出现病理性神经反射,如浅反射减弱、深反射亢进等。脑脊液中白细胞数显著增加,分类以多形核粒细胞增多为主,蛋白质含量升高,糖与氯化物含量降低,细菌培养阳性。尽早使用足量广谱抗生素控制感染,在全身情况允许的前提下及时行乳突根治术,彻底清除病灶,通畅引流。如颅内压特别高时,首先急用降颅内压药物预防脑疝形成,并同时进行手术。

3. 耳源性脑脓肿 耳源性脑脓肿是化脓性中耳乳突炎并发脑组织白质内的局限性脓肿。脓肿多位于大脑颞叶,其次为小脑。常为单发性脓肿。致病菌以杆菌为主,亦可为金黄色葡萄球菌、溶血性链球菌感染或混合性感染。典型病例临床表现可分为以下 4 期。

(1)起病期:表现为突发头痛、寒战、高热、呕吐及轻度脑膜炎刺激征等症状,易误诊为慢性化脓性中耳炎急性发作,历时数天后转入潜伏期。此期患者血中中性粒细胞增多,伴左移;脑脊液中细胞数稍多,蛋白质含量增多。

(2)隐伏期:亦称隐匿期,历时 10 天至数周。此期多无明显症状,部分患者可出现轻度不规则的头痛、低热、乏力、食欲不振、便秘等。部分年轻体壮的患者多有烦躁或抑郁少语,以及嗜睡等精神症状。

(3)显症期:脑脓肿扩大期。此期出现各种中毒症状:患者常以表情淡漠、精神萎靡、反应迟钝等为首发症状;多有午后低热、高热、体温正常或偏低,食欲不振或亢进等;出现颅内压增高症状,如患侧头痛、持续性枕后痛或全头痛,夜间症状加重,患者常因剧痛而惨叫不止;出现视盘水肿、喷射状呕吐、体温高而脉迟缓、打哈欠、频繁的无意识动作(如挖耳、触睾丸等)、性格及行为反常等;局灶性症状出现可早可晚,常因脓肿在脑部的位置不同而出现不同的定位症状。

(4)终末期:此期患者主要表现为突发或逐渐陷入深度昏迷,因呼吸、循环衰竭而死亡,部分患者经及时治疗可痊愈。颅脑 CT 或 MRI 检查可显示脓肿的位置、大小、数目及脑室受压等情况。治疗:早期使用足量广谱抗生素控制感染,在降低颅内压的前提下及时行手术治疗,并辅以支持疗法和纠正水、电解质平衡失调。

4. 乙状窦血栓性静脉炎 乙状窦血栓性静脉炎为最常见的耳源性颅内并发症。早期症状不典型,当细菌侵入乙状窦内引起静脉系统感染后出现明显的脓毒血症,表现为寒战、高热(体温可达 40~41 ℃)、剧烈头痛、恶心、呼吸急促、脉数等全身症状,体温呈弛张型,高热 2~3 h 后大汗淋漓、体温骤降,数小时后再高热,一日内可发生 1~2次,部分患者因机体抵抗力差体温可无变化。如血行扩散,则出现远隔脏器的化脓性病变及相应的伴随症状。

眼底检查可见患侧视盘水肿、视网膜静脉扩张,如 Growe 试验阳性(压迫颈内静脉,眼底静脉无变化)则表明颈内静脉有闭塞性血栓;腰椎穿刺脑脊液多无异常,但压力可升高,如 Tobey 试验阳性(压迫健侧颈内静脉,脑脊液压力迅速上升,可超出原压力的 1~2 倍;再压迫患侧颈内静脉,脑脊液压力不升或仅轻度升高)则表明乙状窦内有闭塞性血栓。治疗原则:以手术治疗为主,辅以足量有效的抗生素控制感染和支持疗法。疑为本病时应及时行乳突根治术,彻底清除病灶,通畅引流,并探查乙状窦,如为单纯型血栓且无明显感染,可不切开窦壁取出血栓;如有乙状窦脓肿和坏死时应将窦内病变组织全部清除。

第五节　面神经麻痹

面神经麻痹为耳科的重要疾病,是因颅内、颞骨及颈、面部各种疾病引起面神经贫血、出血、水肿、受压、牵拉、断裂等导致面肌麻痹的一种疾病。根据组织病理学分类,面神经麻痹分为中枢性面神经麻痹和周围性面神经麻痹两类。病损位于面神经核以上者称为中枢性面神经麻痹,受损部位在面神经核或面神经核以下者称为周围性面神经麻痹。

【病因】

1. 面神经周围性病变　病损部位在迷路段至面神经各分支。常有明确的受凉史,春季发病率高,多见于中年女性和糖尿病患者。现推测是因病毒感染和微循环障碍导致神经鞘膜水肿引起面神经管内压增高,面神经受压而致面神经受损。如水痘-带状疱疹病毒感染、颅脑外伤、面神经瘤、腮腺肿瘤及耳部手术等。

2. 颅内病变　从桥小脑角面神经核至内耳道之间的各种病变均可引起面神经颅内段受损。最常见病变为听神经瘤。

3. 面神经核病变　病变位于面神经运动核及其神经通路各部分的突触,如多发性硬化、脑出血、脑动脉瘤、脑干梗死、脑桥的胶原细胞瘤、脊髓灰质炎等。

4. 面神经中枢性病变　病变位于大脑皮层运动神经元细胞体或其向面神经核投射的突触部位。主要表现为不完全性麻痹,无肌肉萎缩和表情缺失现象。

5. 各种感染性或中毒性面神经炎　如麻风、麻疹、流感、白喉、铅中毒等均可引起面瘫。

【病理】

1. 神经外膜受损　面神经外膜损伤,如未累及神经成分,神经传导功能正常则无面瘫。

2. 神经失用　损伤仅限于髓鞘,轴索正常,神经传导暂时性阻滞,出现面瘫。病因祛除后,功能可在1～4周恢复,不遗留再生缺陷。

3. 轴索断伤　轴索断伤2～3天后神经远端的轴索与髓鞘崩解而发生不同程度的退行性变,但鞘膜完整。受损3周后,轴索由近及远沿鞘膜管再生直达运动终板,神经功能可在2个月左右部分或全部恢复。

4. 神经断伤　神经干完全断裂,远端神经变性,近端形成神经瘤。如手术后,神经断端对接良好,神经功能可于6个月左右开始恢复。

【临床表现】

面神经麻痹主要表现为面部肌肉随意运动障碍,表情运动丧失。上部面肌运动障碍时,额纹消失,不能皱眉和闭眼。下部面肌运动障碍时,鼻唇沟变浅或消失,口角下垂

213

并偏向健侧,哭笑、讲话时更明显。讲话口齿欠清,进食可出现口角漏液现象。

一侧中枢性面神经麻痹时,两侧上部面肌运动良好,对侧下部面肌随意运动消失,呈痉挛性麻痹。周围性面神经麻痹时,患者上、下表情肌均麻痹。

不同部位面神经受损,其临床表现也不一样。如损伤位于鼓索神经远端则仅有面肌麻痹;损伤位于镫骨肌支与鼓索神经间则除面肌麻痹之外,舌前 2/3 味觉缺失,听力下降;损伤位于镫骨肌支与膝状神经节之间则有面肌麻痹、舌前 2/3 味觉缺失、听力下降及听觉过敏;损伤位于膝状神经节与内耳道之间则有面肌麻痹、舌前 2/3 味觉缺失、听力下降、听觉过敏、唾液和泪液分泌减少;损伤位于颅后窝则出现面肌麻痹、舌前 2/3 味觉缺失、听力下降、听觉过敏、唾液和泪液分泌减少及脑干或其他脑神经受损表现。

【诊断】

根据典型的临床表现、定位试验、定性试验及影像学检查作出本病病症、病变的部位和程度的诊断,尽可能作出病因学诊断,以便采取有效的治疗方法。

【治疗】

1. 病因治疗 对病因明确的患者,应积极治疗病因,同时兼顾面瘫的对症治疗。

2. 药物治疗 对耳带状疱疹、贝尔面瘫等,可使用抗病毒药、糖皮质激素、B 族维生素及血管扩张剂等,并辅以针灸、理疗等治疗。

3. 手术治疗 经采取上述治疗效果差或无效的患者应及时行相应的手术治疗,如面神经修复术、面神经交换术等。

第六节　耳神经内科疾病

一、耳聋概述

耳聋是指听觉系统中传音、感音、听神经或各级中枢发生功能性或器质性病变导致不同程度听力减退的总称,损害程度轻者称为重听,损害较重导致听不清或听不见声响者称为聋(deafness)。

【耳聋与语言】

在婴幼儿或胎儿时期因各种原因导致听觉功能受损,听到的声音失真,无法进行正常的语言学习,原已学会的话也会逐渐遗忘,最终成为聋哑,故因聋致哑是婴幼儿、儿童或少年聋哑症的主要病因。

语言能力非常完善的成年人如发生严重的听觉障碍,因不能听清自己及周围环境的声音,长期处于无声的世界,语言能力也会逐渐退化,说话变得含糊不清。

【耳聋分类】

耳聋按发病时间分为先天性聋和后天性聋两大类,先天性聋根据发生的原因分为遗传性聋和非遗传性聋。按病变性质分为器质性聋和功能性聋。器质性聋按病变部位又分为传导性聋、感音神经性聋和混合性聋。感音神经性聋按发生的部位还可分为中枢性聋、神经性聋和感音性聋。

【耳聋分级】

目前国内外文献普遍采用的耳聋分级标准为国际标准化组织(ISO)1964 年公布的标准,该标准以 500 Hz、1000 Hz、2000 Hz 的平均听阈为准,根据单耳听力损失的程度将耳聋分为五级:听低声谈话有困难,听阈 26～40 dB 为轻度耳聋;听一般谈话有困难,听阈在 41～55 dB 为中度耳聋:大声说话才能听见,听阈在 56～70 dB 为中重度耳聋;需在耳旁大声说话才能听见,听阈在 71～90 dB 为重度耳聋;耳旁大声说话听不清,听阈大于 91 dB 为极重度耳聋。

1997 年 WHO 修订标准以 500 Hz、1000 Hz、2000 Hz、4000 Hz 的平均听阈为准,将耳聋分为轻度(26～40 dB)、中度(41～60 dB)、重度(61～80 dB)和极重度(大于 81 dB)四级。

二、传导性聋

传导性聋是指经空气径路传导的声波因外耳、中耳结构和功能障碍,导致进入内耳的声能减弱,引起不同程度听力下降的现象。

【病因】

1. 先天性畸形 如先天性外耳道闭锁,鼓膜、听骨链、前庭窗、蜗窗和鼓室等发育不全。

2. 炎症 外耳道炎、鼓膜炎、急慢性化脓性及分泌性中耳炎、粘连性中耳炎、急性乳突炎等。

3. 外伤 颅骨骨折累及外耳和中耳、鼓膜外伤、听骨链受损等。

4. 异物及其他机械阻塞 外耳道异物、耵聍栓塞、瘢痕闭锁、炎性肿胀、胆脂瘤、肿瘤等。

【治疗】

传导性聋的病因较明确,治疗时应根据病因、病变部位和性质而采取不同的方法,具体可参照本书的相关章节。确诊为传导性聋的患者可行鼓室形成术,对不能手术者可选配适宜的助听器以提高患者的社交能力。

三、感音神经性聋

感音神经性聋是指因内耳、听神经及听觉中枢器质性病变导致声音的感受与分析功能减退或丧失,或神经冲动传递障碍引起的听力减退或听力丧失。

【病因与临床特征】

1. 先天性聋 先天性聋是指出生时或出生不久就已存在的听力障碍现象。按病因分为遗传性聋和非遗传性聋。遗传性聋是指由遗传物质结构和功能异常所致的听力损害,多伴有其他器官或系统的畸形。非遗传性聋是指因妊娠期间母体感染病毒、患有影响胎儿发育的全身性疾病，或是产伤等原因所导致的听力障碍，产伤、病毒感染和核黄疸是其发生的主要病因。

2. 非遗传性获得性感音神经性聋 发病率占感音神经性聋90%以上。

（1）老年性聋：伴随人体老化而逐渐发生的听觉功能的损害。多由于螺旋神经节细胞萎缩或耳蜗基底膜退变所致，其发生的年龄和发展的速度因人而异。双耳出现逐渐加重的高频听力损失，并伴缓慢中频及低频听力损失，同时出现持续高调耳鸣为其主要临床特征。

（2）药物性聋：因服用某些药物或接触某些化学药品所导致的感音神经性聋。常用耳毒性药物包括：链霉素、妥布霉素等氨基糖苷类药；呋塞米、依他尼酸等高效能利尿药；氮芥、顺铂等抗肿瘤药；水杨酸类药。此外，烟草、酒精、一氧化碳、四氯化碳、铅、苯、砷等中毒也可导致听力损害。

（3）创伤性聋：因头颅创伤、急慢性声损伤或耳气压伤等导致内耳损害引起的听力障碍。

（4）特发性聋：突然发生的原因不明的中、重度感音神经性聋。目前认为本病的发生可能与病毒感染、内耳血供障碍、迷路水肿及迷路膜破裂等有关。

（5）感染性聋：各种病原微生物感染导致耳蜗、前庭、听神经等受损引起的感音神经性聋，如流行性腮腺炎、流感、流行性脑脊髓膜炎、斑疹伤寒、猩红热、艾滋病、麻疹、风疹、水痘、白喉、梅毒等。

（6）全身系统性疾病相关性聋：如糖尿病、高血压、高血脂、动脉硬化、慢性肾炎、肾功能不全、系统性红斑狼疮等均可导致内耳损害，引起感音神经性聋。

（7）自身免疫性聋：多见于青壮年，主要临床特征为进行性、波动性或双侧性感音神经性聋，可伴眩晕、耳鸣。检查提示耳蜗性、蜗后性或两者兼有的听力损伤，血清免疫学检查如抗内耳组织特异性抗体试验、淋巴细胞转化试验、组织非特异性抗体试验等阳性，患者常伴有肾小球肾炎、类风湿性关节炎、多发性肌炎、血管炎等全身免疫性疾病。大剂量糖皮质激素和免疫抑制剂治疗有效。

（8）其他：某些必需元素，如碘、锌、镁、铁等代谢障碍与感音神经性聋有关，多发性硬化症、梅尼埃病、小脑脑桥角占位性病变等均可引起本病。

【诊断与鉴别诊断】

全面收集患者的病史、个人史、家族史，系统的全身体检和听功能、前庭功能和咽鼓管功能检查，必要的影像学、免疫学、遗传学及血液学等检查是诊断和鉴别诊断的基础，为确诊病因及类型提供科学依据。

【预防与治疗】

1. 预防

（1）应用现代医学技术，加强孕期和产期的妇幼保健，积极防治妊娠期疾病，预防产伤。大力推广新生儿的测听筛查，尽量做到早发现、早防治。

（2）严格掌握耳毒性药物应用的适应证，力求减少用量和缩短疗程，用药期间应加强听力的监测,一旦有中毒先兆立即停药并及时治疗。

(3)加强劳动保护,减少与强噪声等有害因素接触。戒除烟酒不良嗜好。避免颅脑损伤。

(4)加强与听力保健相关的营养和食品卫生学、老龄人口听力保健研究,防治营养缺乏性疾病对听力的损害和探索预防老年性聋的发生、延缓其发展的新方法。

2. 治疗 感音神经性聋治疗的原则是早发现、早治疗,积极进行听觉言语训练,力求恢复或部分恢复已丧失的听力,尽量保存和利用残存听力,提高患者的社会交往能力。

(1)药物治疗:目前尚无特效药物使患者完全恢复听力,因此,在发病早期应及时根据耳聋的病因和类型使用适当的药物,并辅以血管扩张剂、降低血液黏稠度和溶血栓药物、能量制剂及神经营养药物等。

(2)高压氧治疗:对噪声性聋、早期药物性聋、创伤性聋、突发性聋等有一定辅助作用。

(3)选配助听器:助听器是一种提高声音强度、帮助部分听力障碍患者利用残存听力改善听觉功能的装置。目前助听器有台式、集体式和携带式三类,其中携带式为临床上最常选用的。携带式根据放置部位的不同又分为盒式、耳背式和耳内式。凡有残余听力而又期望改善言语交流能力、病情稳定的患者均可选配。

(4)人工耳蜗植入:人工耳蜗是帮助极重度及全聋患者获得或恢复部分听力,保持言语功能的一种特殊的生-电能转换电子装置。

(5)听觉言语训练:对经各种治疗无效的双侧中重度、重度或极重度耳聋的学龄前儿童,借助助听器利用其残余听力或人工耳蜗植入获得听力,运用音频指示器等进行长期有计划的听觉言语训练,逐步培养聆听习惯,提高听觉注意、听觉定位及识别等,建立接受性与表达性语言的能力。

四、混合性聋

中耳、内耳同时存在病变,导致耳传音及感音功能障碍的一类耳聋称为混合性聋。混合性聋听力损失特点是既有气导损害又有骨导损害,可以是以传导性聋为主或以感音神经性聋为主,也可为传导性聋和感音神经性聋大致平衡。混合性聋的治疗,应根据病因、病情分别处理中耳和内耳疾病。

五、梅尼埃病

梅尼埃病(Meniere's disease)是一种病因不明、以膜迷路积水为基本病理特征,以反复发作性眩晕、波动性耳聋、耳鸣和耳胀为主要临床症状的内耳疾病。首次发病多在30~50岁,男与女发病率之比为1:1~1.3:1,单耳发病者约占85%。

【病因】

病因不明。可能与耳蜗微循环障碍、内淋巴液生成与吸收平衡失调、膜迷路破裂、自主神经功能紊乱、自身免疫功能异常、变态反应异常、内分泌功能紊乱等有关。

【病理】

梅尼埃病主要病理表现为膜迷路积水早期,膜蜗管和球囊积水膨大,前庭膜被推向前庭阶;膜迷路积水加重使半规管壶腹及椭圆囊膨胀;盖膜、血管纹、耳蜗毛细胞及支持细胞、神经纤维和神经节细胞均可发生退变萎缩;内淋巴囊上皮皱褶变浅或消失,囊壁纤维化;如内淋巴液压力过高可致前庭膜破裂,内、外淋巴液混合引起的离子平衡破坏是本病临床表现的病理生理基础。

【临床表现】

1. 眩晕 眩晕多呈无先兆突发旋转性,患者感觉自身或周围物体沿一定方向与平面旋转,或感摇晃或浮沉。眩晕时常伴恶心、呕吐、面色苍白、冷汗淋漓、血压下降、脉搏迟缓等症状,转头睁眼时加重,闭目静卧则减轻,不伴头痛,无意识障碍。一般持续数十分钟至数小时,少数可长达数天至数周。发作间歇期长短不一,复发次数越多,持续时间越长,间隔时间越短。

2. 耳鸣 耳鸣常与眩晕同时出现,呈间歇性或持续性。眩晕发作之后,耳鸣减轻或消失,多次发作后可由间歇性转为永久性,并在眩晕发作时加重。

3. 耳聋 患者在初次发作即可伴耳聋,一般为单侧,间歇期减轻或消失。这种发作期加重、间歇期减轻的听力波动现象为本病的一个特征。听力损失随发作次数的增多而加重,并可演变为不可逆的感音神经性聋,但很少发生全聋。

4. 其他症状 发作时患侧耳内闷胀或有压迫感,患侧头部有胀满、沉重或压迫感。

【检查】

(1)耳镜检查:鼓膜多正常,咽鼓管功能良好,声导抗测试鼓室的导抗图正常。

(2)前庭功能检查:初发间歇期,眼震电图检查可正常,多次发作后患耳前庭功能减退或消失。发作期可见自发性水平旋转型或水平型眼震和位置型眼震,动静平衡功能检查结果异常。

(3)听力检查:阈上功能检查有重振现象,音衰试验正常;纯音听力图早期为上升型或峰型,晚期呈平坦型或下降型。耳蜗电图的 SP-AP 复合波增宽,SP/AP 异常增大,SP 增大。耳声发射试验检查 DPOAE 幅值降低或无反射。

(4)甘油试验:试验前先行纯音测听确定基准听阈,禁食 2 h 后,按 1.2~1.5 g/kg 的剂量一次性顿服 50% 甘油,每隔 1 h 做 1 次纯音测听。如服用甘油后听力改善 15 dB 或以上者为阳性,表明耳聋为膜迷路积水所致。

(5)影像学检查:内耳及桥小脑角 CT 或 MRI 检查有助于诊断与鉴别诊断。

【诊断】

梅尼埃病的诊断根据病史、相关检查结果,经综合分析,在排除类似眩晕的非眩晕症状、中枢性眩晕、非耳性眩晕及其他耳蜗和前庭系统疾病后可根据以下依据作出临床诊断。

(1)反复发作的旋转性眩晕,持续 20 min 至数小时,至少发作 2 次以上。常伴恶心、呕吐、平衡障碍,无意识丧失。可伴水平型或水平旋转型眼震。

（2）至少1次纯音测听为感音神经性聋。早期低频听力损失,听力波动,随病情进展听力损失逐渐加重。

（3）间歇性或持续性耳鸣,眩晕发作前后多有变化。

（4）耳胀满感。

（5）排除其他病变引起的疾病。

【鉴别诊断】

梅尼埃病需与以下疾病鉴别。

1. 前庭神经炎　突发眩晕,伴有健侧的自发性眼震、恶心、呕吐,无耳鸣、耳聋和反复发作的特征,发病前多有上呼吸道感染史。与梅尼埃病的主要鉴别点是本病无耳蜗症状。

2. 药物性前庭耳蜗损害　有耳毒性药物的用药史,眩晕、耳鸣、耳聋发生缓慢,耳聋、耳鸣呈进行性加重,眩晕程度轻,并逐渐减轻或消失。

3. 突发性聋　常为中度、重度或全聋,约半数患者伴有眩晕,但无反复发作现象,听力损失以高频为主,耳聋无波动。

4. 良性阵发性位置性眩晕　因头部位置改变所诱发的反复发作的短暂性眩晕,伴有眼震,但无耳蜗症状。

5. 亨特综合征(Hunt's syndrome)　突发轻度眩晕、耳鸣和听力损失,无反复发作特征,耳廓或周围皮肤的带状疱疹及周围性面瘫有助于鉴别。

6. Cogan 综合征　眩晕、双侧耳鸣、非梅毒性角膜基质炎及脉管炎为其主要临床特征,激素治疗效果好,有助于鉴别。

7. 迷路瘘管或迷路炎　常因慢性化脓性中耳炎、中耳手术或外伤引起,可表现为突发眩晕、耳鸣、耳聋,听力呈波动性减退,但眩晕无反复发作特征。

8. 其他疾病　慢性脑干缺血可伴发眩晕、耳鸣及耳聋,但不会反复发作。椎-基底动脉供血不足也可致眩晕,但一般无耳鸣和耳聋。听神经瘤、耳硬化、急性心血管疾病、爆发性脑炎等在发病过程中可出现类似眩晕症状,应注意鉴别。

【治疗】

1. 药物治疗　目前多选用改善内耳微循环、解除迷路积水及调节自主神经功能为主的药物行综合治疗。

（1）扩血管药及钙通道阻滞剂:如氟桂利嗪胶囊、桂利嗪、倍他司汀等。

（2）抗胆碱药物:如东莨菪碱、654-2 等。

（3）前庭神经抑制药物:如地芬尼多、茶苯海明、地西泮、氯丙嗪等。

（4）利尿脱水药:如氯噻酮、氢氯噻嗪、二硝酸异山梨醇等。

2. 手术治疗　针对眩晕发作频繁、症状重、病程长、药物疗效差,并对工作、生活造成明显影响者可考虑行手术治疗。根据具体病情可选择:内淋巴囊减压术、内淋巴液分流术、前庭神经切断术、鼓索神经切断术、颈交感神经切断术、耳蜗球囊造瘘术、迷路切除术等。

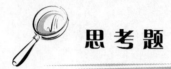 思考题

一、选择题

1. 外耳道疖最常见的致病菌是（　　）。

  A. 葡萄球菌　　　　　　　　B. 链球菌　　　　　　　　C. 铜绿假单胞菌

  D. 衣原体　　　　　　　　　E. 真菌

2. 外耳道真菌病最常见的症状是（　　）。

  A. 耳痛　　　　B. 耳痒　　　　C. 耳胀　　　　D. 耳聋　　　　E. 听力减退

3. 下列哪种耳病是儿童和成人听力下降的常见原因？（　　）

  A. 外耳道炎　　　　　　　　B. 梅尼埃病　　　　　　　C. 外耳道湿疹

  D. 分泌性中耳炎　　　　　　E. 耵聍栓塞

4. 以耳痛、鼓膜穿孔、耳漏为主要临床特征，好发于儿童的耳病是（　　）。

  A. 分泌性中耳炎　　　　　　B. 中耳胆脂瘤　　　　　　C. 迷路炎

  D. 卡他性中耳炎　　　　　　E. 慢性化脓性中耳炎

5. 胆脂瘤型中耳炎最危险的并发症是（　　）。

  A. 面瘫　　　　　　　　　　B. 耳后瘘管　　　　　　　C. 颅内合并症

  D. 迷路炎　　　　　　　　　E. 颈下、颈深部感染

6. 小儿中耳炎感染的主要途径是（　　）。

  A. 鼓膜外伤　　　　　　　　B. 咽鼓管途径　　　　　　C. 外耳道

  D. 血液　　　　　　　　　　E. 颈间隙

7. 患者体温变化呈弛张型的耳病是（　　）。

  A. 耳源性脑膜炎　　　　　　　　　　B. 耳源性脑脓肿

  C. 乙状窦血栓性静脉炎　　　　　　　D. 硬膜外脓肿

  E. 贝左尔德脓肿

8. 多发于青壮年，以膜迷路积水为主要病理改变的内耳疾病是（　　）。

  A. 梅尼埃病　　　　　　　　B. 化脓性中耳炎　　　　　C. 分泌性中耳炎

  D. 脑脓肿　　　　　　　　　E. 耳源性脑膜炎

9. 最常见的面肌麻痹性疾病是（　　）。

  A. 中枢性面瘫　　　　　　　B. 半面痉挛　　　　　　　C. 面神经麻痹

  D. 梅尼埃病　　　　　　　　E. 硬膜外脓肿

10. 使用下列哪类药物可致药物性聋？（　　）

  A. 氨基糖苷类　　　　　　　B. 青霉素类　　　　　　　C. 大环内酯类

D. 四环素类   E. 氟喹诺酮类

二、问答题

1. 目前认为分泌性中耳炎的主要病因是什么？

2. 传统上将慢性化脓性中耳炎分为几种临床类型？

3. 化脓性中耳炎感染扩散的常见途径有哪些？

4. 梅尼埃病的主要诊断依据是什么？

5. 非遗传性获得性感音神经性聋有哪些常见临床类型？

（何文清）

第二十一章

耳鼻咽喉外伤和异物

第一节 耳鼻咽喉外伤

一、鼻骨骨折

外鼻由于突出于面部中央,易遭受创击而发生鼻骨骨折(fracture of nasal bone),鼻骨骨折在鼻外伤中也是最为常见的。多同时合并有上颌骨额突骨折、鼻中隔血肿、鼻中隔骨折等,甚至还可出现颅底骨折。

【临床表现】

多在外伤后出现鼻背部局部疼痛、软组织肿胀或皮下淤血。可见鼻梁偏斜、鼻背塌陷等外鼻明显畸形,有时可因外鼻肿胀明显掩盖外鼻畸形。由于外伤后鼻腔黏膜肿胀,及有时合并有鼻中隔骨折及鼻中隔血肿,可出现鼻塞症状。

【检查】

外鼻明显塌陷、歪斜畸形,有时有骨擦音,触痛明显。鼻腔检查可见黏膜肿胀,如有鼻中隔受累,可见鼻中隔偏离中线,前缘突向一侧鼻腔。合并有鼻中隔血肿,鼻中隔黏膜可向一侧或两侧膨隆,合并有颅底骨折者可有眼眶肿胀、青紫,表现为"熊猫眼"。

【诊断】

根据明确的外伤史及临床表现和检查即可作出诊断,鼻骨侧位 X 线片可作为诊断依据。

【治疗】

(1) 骨折复位:对于有明显移位的鼻骨骨折应行骨折复位手术,对无移位又无明显畸形的骨折可不必手术。骨折复位最好在伤后 3 h 内组织肿胀发生之前进行,不仅可使复位准确,而且有利于早期愈合。但在临床上多数患者就诊是鼻部肿胀已很明显,不利于复位,这种情况下应该在肿胀消退后再进行骨折复位,但最好不要超过 10 天,以免发生错位愈合。

(2) 对于合并有鼻中隔血肿及鼻中隔骨折、偏曲的患者,可在治疗鼻骨骨折的同时清除鼻中隔血肿、行鼻中隔矫正术、清除鼻中隔碎骨片。

二、脑脊液鼻漏

脑脊液鼻漏(cerebrospinal rhinorrhea)是指脑脊液经破裂或缺损的蛛网膜、硬脑膜和颅底骨板流入鼻腔或鼻窦,再经前鼻孔或鼻咽流出。脑脊液鼻漏的潜在危险在于上呼吸道感染后可继发严重的颅内感染。

【病因】

多由头面部外伤引起,以颅前窝骨折最多。筛骨筛板和额窦后壁骨板很薄,与硬脑膜紧密相连,外伤时若脑膜与骨板同时破裂,则发生脑脊液鼻漏。也有医源性脑脊液鼻漏,多因鼻内手术操作不当,损伤颅底造成;自发性脑脊液鼻漏少见。

【临床表现】

临床表现主要为鼻腔间断或持续性流出清亮、水样液体,特别是在低头、用力时可诱发流出量增多。如为外伤所致,脑脊液鼻漏多在伤后立即发生,鼻内有血性液体流出,后渐变为清亮液体。极少数在伤后数天至数周才发生。合并颅内感染时有头痛、发热等细菌性脑膜炎的症状。鼻腔检查多无异常发现,头部外伤者可有鼻出血或其他外伤表现。

【诊断】

多有明确的外伤史或鼻内手术史。再结合血性液体或清亮、水样液体自鼻孔流出,多可诊断;或有反复发生细菌性脑膜炎的病史者皆提示脑脊液鼻漏的可能。确诊的依据是漏出液的葡萄糖定量分析,即在 1.7 mmol/L 以上。颅底 CT 扫描显示的骨折部位可供漏孔定位时参考。

【治疗】

1. 保守疗法 可取半卧位、限制饮水量和食盐摄入量、脱水治疗、降低颅内压、预防感染等促使漏孔自然愈合,外伤性脑脊液鼻漏大都可用保守疗法治愈。

2. 手术治疗 一般经过保守治疗无效后可考虑手术修补治疗,手术多在鼻内镜下可完成。

三、喉外伤

喉外伤(injury of the larynx)指喉部遭受暴力、物理或化学因素作用,引起喉部组织结构损坏,临床表现有出血、呼吸困难、声音嘶哑或失声等。喉外伤是耳鼻咽喉科常见急症,常威胁患者生命,要给予正确、及时处理。喉部外伤分为喉外部伤和喉内部伤两类。前者包括闭合性喉外部伤和开放性喉外部伤,后者包括喉烫伤、烧灼伤和器械损伤。

【病因】

颈部遭受外来暴力直接打击,如战时火器伤,包括枪炮伤、弹片及刺刀伤、子弹所致喉部贯通伤,由拳击、交通事故、工伤事故、钝器打击、扼伤、自缢等引起的损伤。还包括喉、气管、支气管黏膜受到强的物理因素刺激或接触化学物质后,引起的喉烫伤、烧灼伤等。

【临床表现】

1. 疼痛 以喉及颈部为著,触痛多明显。随发声、吞咽、咀嚼、咳嗽而加重,且可向耳部放射。

2. 出血 因颈部血运丰富,在开放性喉损伤时,出血较凶猛,易发生出血性休克。若伤及颈动脉、颈内静脉,因出血难以控制,患者可有生命危险。

3. 声音嘶哑或失声 声带损伤、环杓关节脱位、喉返神经损伤均可导致声嘶乃至失声。

4. 咳嗽及咯血 由于挫伤刺激而引起咳嗽,喉黏膜破裂轻者仅有痰中带血,重者可致严重咯血。

5. 颈部皮下气肿 空气可通过喉内及颈部伤口进入颈部软组织内,产生皮下气肿,若向周围扩展,可达面部及胸腹部,向下可进入纵隔,形成纵隔气肿。

6. 呼吸困难 喉黏膜出血和水肿、软骨断裂均可致喉狭窄,双侧喉返神经损伤可引起吸气性呼吸困难。若出血较多,血液流入气管、支气管,造成呼吸道阻塞,重者则可导致窒息。

在喉烫伤、烧灼伤患者可出现呼吸急促、咳嗽剧烈,可并发肺炎或膜性喉气管炎,可咳出脓血痰和坏死脱落的气管黏膜。误吞腐蚀剂者可致喉、气管、食管瘘。若烧伤范围广泛,可导致严重而广泛的阻塞性肺不张、支气管肺炎、肺水肿,进而出现呼吸功能衰竭。

7. 休克 若伤及颈部大血管,将在极短时间内丢失大量血液而引起失血性休克。

【检查】

(1)闭合性喉外伤患者可出现颈部肿胀变形,皮肤片状、条索状淤斑。喉部触痛明显,可触及喉软骨碎片的摩擦音,有气肿者可扪及捻发音。间接喉镜检查或纤维喉镜检查常见喉黏膜水肿、血肿、出血、撕裂,及喉软骨裸露、假性通道等。声门狭窄变形、声带活动受限或固定。颈部正侧位片、体层片可显示喉骨折部位、气管损伤情况。胸部X线片可显示是否有气胸及气肿。颈部CT扫描对诊断舌骨、甲状软骨、环状软骨骨折、移位及喉结构变形极有价值。

(2)对于开放性喉外伤患者应先常规检查患者的意识、呼吸、脉搏、血压等生命体征。再检查伤口情况,注意观察伤口部位、大小、形态、深浅及数目。如果伤口未与喉、咽相通,则与一般颈部浅表伤口相同。若伤口与咽喉内部相通,则可见唾液从伤口流出。由伤口可见咽壁、喉内组织及裸露的血管及神经。伤口内的血凝块及异物不可轻易取出,以免发生大出血。

【诊断】

根据外伤史、临床症状及检查所见多不难确诊。如仅有颈部皮肤红肿和淤斑,则难以确立诊断,若有咯血则可确定诊断。喉部X线断层片、CT扫描、MRI对确定诊断有重要价值。

【治疗】

1. 一般对症治疗 对于仅有软组织损伤,无咯血、无喉软骨移位或骨折及气道阻塞的喉部外伤患者,让其保持镇静、颈部制动、进流质饮食或软食、减少吞咽动作。疼痛剧烈者可给予止痛剂,可给予抗生素及糖皮质激素。同时给氧并密切观察患者呼吸及皮下气肿变化情况,做好气管切开术准备。

2. 急救治疗 对于有较明显吸气性呼吸困难者,应行气管切开术;对于有失血性休克者,应尽快给予静脉输入葡萄糖液、平衡盐溶液、代血浆和全血,并给予强心剂等抗休克治疗;对于出血较剧者,应尽快控制出血,找到出血血管并将其结扎,或缝合血管。

3. 直接喉镜下喉软骨固定术 适用于中度喉挫伤、有喉软骨骨折及轻度移位的患者。先行气管切开术,然后行直接喉镜或支撑喉镜检查,将移位的喉软骨复位,然后经喉镜放入塑料或硅胶制的喉模,上端用丝线经鼻腔引出固定,下端经气管造口固定于气管套管。

4. 喉裂开喉软骨成形术 适用于喉挫伤严重、喉软骨破碎移位、颈部气肿、呼吸困难及直接喉镜下复位固定术失败的患者。将破裂的软骨尽量保留,复位、仔细缝合黏膜。局部组织瓣或会厌、颊黏膜游离黏膜瓣、颈前肌肌膜瓣均可用于修复喉内黏膜缺损。如果一侧杓状软骨完全撕脱并移位,可予以切除。部分杓状软骨撕裂可行复位并用黏膜修复。将喉软骨骨折进行复位,用钢丝或尼龙线固定,喉内放置喉模,如有狭窄趋势,可行喉扩张术。

5. 营养支持治疗 特别是对开放性喉外伤患者可给予鼻饲饮食以减少喉部活动,减轻疼痛及呛咳,以利于创面愈合。

四、颞骨骨折

颞骨骨折(fracture of temporal bone)是头部外伤的一部分,在颅底骨折中岩部骨折多见。颞骨骨折分为纵行骨折、横行骨折和混合型骨折。不同类型的骨折临床症状也不相同。

【病因】

主要因头部外伤所致,常见车祸、坠落及其他头部撞击力作用于颈枕部时引起的颅底骨折。

【临床表现】

1. 全身症状 颞骨骨折常是颅底骨折的一部分。全身症状明显,多有头痛、恶心、呕吐及昏迷、休克等表现。

2. 出血 颞骨纵行骨折波及中耳、外耳道可出现鼓膜破裂,血自外耳道溢出或自咽鼓管经鼻、咽溢出。

3. 脑脊液漏 颞骨骨折伴硬脑膜撕裂伤时,可出现脑脊液漏。

4. 听力下降及耳鸣 若骨折伤及中耳或内耳,可出现听力下降和低频耳鸣。

5. 眩晕 横行骨折伤及迷路前庭,常可发生眩晕。

6. 面瘫 若骨折伤及面神经或血肿压迫面神经或可引起面瘫。

7. 影像学检查 横行或纵行骨折要通过影像学检查获取信息,高分辨率的CT扫描可反映出骨折线的走行轴向及颅内积血、积气等症状。

【治疗】

治疗原则：预防、控制感染，一般禁止外耳道内填塞。首先治疗全身症状，再处理耳科情况，严重出血者请神经外科会诊共同抢救患者。有脑脊液漏者，严格按颅脑外伤处理。待病情稳定后可行手术探查。感音神经性聋及眩晕患者行相应对症治疗，若出现面瘫，经2～6周保守治疗无效后，若全身情况允许可行面神经减压术。

第二节　外耳道异物

外耳道异物（foreign body in external acoustic meatus）多见于儿童，可分为动物性、植物性和非生物性等。

【病因】

常见病因如下。

（1）儿童在玩耍时可将各种小异物（如小玻璃球、钢珠、石子、玉米粒、豆子等）塞入外耳道。

（2）成人挖耳时将火柴棍、棉花球等不慎留在外耳道内。

（3）夏季露宿或野外作业时昆虫可飞入外耳道内。

【临床表现】

（1）活的昆虫进入外耳道，患者常奇痒难忍，有的还可以引起剧烈耳痛和耳鸣。植物性异物遇水体积膨胀，会很快引起患耳的胀痛或感染。

（2）小而无刺激性的异物可在外耳道长期存留而无症状。较大的异物可引起耳痛、耳鸣及反射性咳嗽。

（3）有的异物被耵聍包绕形成耵聍栓塞。

【诊断】

外耳道异物的诊断并不困难，一般通过临床表现结合耳镜检查多能确诊，但有时因异物刺激，患者本人或家长自己试图取异物而损伤外耳道，致外耳道肿胀，并发中耳及外耳道炎或耵聍包绕。

【治疗】

外耳道异物必须取出，在取出异物之前，应了解异物的种类、形状和大小，异物在外耳道内的位置及外耳道有无肿胀及弯曲情况，采用合适的器械和正确的取出方案。

（1）球形光滑异物，如玻璃球、塑料球、豌豆和黄豆等，宜用细而头端带钩的异物钩，于外耳道与异物之间的缝隙伸到异物的内侧，一边松动一边轻轻将异物向外拨动，不能用镊子夹取。

（2）活的昆虫等动物性异物，可先用无刺激的油类滴入外耳道，使其被黏附不动或淹死，再行取出，对于飞虫也可试行用亮光诱出。

（3）儿童在取异物时常不合作，而异物又比较难取，这种情况下需在全麻下取出。

（4）如外耳道异物继发感染，这时根据异物的种类确定取异物的时机，如金属或石头等对外耳道刺激性小的异物，可先消炎后再取出；但有些植物性异物可刺激外耳道引起炎症，只有取出异物炎症才能消散。

第三节 鼻 腔 异 物

鼻腔异物(foreign body in the nose)可分为内源性和外源性两大类。内源性有死骨、凝血块、鼻石、多生牙及异位牙等。外源性有生物性和非生物性。生物性中以植物性为多见，动物性则较为罕见。

【病因】

（1）主要是儿童玩耍时自己或他人将豆类、果核、纸卷、塑料玩物等塞入鼻孔内所致。

（2）各种外伤使木块、砂石、金属片等进入并滞留在鼻腔或鼻窦内。

（3）比较少见的有水蛭等爬入鼻内。

（4）还有医源性异物，如鼻部手术时填塞的纱条、棉片或器械断端遗留在鼻内。

【临床表现】

儿童鼻腔异物多有单侧鼻腔流黏脓涕、涕中带血和鼻塞症状，呼出气有臭味。面部外伤性异物除有外伤表现外，随异物大小、性质、滞留时间和所在位置而症状有所不同。动物性异物鼻内多有虫爬感，日久可有鼻窦炎。医源性异物在术后仍有较重鼻塞、脓性分泌物和头痛。砂石、金属及鼻石、多生牙等异物在鼻部 X 线片或 CT 片上可见高密度影。

【诊断】

鼻腔异物通过病史、临床表现、仔细的鼻腔检查等容易确诊，必要时可通过鼻内镜或 X 线及 CT 检查定位。

【治疗】

对于鼻腔异物应尽早取出，以免引起感染等并发症。儿童鼻腔异物可用前端为环状的器械经前鼻孔进入，绕至异物后方向前勾出。对于圆滑异物切勿用镊子夹取，以防滑脱，不可将其推向后鼻孔或鼻咽部，避免引起误吸的危险。对于取出困难及不配合者可在全麻下取出。有些异物可在鼻内镜下取出。

第四节 咽 异 物

咽异物(foreign body in pharynx)在耳鼻咽喉科各种异物中最为多见。

【病因】

（1）进食匆忙，或注意力不集中，将鱼刺、肉骨、果核等卡入咽部。

（2）儿童嬉戏,将小玩具、硬币等放入口中,不慎坠入下咽。

（3）睡眠、昏迷或醉酒时发生误咽(如义齿脱落)。

（4）企图自杀,有意吞入异物。

【临床表现】

（1）咽部常有异物刺痛感。在吞咽时症状明显,部位大多比较固定。

（2）如为尖锐异物,刺破黏膜,可见少量出血。

（3）较大异物强行下咽,可导致吞咽困难和呼吸困难。

（4）鼻咽异物少见,可发生鼻塞,存留过久常有腥臭味。

【诊断】

口咽及喉咽部异物,大多存留在扁桃体、舌根、会厌谷及梨状窝等处。鼻咽部异物少见。一般在口咽视诊或用间接喉镜、纤维喉镜、直接喉镜可发现口咽及喉咽部的异物,用鼻咽镜可发现鼻咽部异物。少数钢针、金属类异物,可能进入咽后隙或咽旁隙。经 X 线片可确诊。

【治疗】

咽部异物大多在门诊或急诊室处理。口咽部异物,如位于扁桃体的鱼刺,可用镊子夹出。位于舌根、会厌谷、梨状窝等处的异物,行黏膜表面麻醉后在间接或直接喉镜下用喉钳取出。穿入咽壁而并发咽后或咽旁脓肿者,经口或颈侧切开排脓,取出异物。

第五节　喉、气管及支气管异物

一、喉异物

发生喉异物(foreign body in the larynx)者多为幼儿患者。声门裂为呼吸道狭窄处,一旦误吸入异物,极易致喉阻塞。

【病因】

多因幼儿在进食时突然大笑、哭闹、惊吓等而误吸入喉部。儿童口含小玩具如笔帽、硬币等时,若突然跌倒、哭喊、嬉笑时,亦易将其误吸入喉部。异物吸入后嵌顿在声门区,造成喉部异物。老年人咽反射迟钝,也易产生误吸将果核等异物吸入喉部。

【临床表现】

较大异物嵌顿于喉腔后,立即引起失声、剧烈咳嗽、呼吸困难、发绀,甚至窒息,严重者可于数分钟内窒息死亡。较小异物则常有声嘶、喉喘鸣、阵发性剧烈咳嗽。若喉黏膜被尖锐异物刺伤,则有喉痛、发热、吞咽痛或呼吸困难等症状。

【检查】

喉镜检查可发现声门上异物。声门下异物有时被声带遮盖而不易发现。听诊可闻及吸气时喉部哮鸣音。

【诊断】

依据喉异物吸入史结合症状及喉镜检查易于诊断。

【治疗】

（1）间接喉镜或纤维喉镜下取出术：适用于异物位于喉前庭以上，能合作的患者。喉黏膜表面麻醉后，在间接喉镜下取出异物，细小异物亦可在纤维喉镜下取出。

（2）异物较大、气道阻塞严重、有呼吸困难的病例，估计难以迅速在直接喉镜下取出时，可先行气管切开术，再于直接喉镜下取出。

（3）喉异物取出后，应给予抗生素、糖皮质激素雾化吸入以防治喉水肿、支气管炎、肺炎的发生。

二、气管、支气管异物

气管、支气管异物（foreign body in the trachea and bronchi）是指外界物质误入气管、支气管所致的疾病，是耳鼻咽喉科常见危重急症之一，治疗不及时可发生窒息及心肺并发症而危及患者生命。常发生于5岁以下儿童；老年人咽反射迟钝，也易产生误吸；偶见于成年人。异物包括内源性和外源性两大类，内源性异物指患者本身的血液、脓液及呕吐物等；临床上所指气管、支气管异物大多属于外源性异物，异物在进入气管、支气管后，引起局部病理变化，与异物性质、大小、形状、停留时间与有无感染等因素有重要密切关系，异物存留于支气管内，因阻塞程度不同，可导致阻塞性肺气肿、气胸与纵隔气肿、肺不张、支气管肺炎或肺脓肿等病理改变。

【病因】

（1）儿童因牙齿发育与咀嚼功能不完善，咽喉反射功能不健全，在跑、跳、跌倒、惊吓、嬉逗或哭闹时进食或口含异物，则异物易误入呼吸道。

（2）成人在口含异物工作时，有时因注意力分散可不慎将异物吸入呼吸道。

（3）全麻、昏迷、醉酒与睡眠等状态的患者，由于吞咽功能不全，可吸入食物、呕吐物或松动的义齿。

【临床表现】

气管、支气管异物的症状与体征一般可分为四期。

1. 异物进入期 异物经喉进入气管时，刺激黏膜，可引起剧烈呛咳，并出现憋气、面色青紫。有时异物可被侥幸咳出。若较大的异物可嵌顿于声门或堵塞于声门下，可发生极度呼吸困难，并出现"三凹征"，甚至窒息死亡。异物若进入支气管内，除有轻微咳嗽或憋气外，可没有明显的临床症状。

2. 安静期 异物进入气管或支气管后，可停留于大小相应的气管或支气管内，此时无症状或只有轻微症状，咳嗽较轻或仅有轻度呼吸困难，甚至无呼吸困难，上述症状可常被忽略，有的患者可完全无症状，有文献称这为安静期。小金属异物若进入小支气管内，此期可完全没有症状。

3. 刺激或炎症期 有些异物，特别是植物性异物因释放出脂酸，刺激气管或支气管黏膜,可引起局部炎症,加重咳嗽,出现咳痰、喘鸣及发热等症状,甚至可堵塞支气管,可出现肺不张或肺气肿的症状。

4. 并发症期 轻者有肺不张、肺气肿及支气管炎和肺炎,严重者可发展为肺脓肿和脓胸甚至心力衰竭等。临床表现有咳嗽加重、发热、咳脓性痰、呼吸困难、胸痛、咯血及体质消瘦等。

【诊断与鉴别诊断】

1. 病史及症状 患者多有明确的异物吸入病史或可疑病史,典型症状如阵发性呛咳史、久治不愈的咳嗽及支气管炎病史等。

2. 体征 检查患者有无呼吸困难表现,如"三凹征"、面色青紫等,颈胸部听诊有时可有气管拍击声,了解肺呼吸音是否减弱、消失等。

3. X 线检查 X 线检查对诊断气管、支气管异物有很大的辅助作用,不透光金属异物在正位及侧位 X 线透视或拍片下可直接诊断异物的位置、大小等。对透光异物则可根据其阻塞程度不同而产生肺气肿或肺不张等间接证据而诊断。胸部透视较胸部 X 线片具有更高诊断准确率,可直接观察纵隔摆动的情况。

阻塞性肺气肿:胸部 X 线透视时,可发现患侧肺部透亮度明显增加,横膈下降,活动度受限,呼气时支气管变窄,空气不能排出,患侧的肺内压大于健侧的,心脏及纵隔被推向健侧;吸气时健侧肺内压增大,心脏及纵隔又移向患侧,从而出现纵隔摆动现象。

阻塞性肺不张:X 线透视时,患侧肺野阴影较深,横膈上抬,心脏及纵隔移向患侧,呼吸时保持不变。

4. 支气管镜检查 对于诊断不明确者,可进一步做支气管镜检查以明确诊断。

气管、支气管异物临床上应与急性喉炎、支气管肺炎与肺结核等疾病进行鉴别。

【预防及治疗】

气管、支气管异物应重在预防,可开展宣教工作,教育小孩勿将玩具含于口中玩耍,避免给 5 岁以下的幼儿吃花生、瓜子及豆类等食物。重视全麻及昏迷患者的护理,须注意是否有义齿及松动的牙齿。

气管、支气管异物是危及患者生命的急症,及时诊断,尽早取出异物,以保持呼吸道通畅。气管、支气管异物可经直接喉镜或支气管镜经口腔,或在个别情况下经气管切开取出异物,这是治疗气管、支气管异物最有效的方法。对于支气管深部细小异物,可通过纤维支气管镜取出。极个别通过支气管镜确实无法取出的异物,可行开胸手术、气管切开取出异物。

第六节 食 管 异 物

食管异物(foreign body in the esophagus)是常见急症之一,多在进食匆忙或注意力不集中,食物未经仔细咀嚼而咽下等情况下产生。可发生于任何年龄,一般以成年人多见,异物种类多样,以鱼刺、肉骨、义齿等最为常见。异物最常见于食管入口处,其次为食管中段第二狭窄处,发生于下段者较少见。

【病因】

食管异物是食管常见多发病,其发生与年龄、性别、饮食习俗、精神状况及食管疾病等因素有关,常见病因有如下几点。

(1)进食匆忙或注意力不集中,食物未经仔细咀嚼而咽下而发生食管异物。

(2)老年人牙齿脱落,咀嚼功能较差,口内感觉欠灵敏,食管口较松弛等,易误吞异物。或在进食时义齿脱落而误吞。

(3)小儿嬉闹时口含小玩物(如小硬币等)的不良习惯,是小儿发生食管异物的常见原因。

(4)成人因精神失常、企图自杀而故意吞服特殊异物,而发生食管异物。

(5)食管本身的疾病如食管狭窄或食管肿瘤时引起管腔变细,也是食管异物发生的原因。

【病理】

异物嵌于食管某一部位后,食管局部黏膜产生炎症反应,其程度轻重依据异物有无刺激性、边缘是否锐利以及异物存留时间长短等而不同。光滑无刺激的异物如硬石等,可在食管内存留数月或数年之久,食管仅有局部轻度肿胀及炎症;骨类、枣核等异物潴留,食管局部黏膜迅速出现炎症肿胀,发生溃疡或穿孔,进而形成食管周围炎、纵隔炎或脓肿等;长期存留在食管内的异物可产生食管狭窄,其上段可有扩大或有憩室形成;极少数病例逐渐破溃进入气管而形成气管食管瘘,进入胸腔则可并发气胸或脓胸,如破溃至主动脉弓或其他大血管则可引起大出血而死亡。

【临床表现】

1. 吞咽困难 其程度与异物形状、大小及有无继发感染等有关,小者虽有吞咽困难,但仍能进流质食物,如误咽鱼刺;异物较大、尖锐性异物或继发感染时,可完全堵塞而不能进食,吞咽困难明显时,可伴有流涎、恶心、呕吐等症状。

2. 吞咽疼痛 疼痛部位多位于颈根部或胸骨前窝处,胸段食管异物则出现胸骨后疼痛,可放射至背部;食管穿孔并发纵隔感染与脓肿时,疼痛加剧,伴有高热。

3. 呼吸道症状 较大异物,或继发感染后水肿者,向前压迫气管后壁,或异物位置较高,未完全进入食管内,可出现呼吸困难、呛咳甚至窒息。

4. 并发症表现 尖锐异物或已有食管周围炎可因颈部肌肉痉挛使颈项强直、颈部活动受限,感染严重者可引起食管周围炎、纵隔炎和颈深部感染而出现发热、全身不适等症状;对于中段食管异物者有可能损伤大血管而发生致死性大出血。

【诊断】

根据患者明确的异物误吞史,并有咽下困难、疼痛或其他症状,可初步诊断为食管异物。用间接喉镜检查下咽部,发现梨状窝有唾液存留。X线颈、胸正侧位检查对不透射线的金属异物可明确诊断异物的位置、大小等。对于枣核、鱼刺、肉骨等在X线下不显影的异物,应做食管钡剂检查,以确定异物是否存在及所处位置。凡疑有食管穿孔时,禁用钡剂食管造影,改用碘油食管造影。食管镜检查可作为最后的诊断依据。

【治疗及预防】

食管异物重在预防,进食时要细嚼慢咽,不宜匆忙,教育儿童不要把玩具放入口内,以免不慎误咽,睡前、全麻或昏迷患者,应将活动的义齿取下。

对怀疑有食管异物的患者都应做食管镜检查,可起诊断与治疗作用。若已诊断为异物,应及时在食管镜下取出,越早越好,以免炎症加剧或出现并发症。对于全身情况较差,局部有感染时,可进行短时的支持疗法及控制感染后再行异物取出。若已发生食管穿孔,有气肿或食管周围尚无脓肿形成时,先控制感染以纠正全身情况,再在适当的时机取出异物。异物已穿破食管壁,合并有纵隔脓肿等胸外科病变,或异物嵌顿甚紧,在食管镜下难以取出时,可开胸取出异物。

喉异物多发生于幼儿,及时取出喉异物可使患儿转危为安,否则可导致突然死亡。其重点亦在于预防。对患儿父母加强宣传教育,不要在幼儿吃饭时逗引幼儿大笑、哭闹;平时养成良好习惯,不要让幼儿将硬币、钉、针等物含于口中,这样都可有效防止喉异物的发生,从而保证幼儿健康成长。

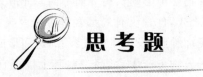

思考题

一、名词解释

脑脊液鼻漏

二、问答题

1. 简述鼻骨骨折的诊断要点。
2. 简述气管、支气管异物的处理。

（潘松林）

第二十二章 耳鼻咽喉肿瘤

头颈部是重要器官比较集中的部位,解剖结构复杂,组织来源各异,故其肿瘤种类繁多。头颈部较常见的肿瘤有乳头状瘤、血管瘤、鼻咽纤维血管瘤、鼻腔与鼻窦恶性肿瘤、鼻咽癌、喉咽癌、喉癌和甲状腺癌等,占全身肿瘤的 8% 左右。耳鼻咽喉诸器官所处的部位比较隐蔽,患肿瘤时早期症状多不明显,常需借助特殊器械或仪器进行检查才能明确诊断。近年来,随着显微外科、微创外科、放疗与化疗等技术的迅速发展,大大提高了耳鼻咽喉肿瘤的治疗效果,也极大地提高了恶性肿瘤患者的生存率和生存质量。

第一节 良性肿瘤

一、乳头状瘤

乳头状瘤(papilloma)是以皮肤或黏膜上皮组织增生为特征的良性肿瘤,可发生于不同部位,其确切原因尚不清楚,可能与人类乳头状瘤病毒感染、炎性刺激、内分泌障碍等有关。

1. 耳部乳头状瘤 耳部乳头状瘤分为外耳道和中耳乳头状瘤,治疗以手术切除为主,也可用微波或激光治疗。若为外耳道乳头状瘤,切除后局部涂鸦胆子油可防止复发。

2. 鼻与鼻窦乳头状瘤 常单侧发病,多发生于鼻腔外侧壁,可侵及上颌窦和筛窦。主要表现为鼻塞,有时涕中带血;肿瘤外观呈息肉样或桑葚状,淡红色;触之易出血,其中内翻性乳头状瘤具有多发性生长的特点,且其复发率高,有恶变倾向。手术是唯一有效的治疗方法,要求肿瘤切除要彻底,切除肿瘤后残留的边缘常规做微波凝固或激光。

3. 咽部乳头状瘤 多为单发,罕有恶变,常见于腭垂、腭弓、咽后壁、扁桃体表面,呈灰白色或淡红色。多无明显症状。治疗方法为手术切除。

4. 喉部乳头状瘤 可发生于任何年龄,以儿童居多。成人喉部乳头状瘤有恶变倾向,儿童则常以多发性、生长快、易复发为特点。主要表现为进行性声嘶,重者呼吸困难;间接喉镜下可见到淡红色肿物,呈乳头状,边界清楚。治疗以手术切除为主,可在直接喉镜下切除肿瘤,必要时行喉裂开术,手术时可于基底部做微波凝固、激光或冷冻,术毕局部涂以鸦胆子油以防复发。用干扰素治疗有一定疗效。

二、神经源肿瘤

神经源肿瘤包括神经纤维瘤（neurofibroma）及神经鞘膜瘤（neurinoma），前者为源于神经鞘膜的施万细胞和成纤维细胞的混合瘤，无被膜，可单发或多发，多发于咽旁间隙，易恶变；后者源于神经鞘膜的施万细胞，有完整的被膜，常单发，多为良性，罕见恶变。临床症状取决于肿瘤的大小和对周围组织的压迫情况。根据病史和肿块特点进行诊断，最终诊断靠病理检查。手术切除为唯一疗法。

三、血管瘤

血管瘤（hemangioma）属先天性良性肿瘤和血管畸形，半数以上位于头颈部，按其临床特点和组织结构，可分为毛细血管瘤、海绵状血管瘤及毛细-海绵状血管瘤等。耳部血管瘤多发生于耳廓，亦可侵犯外耳道。鼻部血管瘤常见于鼻腔黏膜，易破裂出血。发生于鼻窦者则少见。咽部血管瘤较少见，多发生于口咽和舌根部。喉部血管瘤少见。毛细血管瘤可发生于喉的任何部位。一般无明显症状。

血管瘤的治疗方法有硬化剂注射、微波凝固、冷冻、激光气化、放疗或介入治疗等。这些方法也可作为手术切除的辅助手段。

四、鼻咽血管纤维瘤

鼻咽血管纤维瘤（angiofibroma of nasopharynx）又称男性青春期出血性鼻咽血管纤维瘤。发生于 10～25 岁的青年男性，瘤体内含有丰富的血管，易于出血，其病因不明。

【临床表现】

临床表现因肿块的原发部位、大小、侵犯方向不同及有无并发症而异。主要症状为反复鼻出血、进行性鼻塞，以及周围组织器官的压迫症状。间接鼻咽镜下可见到暗红色肿块，表面光滑或呈结节状。肿块质地坚韧，易于出血。诊断时应注意与鼻咽癌、后鼻孔出血性息肉相鉴别。由于肿瘤易于出血，故术前不宜取活检，以免引起严重出血。

【治疗】

以手术切除为主。术前可采取放疗、雌激素治疗、血管结扎及介入治疗等手段来减少术中出血。

第二节　恶性肿瘤

据国内资料统计，除颅内肿瘤外，头颈部恶性肿瘤，占全身恶性肿瘤的 20%～30%，其中常见的有鼻腔与鼻窦恶性肿瘤、鼻咽癌、喉癌、喉咽癌、口腔恶性肿瘤和甲状腺癌等。

一、鼻腔与鼻窦恶性肿瘤

【病因】

鼻腔与鼻窦恶性肿瘤较为常见,根据统计占全身恶性肿瘤的2%～3%。我国北方地区发病率较高,男、女发病之比为(1.5～3.0)∶1,发病年龄以40～60岁者居多。病理分型:鳞状细胞癌占70%～80%,肉瘤占鼻腔及鼻窦恶性肿瘤的10%～20%。以上颌窦恶性肿瘤最为多见,筛窦恶性肿瘤次之,额窦恶性肿瘤再次之,原发于蝶窦的恶性肿瘤则属罕见。

【临床表现】

1. 鼻腔恶性肿瘤 早期表现为一侧鼻塞,初为间歇性,后为持续性;涕中带血或经常鼻出血、头胀、头痛、嗅觉减退或丧失。晚期肿瘤常侵入鼻窦、眼眶而出现相应症状。

2. 鼻窦恶性肿瘤 症状随肿瘤原发部位、病程和累及范围不同而异。

(1)上颌窦恶性肿瘤。①早期症状:血涕、局部疼痛和牙痛。②晚期症状:牙齿松动脱落、面部隆起、疼痛、麻木、皮肤溃破、眼球移位与运动障碍、复视、流泪,肿瘤若已侵犯颞下窝而达颅前窝或颅中窝底则有张口困难、颞部隆起、头痛、耳痛等症状。③转移症状:同侧颌下淋巴结肿大。

(2)筛窦恶性肿瘤:局限于筛房的早期肿瘤可不出现症状,常不被发现。多在晚期肿瘤较大者出现邻近组织器官压迫症状而就诊发现。

(3)额窦恶性肿瘤:原发性额窦恶性肿瘤极少见。

(4)蝶窦恶性肿瘤:极少见。

【诊断】

对40岁以上,有进行性鼻塞、血涕、一侧面部麻木者,应提高警惕。可疑者,必须行鼻腔和鼻窦内窥镜、CT扫描、组织活检以确诊。

【治疗】

可行手术治疗、放疗与化疗等。目前多主张早期采用综合治疗,效果较好。

二、鼻咽癌

鼻咽癌(carcinoma of nasopharynx)为我国常见的恶性肿瘤之一,以华南沿海地区发病率最高。在鼻咽癌高发区,男性发病率占全身恶性肿瘤之首位,女性发病率仅次于宫颈癌与乳腺癌,占第三位。发病年龄大多在30～60岁,男性多于女性,男、女之比为(2～10)∶1。

【病因】

病因尚不清楚。可能与下述因素有关。

1. 遗传因素 本病具有种族易感性和家族集发倾向,许多患者有患鼻咽癌的家族史。

2. 病毒因素 EB病毒可能与鼻咽癌发病有密切关系。实验检查证明,鼻咽癌患者 EB 病毒感染的阳性率明显高于正常人和其他肿瘤患者。动物实验也观察到 EB 病毒可引起组织癌变。

3. 环境因素 许多化学物质,如多环烃类、亚硝酸胺及镍等,可能与鼻咽癌的发生有一定关系。

【病理】

鼻咽癌以结节型占多数,其次为溃疡型、菜花型和黏膜下型。组织学一般分三类:高分化癌、低分化癌、未分化癌。

【临床表现】

鼻咽癌早期一般无明显表现,随着病情发展才出现相应症状。

1. 鼻部症状 早期为涕中带血或回吸性血涕。当肿瘤堵塞后鼻孔或侵入鼻腔后部时,出现鼻塞,并随着肿瘤的增大而进行性加重,始为单侧,逐渐发展为双侧。

2. 耳部症状 肿瘤堵塞或压迫咽鼓管口,可出现听力减退、耳鸣、耳闷胀感或鼓室积液。

3. 颅内转移症状 肿瘤经破裂孔向颅内转移,常侵犯 Ⅴ、Ⅵ 脑神经,继而累及 Ⅳ、Ⅲ、Ⅱ 脑神经,出现头痛、面部麻木、复视、上睑下垂、眼球运动障碍或固定、视力减退甚至失明。

4. 咽及喉部症状 由于颈部淋巴结转移肿块压迫穿出颅底的 Ⅳ～Ⅶ 脑神经,而发生软腭瘫痪、吞咽困难、声嘶、患侧舌肌瘫痪与萎缩等。

5. 颈淋巴结转移症状 鼻咽癌颈淋巴结转移占 40%～80%,首先是颈深淋巴结上群,开始为单侧,继之发展为双侧。其特点为肿块无痛、质硬、活动受限,以后迅速增大并固定。

6. 远处转移 晚期,肿瘤可转移至身体其他部位,如肺、肝、骨骼等处而出现相应症状。

【诊断】

出现以下症状者,应考虑本病:①回吸性血涕;②单侧耳鸣与听力减退,声导抗检查提示中耳腔积液;③不明原因的偏头痛和复视;④颈侧上部、乳突下方、胸锁乳突肌上段前缘处有进行性增大的无痛性肿块。应尽早行电子鼻咽镜检查,发现鼻咽部有结节型、溃疡型、菜花型新生物等可疑病变,可行 CT、MRI 扫描,鼻咽部细胞学涂片及做组织活检以确诊。EB 病毒 VCA-IgA 抗体测定,对诊断鼻咽癌也有一定参考价值。

【鉴别诊断】

临床上,鼻咽癌可能被误诊为颈淋巴结结核、霍奇金病、三叉神经痛、非化脓性中耳炎等疾病,应注意鉴别。

【治疗】

以放疗为主,可辅助化疗与中医中药疗法。只有在下列情况下才考虑手术治疗:①放疗后复发或尚有病灶残留;②肿瘤对放射线不敏感;③放疗无效的颈部转移病灶。早期鼻咽癌经过放疗后 5 年存活率可达 60%～80%。

【预防】

应避免接触如多环烃类、亚硝酸胺及镍等与鼻咽癌发生有关的化学物质,同时多摄入含维生素 A 的食物,调节性激素平衡,对预防鼻咽癌有一定作用。

三、喉癌

喉癌(carcinoma of larynx)的发病率有日益增多的趋势,在我国以东北地区发病率最高。好发年龄为 50～70 岁,男性多于女性,城市高于农村。

【病因】

喉癌的病因目前尚未查清。现有资料证明:长期吸烟、饮酒、吸入有害的化学气体、病毒感染以及喉白斑、喉角化症、成年期喉乳头状瘤等与喉癌的发病关系比较密切。

【病理】

喉癌的病理分型为鳞状上皮细胞癌约占 90%,腺癌约占 2%。多数为高分化和中分化癌。未分化癌、淋巴肉瘤、纤维肉瘤少见。

【临床表现】

根据国际抗癌联盟分型的规定,喉癌分为声门上癌、声门癌和声门下癌三型。如果癌肿纵跨喉内 2 个解剖区,称跨声门癌,或超声门癌。

1. 声门上癌 早期为喉部异物感或不适感。稍晚期出现咳嗽、痰中带血、喉痛,还可出现颈部转移性肿块,多无声嘶。晚期出现呼吸困难、声嘶和吞咽痛。

2. 声门癌 最多见,部位多在一侧声带的前、中 1/3,早期出现声嘶,逐渐加重。晚期因癌肿较大,患侧声带固定,致声门裂狭窄,发生呼吸困难,甚至窒息。

3. 声门下癌 早期可无症状。发展到侵及声带时,发生声嘶,晚期则出现呼吸困难。

4. 扩散转移症状 晚期喉癌可通过直接扩散、淋巴转移和血行转移等途径转移而出现相应症状表现。

5. 喉镜检查 喉部可见呈灰白色、红色的溃疡状、菜花状、结节状或包块状肿瘤,表面可有伪膜或出血。声带活动和闭合差。

【诊断】

对 40 岁以上,出现原因不明声嘶或诉说喉部不适者,必须常规检查喉部,间接喉镜不能合作者,应行纤维或电子喉镜检查,一旦发现可疑病变,一律取活检以确诊。CT 及 MRI 检查可显示喉癌的部位和范围。晚期喉癌常有喉体活动受限、固定及颈淋巴结转移。

【鉴别诊断】

喉癌应与喉结核、喉乳头状瘤、声带息肉、慢性喉炎相鉴别。喉结核时喉痛明显,喉镜下见黏膜苍白、水肿并有浅溃疡,X 线胸片提示有活动性肺结核;喉乳头状瘤、声带息肉手术前后做组织活检可确诊;慢性喉炎声带肥厚需借助 CT、MRI 与黏膜下原位癌鉴别。

【治疗】

以手术治疗为主。根据病变范围,酌情做喉部分切除术或喉全切除术。在彻底切除肿瘤的基础上可进行发声重建术,以恢复喉的发音功能。术前发现有颈淋巴结转移者,应同时行颈廓清术。

放疗对早期声门癌的效果与手术的效果相同。晚期喉癌或因其他原因不适于手术者,也可行放疗,而化疗仅作为辅助治疗或姑息疗法。

【预防】

(1) 戒除吸烟、饮酒等不良生活习惯。

(2) 避免吸入有害的化学气体,加强化工工人的劳动保护措施。

(3) 提高身体抵抗力,减少病毒感染。

(4) 积极治疗喉白斑、喉角化症、成年期喉乳头状瘤等与喉癌发病相关的疾病。

 知识链接

喉全切除术后的发声问题

喉是发声的重要器官,喉全切除术虽是治疗喉癌使用最广、疗效最好的方法,但术后失去了发声功能,给患者的生活带来极大不便,所以,喉全切除术后的发声问题应当努力研究解决。目前解决此问题的方法有下列几种。

1. 食管发声法 喉全切除术后患者先将空气下咽到食管并储存其中,然后做嗳气运动,气流由食管向外排出,引起食管入口部振动而发出咽食管音,再经过鼻、咽、齿、舌、唇的加工,形成言语。

2. 人工喉 人工喉是喉全切除术后患者的发声工具,目前主要有簧片式人工喉和电子喉两种类型。其中电子喉已经比较广泛地应用于喉全切除术后患者,将电子喉置于颈部侧面,利用音频振荡器发声,经过放大后,当患者模拟说话时可发出语言。

3. 发声重建术 发声重建术是指利用重建的"声带"达到重新说话的目的。主要有:①气管代喉术,适用于喉部分切除而保留会厌者,以颈部气管代替喉部,向上牵拉固定于舌骨,术后可发声讲话。②食管气管造瘘术,即喉全切除术后,在气管造口后壁、食管前壁间造瘘,以肌黏膜瓣缝合成管道,也可在此瘘管处安置硅胶管,引气流至食管腔发声讲话。③新喉再造术,是近年来发展的新手术方法,适用于Ⅱ～Ⅲ期喉癌。手术原则是在彻底切除肿瘤的基础上重建喉功能。术后3～4周可基本恢复发音和吞咽功能,但目前尚无一个理想的术式,有待进一步临床探索。

思 考 题

一、填空题

1. 鼻咽癌的好发部位是_____,首选治疗方法是_____。

二、问答题

1. 叙述鼻咽癌的临床表现。

2. 鼻咽癌的治疗原则是什么?

3. 简述鼻咽血管纤维瘤的治疗方法。

4. 喉癌的扩散转移途径有哪些?

5. 简述喉癌的临床分型表现。

(周 平 付桂荪)

第三篇

口腔科学

第二十三章

口腔颌面部应用解剖及生理

第一节　颌　面　部

颌面部系由颜面部的中、下两部分组成。所谓颜面部,即上起发际,下达下颌骨下缘,两侧至下颌支后缘之间的部分,以经过眉间点及鼻下点的两水平线划分为三等份,中、下部合称为颌面部。颌面部根据其解剖特点和临床应用,可分为眶部、颧部、耳部、鼻部、眶下部、唇部、颊部、咬肌部、腮腺部、颏部、颏下部及颌下部,共 12 个部位。

颌面部的骨性支架由 14 块骨组成(图 23-1),除单一的下颌骨和犁骨外,其余均为左右对称分布的成对骨,包括上颌骨、鼻骨、泪骨、颧骨、腭骨及下鼻甲。上述相邻诸骨互相连接,构成颌面部的基本轮廓,上附着软组织而构成颌面部。

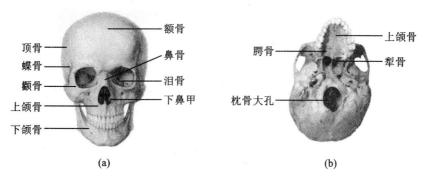

(a)　　　　　　　　　　　　　(b)

图 23-1　颅骨

一、颌骨

1. 上颌骨　上颌骨居颜面中部,左右各一,相互对称,互相连接构成中面部的支架。上颌骨有体部和四个邻近骨相连的骨突。上颌骨体部内为一空腔,即上颌窦,上颌窦底骨壁较薄,距离后牙根很近,后牙根尖部感染可向上蔓延造成牙源性上颌窦炎;上颌窦肿瘤或其他病变,有时亦可出现牙齿疼痛和松动等症状。上颌骨形态不规则,可分为一体四突(图 23-2):①上颌体分为前面、后面、上面、内面四个面;②额突位于上颌体内上方,与额骨、鼻骨和泪骨相接,并参与泪沟的构成;③颧突与颧骨相接;④腭突与对侧腭突在中线相接,构成硬腭;⑤牙槽突又称牙槽骨,两侧上颌牙槽突在中线相接,形成牙槽骨弓。

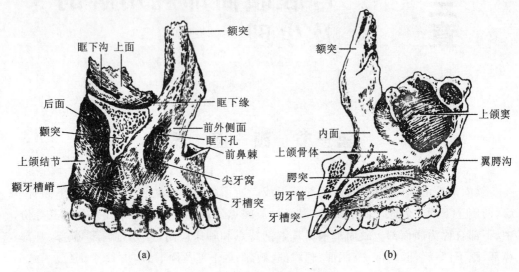

图 23-2 上颌骨

2. 下颌骨 下颌骨(图 23-3)是颌面部骨中唯一能活动的骨。下颌骨分为水平部和垂直部。水平部称为下颌体,垂直部称为下颌支。下颌体外侧面中线处有正中联合,正中联合两旁有左右各一的颏结节,从颏结节向后上延至下颌支前缘的骨嵴,称为外斜线;其内侧面近中线处有两对突起,为上颏棘和下颏棘,自下颏棘斜向后上与外斜线相应的骨嵴称为内斜线。下颌支上端有喙突和髁突(关节突)。下颌支后缘与下颌体下缘相连接处称下颌角,下颌角的内面有翼肌粗隆,外面有咬肌粗隆,为相应咀嚼肌附着处。由于下颌骨在髁突颈部、下颌角、颏孔、正中联合等处的结构比较薄弱,故外伤时常易发生骨折。

二、颞下颌关节

颞下颌关节的关节面由下颌骨髁突与颞骨的关节窝和关节结节(两者合称颞骨关节面)构成(图 23-4)。

关节囊内有关节盘,将关节腔分为上、下两部分,上腔位于关节囊、关节盘与颞骨关节面之间,大而松弛,有利于关节盘及髁突进行滑动,称为滑动关节或称盘-颞关节;下腔位于关节囊、关节盘和髁突之间,小而紧缩,髁突只能在下腔做转动运动,称为铰链关节或称盘-颌关节。

关节囊外有三条主要韧带悬吊下颌并限制下颌在正常范围内进行运动,分别是颞下颌韧带、蝶下颌韧带及茎突下颌韧带。颞下颌韧带可防止髁突向外侧脱位,能悬吊下颌,大开口时反而松弛,此时下颌主要由蝶下颌韧带悬吊,下颌极度前伸时,茎突下颌韧带紧张,并固定下颌角,以防止下颌过度向前移位。

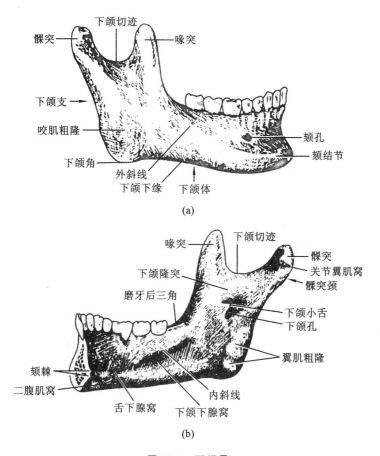

图 23-3　下颌骨

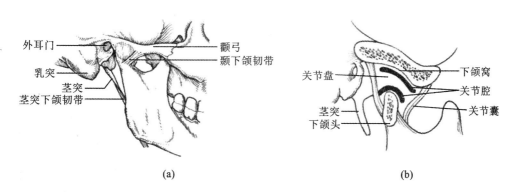

图 23-4　颞下颌关节

　　颞下颌关节属联动关节,其运动极为复杂,可以分为三种基本功能运动,即开闭运动、前后运动和侧方运动。这三种基本功能运动是通过颞下颌关节的转动和滑动来完成的。

三、肌肉

颌面部肌肉可分为咀嚼肌和表情肌两类。

咀嚼肌(图 23-5)主要附着在下颌骨的浅面与深面,包括咬肌、颞肌、翼内肌和翼外肌。强大的咀嚼肌附着在下颌骨周围,相互协调,完成各种功能活动。颌骨骨折时,肌群间平衡关系被破坏,骨断端常因咀嚼肌不同方向的牵引使骨折片移位,造成牙列变形、咬合错乱和咀嚼肌功能障碍。咀嚼肌与颌骨之间有很多筋膜间隙,内有疏松结缔组织,牙源性感染在筋膜间隙内扩散而形成脓肿。

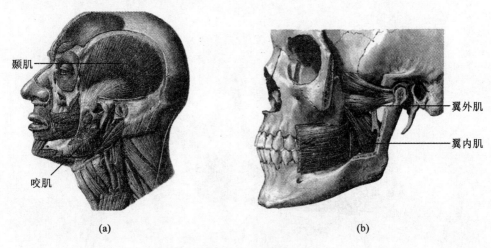

图 23-5　咀嚼肌

表情肌(图 23-6)起自骨壁或筋膜浅面,止于面部皮肤。表情肌一般薄而短小,分布在颜面及口、鼻周围,包括眼轮匝肌、口轮匝肌、上唇方肌、下唇方肌、笑肌、三角肌与颊肌等。收缩时牵引额部、眼睑、口唇及面颊部活动,表达各种表情。表情肌由面神经支配,故面神经损伤或麻痹时即可出现口眼歪斜等面部畸形。

四、血管

颌面部的血液供给主要来自颈外动脉,其分支包括舌动脉、面动脉(颌外动脉)、上颌动脉(颌内动脉)、颞浅动脉等。这些动脉的分支构成密集的血管网,使颌面部有丰富的血运。这一解剖特点具有双重临床意义,一方面损伤和手术时易出血,另一方面组织具有很强的抗感染和再生愈合能力(图 23-7)。

颌面部的静脉复杂且变异很多,分支细小又互相吻合成网状,多数静脉与同名动脉伴行,一般分为深、浅两个静脉网。浅静脉网由面前静脉、面后静脉组成,两者在下颌角附近汇成面总静脉,横过颈外动脉浅面汇入颈内静脉。深静脉网起自翼静脉丛,分布于翼内、外肌和颞肌之间,在相当于上颌结节的后上方通过颌内静脉注入面后静脉。翼静脉丛与口腔颌面部各部的静脉有广泛交通,并可经卵圆孔与破裂孔导血管通向颅内海

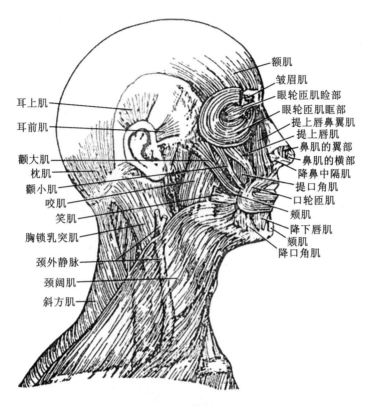

图 23-6 表情肌

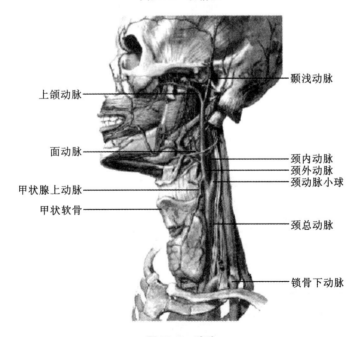

图 23-7 动脉

绵窦,同时由于口角平面以上的面静脉缺少静脉瓣,当口角以上面部尤其是鼻根至两侧口角间的三角区发生感染且处理不当时,病菌可通过广泛的交通侵入颅内。临床上称此区为危险三角(图 23-8)。

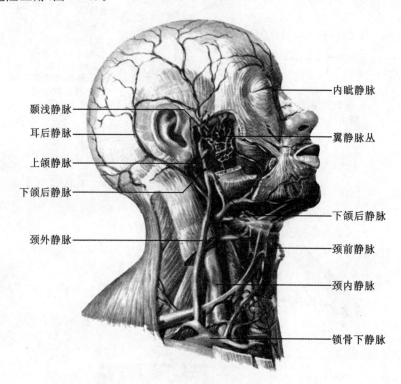

颞浅静脉

耳后静脉

上颌静脉

下颌后静脉

颈外静脉

内眦静脉

翼静脉丛

下颌后静脉

颈前静脉

颈内静脉

锁骨下静脉

图 23-8　静脉

五、神经、淋巴、唾液腺

颌面部的神经主要有三叉神经和面神经。三叉神经为混合性神经,以感觉为主,支配口腔颌面部的感觉及咀嚼肌的运动。面神经也是混合性神经,以运动为主,支配面部表情肌的运动,司舌前 2/3 的味觉和唾液腺的分泌。

颌面部淋巴组织分布极其丰富,淋巴管构成网络将淋巴汇入淋巴结,为此部位的重要防御系统。颌面部常见且较重要的淋巴结有腮腺淋巴结、颌上淋巴结、颌下淋巴结、颏下淋巴结等。正常情况下,淋巴结与其周围的软组织硬度相当,一般不易触及,当其收纳的范围有炎症或有肿瘤转移时,淋巴结就会肿大或有疼痛感,对于临床诊断与指导治疗具有重要意义。

唾液腺分为大、小两种,小唾液腺数目众多,如唇腺、颊腺、腭腺等;大唾液腺有腮腺、下颌下腺和舌下腺三对。唾液腺分泌无色无味清亮的涎液,进入口腔称为唾液,能够湿润口腔、软化及消化食物,抑制致病菌的活动(图 23-9)。

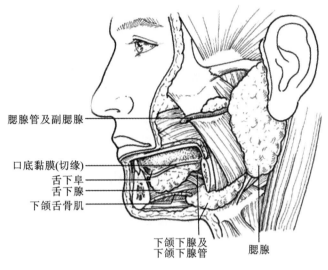

腮腺管及副腮腺

口底黏膜(切缘)
舌下阜
舌下腺
下颌舌骨肌

下颌下腺及
下颌下腺管   腮腺

图 23-9 唾液腺

第二节 口   腔

口腔是消化管的起始部,前经口裂通外界,后经咽峡与咽相续,前壁为上、下唇,两侧为颊,上壁为腭,下壁为口腔底,口腔内含有舌体、牙和牙周组织。口腔以上、下牙弓为界分为口腔前庭和固有口腔两部分。口腔具有吸吮、摄食、咀嚼、吞咽、感受味觉、帮助消化、协助语言与呼吸等功能(图 23-10)。

1. 唇 唇以口裂为界分为上、下唇两部分。上唇前面正中鼻小柱的下方有一纵行浅沟称人中,昏迷患者急救时可在此处进行指压或针刺。唇部皮肤的皮脂腺、汗腺丰富,好发疖痈。唇部黏膜下有大量小黏液腺,开口于黏膜,腺管阻塞容易形成囊肿。

2. 颊 颊为口腔前庭的外侧面,由浅入深分别为皮肤、浅层表情肌、颊脂体、颊肌和黏膜。在平对上颌第二磨牙牙冠的颊黏膜上有腮腺导管的开口,发生腮腺脓肿时,此处可见分泌物流出。

3. 腭 腭为固有口腔的顶,分隔了鼻腔和口腔,前 2/3 为硬腭,后 1/3 为软腭。硬腭由上颌骨的腭突与腭骨水平板构成支架,表面覆以软组织。两中切牙的腭侧有黏膜隆起称腭乳头,深面为切牙孔,是鼻腭神经、血管的出入口,为麻醉的重要标志。约在硬腭后缘前方 0.5 cm,腭中缝与上颌第三磨牙腭侧龈缘连线的中外 1/3 处黏膜上有浅凹陷,深面是腭大孔,腭前神经、血管经此孔向前走行分布,是麻醉腭前神经的重要标志。软腭是附着于硬腭后缘向后下方的延伸部分,其中央向下的突起称腭垂或悬雍垂。自腭垂向两侧各有两条弓形黏膜皱襞,前方的一条向下连于舌根部,称为腭舌弓;后方的一条向下连于咽侧壁,称为腭咽弓。

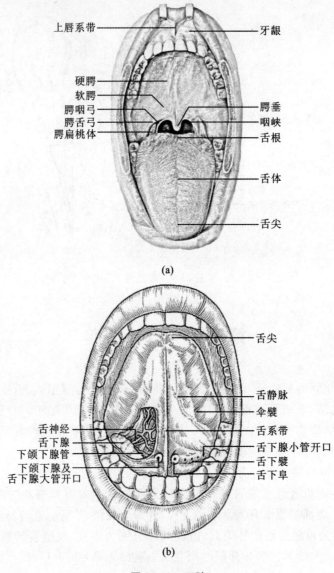

上唇系带 —————— —————— 牙龈

硬腭 ——————
软腭 ——————
腭咽弓 ——————
腭舌弓 ——————
腭扁桃体 ——————
—————— 腭垂
—————— 咽峡
—————— 舌根

—————— 舌体

—————— 舌尖

(a)

—————— 舌尖

—————— 舌静脉
—————— 伞襞

舌神经 ——————
舌下腺 ——————
下颌下腺管 ——————
下颌下腺及 ——————
舌下腺大管开口
—————— 舌系带
—————— 舌下腺小管开口
—————— 舌下襞
—————— 舌下阜

(b)

图 23-10 口腔

4. 舌 舌是口腔内重要的活动器官,位于口底上方,占据整个固有口腔,由舌肌和黏膜构成。舌的功能是感受味觉和辅助进食,同时还是语言的重要器官。舌有上、下两面。上面称舌背,其后部界沟将舌分为前方的舌体和后面的舌根两部分,舌体的前端为舌尖;下面称舌腹,可见黏膜在中线处有纵行皱襞连于口底,称舌系带。舌的黏膜呈淡红色,舌背黏膜表面有很多小突起,称舌乳头。舌乳头分为四种:丝状乳头、菌状乳头、轮廓乳头和叶状乳头。

5. 口底 口底位于舌底之下、下颌舌骨肌和舌骨舌肌之上,周围被下颌骨体所包绕,后部与舌根相连,由疏松结缔组织构成。舌系带根部两侧各有一黏膜突起称舌下阜,是下颌下腺和舌下腺的开口处。舌下阜向后外侧的延伸形成舌下襞,其深面有舌下腺、下颌下腺管和舌神经、舌动脉、静脉走行。

6. 咽峡 由腭垂,腭帆游离缘,左、右腭舌弓及舌根共同围成咽峡,它是口腔和咽的分界线。

7. 牙和牙周组织

(1)牙齿的分类:根据牙齿在口腔中存留的时间分为乳牙和恒牙,乳牙20颗,恒牙32颗。婴儿6个月乳牙开始萌出,2岁6个月左右全部乳牙萌出。6岁开始萌出第一个恒牙——下颌第一恒磨牙。根据牙齿的形态特点和功能,牙齿可分为切牙、尖牙、前磨牙、磨牙四类。切牙位于口腔前部,左、右、上、下共8颗,邻面观牙冠呈楔形,主要功能是切断食物。尖牙俗称犬齿,位于口角处,左、右、上、下共4颗,牙冠为楔形,有一突出的牙尖,主要功能是穿刺和撕裂食物。前磨牙位于尖牙的远中,左、右、上、下共8颗,牙冠呈立方形,主要功能是协助尖牙撕裂食物及辅助磨牙捣碎食物。磨牙左、右、上、下共12颗,牙冠大,有一个宽大的面,有4~5个牙尖,其主要功能是磨细食物(图23-11)。

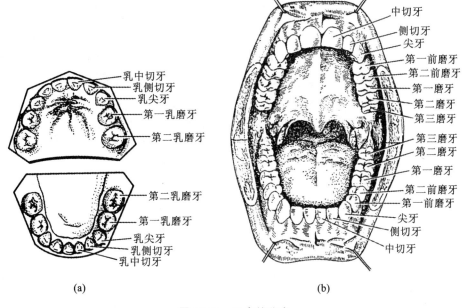

图 23-11 牙齿的分类

(2)牙齿的组成:从外观上看,牙齿分为牙冠、牙根及牙颈三部分。牙冠是被牙釉质覆盖的部分,也称为解剖牙冠,是发挥咀嚼功能的主要部分。正常情况下,牙冠的大部分显露于口腔,称为临床牙冠。牙根是由牙骨质覆盖的部分,每个牙根的尖端,称为根尖,根尖有一牙髓血管、神经通过的小孔,称为根尖孔。牙冠与牙根交界处呈一弧形曲线,称为牙颈,又称颈缘或颈线。从牙齿的剖面看,牙体由牙釉质、牙骨质、牙本质和牙髓组成。牙釉质构成牙冠的表层,是牙体组织中高度钙化的最坚硬的组织。牙骨质是构成牙根表层色泽较黄的硬组织。牙本质构成牙体的主体,位于牙釉质与牙骨质的内层,在其内有一空腔称为牙髓腔。牙髓是充满在牙髓腔中的蜂窝组织,内含丰富的血管、神经和淋巴,是牙体组织中唯一的软组织(图 23-12)。

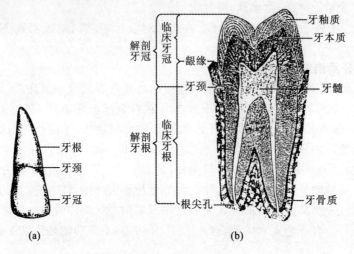

图 23-12　牙齿的组成

（3）牙位记录:临床上为了便于描述牙的部位及名称,每个牙都以一定的符号表示,我国目前最常用的记录法是部位记录法。部位记录法是以两条相互垂直的直线将牙弓分为 A、B、C、D 四个区,竖线代表中线,分为左右区;横线表示面,区分上、下颌,分为上、下区。乳牙用罗马数字Ⅰ～Ⅴ表示,恒牙用阿拉伯数字 1～8 表示。越接近中线数字越小,反之越大。A 为右上区,B 为左上区,C 为右下区,D 为左下区(图 23-13)。

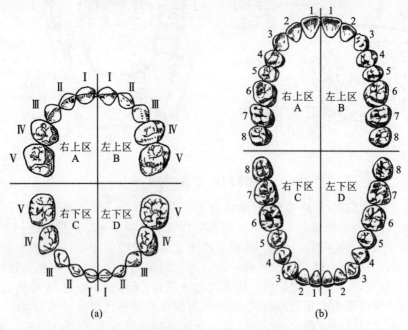

图 23-13　牙位记录

（4）牙周组织：由牙周膜、牙槽骨和牙龈组成，它们共同支持和固定牙齿。①牙周膜：又称牙周韧带，是连接牙根与牙槽骨之间的纤维组织，具有一定的弹性，有利于缓冲牙齿承受的咀嚼力。②牙槽骨：又称牙槽突，是颌骨的突起部分，形成牙槽窝，容纳牙根，使牙齿保持直立状态，便于咀嚼。③牙龈：覆盖在牙槽骨的表面和牙颈部周围的口腔黏膜上皮及其下方的结缔组织，正常的牙龈呈浅粉红色，质韧，微有弹性（图 23-14）。

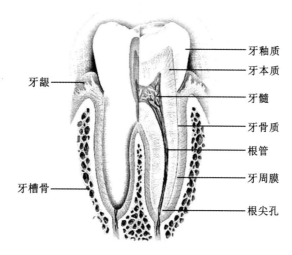

图 23-14 牙周组织

（张扬帆）

253

第二十四章

口腔科常用诊疗操作技术

口腔及颌面部检查是口腔科疾病诊疗的基础和依据。询问病史后,进行全面仔细的检查,经过综合分析作出正确诊断,从而制订合理有效的治疗方案。检查应遵循由外及内、由前至后、由浅入深的顺序进行,并应行健、患两侧对比。一般检查包括颌面部检查、口腔检查、颞下颌关节检查等。口腔检查是全身检查的一部分,某些系统性疾病可在口腔出现表征,因此检查时应具有整体观念。

一、检查准备及检查器械

(一)检查准备

口腔检查要求光线充足,首选自然光,必要时灯光辅助,宜用冷光源。口腔内光线不能直射到的部位,可借助口镜进行观察。医生采用坐姿,工作范围根据操作需要活动于患者的9点至12点之间,高度应与患者口腔高度处同一水平面上。患者采用半卧位或平卧位,检查上颌牙时,患者上颌平面与地面成45°～60°角;检查下颌牙时,下颌平面与地面平行。

(二)检查器械

口腔检查的基本器械主要包括口镜、探针和镊子(图24-1)。

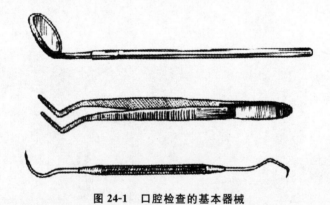

图 24-1　口腔检查的基本器械

1. 口镜　口镜由镜头和柄组成。主要用于牵引或推压唇、颊、舌等软组织以利检查;反映视线不能直达部位的影像;也可聚集光线到检查部位,增加局部照明,镜柄还可作叩诊检查。

2. 探针　检查牙面点隙、裂沟及邻面是否有龋坏,检查牙本质暴露区域的敏感性,探测牙周袋和窦道等。带刻度的钝头探针用于探测牙周袋深度。

3. 镊子 反角形口腔镊子用于夹持棉球及敷料、夹持药物涂擦患处、取除异物和检查牙齿松动度,镊子柄端可用于叩诊检查。

二、检查方法

常用的检查方法有问、视、探、叩、触等方法。要按一定顺序全面检查,动作要轻柔,避免增加患者的痛苦。问诊主要针对患者的主诉、现病史、既往史、家族史等进行询问。检查前对患者做一般性的观察,如患者的意识及精神状态是否正常。触诊也称扣诊,是利用医师手指的触觉和患者对触压的反应进行诊断。

(一)颌面部

检查发育是否正常,面部左右是否对称,有无肿块或畸形,皮肤的色泽、质地和弹性的变化,面部运动是否正常等。可用单手触诊,或双手分别在口内、外联合触诊检查。注意有无压痛、肿块,如有肿块,应检查其大小、形态、硬度、位置深浅、有无粘连和波动等。外伤病员应检查有无骨折体征。

(二)口腔及牙齿

口腔检查常分为口腔前庭、固有口腔和牙齿三部分。

口腔前庭检查牙龈有无颜色异常、充血、肿胀、萎缩、溃疡、窦道,检查唇、颊黏膜和腮腺导管的开口情况。

固有口腔检查包括软腭、硬腭和腭垂,观察黏膜有无变色、溃疡、糜烂,舌有无红肿、包块、溃疡,了解舌质以及舌的活动度,检查腮腺导管开口、颌下腺导管开口及舌系带的情况。唇颊软组织的触诊,要用食指和拇指分别置于口内、口外进行相对检查;检查口底病变或下颌下腺导管时要用双手进行合诊检查(图 24-2)。

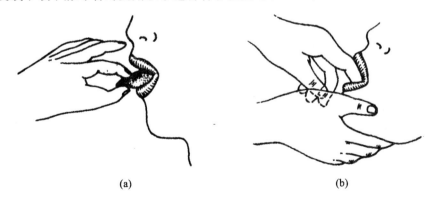

(a)   (b)

图 24-2 触诊

牙齿检查包括检查牙齿的数目、排列、色泽、有无龋洞、松动度、咬合关系和修复物等。对于各个牙齿可采用探诊和叩诊进行检查。探诊检查龋洞的位置、深度以及有无穿髓,叩诊时用口镜柄或镊子柄轻叩牙齿。

牙齿松动度检查,用镊子夹住前牙切端或抵住后牙咬合面的窝沟,沿唇舌(颊舌)方向轻轻摇动牙齿,观察牙齿摇晃的程度。常用的记录方法如下。

Ⅰ°松动:晃动幅度小于 1 mm。

Ⅱ°松动:晃动幅度在 1~2 mm。

Ⅲ°松动:晃动幅度大于 2 mm。

张口度检查是颌面外科检查中重要的一项。检查张口度时以上、下中切牙切缘之间的距离为标准,正常人张口度约相当于自身食指、中指、无名指三指合拢时的宽度,平均为 3.7~5 cm。张口度小于正常值为张口受限。临床上张口受限可分为 4 度。

(1)轻度张口受限:上、下切牙切缘间仅可置二横指,为 2.0~2.5 cm。

(2)中度张口受限:上、下切牙切缘间仅可置一横指,为 1.0~2.0 cm。

(3)重度张口受限:上、下切牙切缘间距不足一横指,在 1.0 cm 以内。

(4)完全张口受限:也称牙关紧闭,指完全不能张口。

(三)颞下颌关节检查

颞下颌关节的检查包括左右是否对称、是否协调,检查面部有无压痛及髁突活动度是否异常。有两种方法检查髁突活动度的情况:以双手食指或中指分别置于两侧耳屏前(髁突外侧),患者做开、闭口运动,感触髁突的活动度;或将两手小指伸入外耳道内,向前方触诊,对比髁突的活动度及冲击感。

(四)其他检查

口腔科检查除了常规的检查方法外还有一些特殊的检测法,如牙髓活力测试、X 线检查、口腔内窥镜检查、穿刺等。特殊检查方法的选择视病情的需要而定。

(张扬帆)

第二十五章

口腔内科疾病

第一节　牙体牙髓病

本节主要介绍龋病、牙髓炎、根尖周病及一些常见的牙体硬组织非龋性疾病的病因、临床表现、诊断、治疗等。

一、龋病

龋病是最常见的口腔疾病之一,龋病又称蛀牙。全球龋病患病率高达 50％左右,是口腔常见病,也是人类最普遍的疾病之一,WHO 已将其与癌症和心血管疾病并列为人类三大重点防治疾病。龋病是牙齿硬组织在多种因素作用下发生的慢性、进行性破坏的疾病。表现为无机物的脱矿和有机物的分解,随着病程的发展牙齿的色、形、质各方面均发生变化(图 25-1)。龋病可引起牙髓炎、根尖周炎、颌骨炎症等一系列并发症,以致影响全身健康,龋病还会影响儿童牙颌系统和消化系统的生长发育。

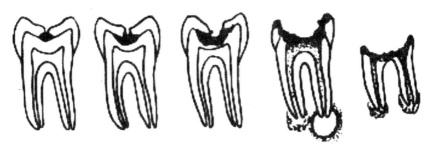

图 25-1　龋病的发展

【病因】

口腔中的微生物通过分解碳水化合物或自身代谢而产酸,主要是乳酸。黏附在牙齿表面和牙齿之间的碳水化合物是产酸的主要来源。酸性物质使牙齿脱矿,穿透牙釉质之后,微生物沿牙本质小管进入,使牙本质溶解,最终造成牙本质崩溃。龋病是由多种因素复杂作用所导致,目前公认的龋病病因学说是四联因素理论(图 25-2),主要包括细菌、宿主、食物和时间。致龋食物黏附于牙齿表面形成生物膜,在适宜温度下及足够的时间,酸性物质侵蚀牙齿,使牙齿脱矿,从而进一步破坏,形成龋洞。

(1)细菌是龋病发生的必要条件,细菌主要是借助菌斑黏附于牙齿表面。菌斑是

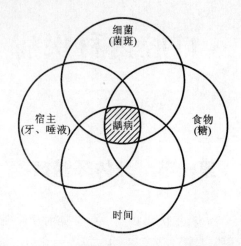

图 25-2 龋病四联因素理论示意图

未矿化的不能被水冲去的一种细菌性生物膜,牙齿表面菌斑称为牙菌斑。牙菌斑与龋病密切相关,没有牙菌斑就不会产生龋病。研究表明致龋菌有两种类型:一类是产酸菌属,其中主要包括变形链球菌、放线菌属和乳杆菌属,可使碳水化合物分解产生酸,导致牙齿无机物脱矿;另一类是革兰氏阳性球菌,可破坏有机质,经过长期作用使牙齿形成龋洞。

(2)食物主要是碳水化合物,不但与菌斑基质的形成有关,而且是菌斑中细菌的主要食物来源,细菌能利用碳水化合物(尤其是蔗糖)代谢产生有机酸,产生的有机酸有利于产酸和耐酸菌的生长。口腔中滞留的食物中的碳水化合物被降解后,一方面聚合产生高黏性葡聚糖,形成菌斑基质,另一方面产酸使牙齿脱矿,因此碳水化合物是龋病发生的物质基础。

(3)宿主对龋病的易感程度包括唾液分泌量和成分、牙齿的形态结构、全身状况。唾液有机械清洗减少细菌积聚,直接抑菌或抑制菌斑在牙面的附着,通过所含钙、磷、氟等增强牙齿抗酸能力,减少溶解度等作用。唾液的量和质发生变化时,均可影响龋病的发生,口干症或唾液分泌障碍患者患龋病概率明显增加。颌面部放疗患者因涎腺被破坏多有龋病发生。牙齿的形态、矿化程度和结构与龋病发生有直接关系,如矿化不良的牙齿较易患龋病,而矿化程度好的牙齿抗龋力较强。

(4)龋病的发生需要一个较长的过程,从龋病初期到龋洞的形成一般需 1.5～2年,因此即使致龋菌、适宜的环境和易感宿主存在,龋病也不会立刻发生,只有上述因素同时存在一段时间,才可能发生龋病,所以时间因素在龋病发生中有重要意义。

【分类】

根据牙齿的解剖形态可分为如下几种。

1. 窝沟龋和平滑面龋 窝沟龋指磨牙、前磨牙咬合面、磨牙颊面沟和上颌前牙舌面的龋坏。窝沟龋呈锥形,底部朝向牙本质,尖朝向釉质表面。在龋病早期釉质表面无明显破坏,具有这类临床特征的称为潜行性龋。平滑面龋可分为两类:发生在牙齿的近、远中面的损害称邻面龋;发生在牙齿的颊面或舌面,靠近釉牙骨质界处的为颈部龋。釉质平滑面龋损为三角形,三角形的底边朝向釉质表面,尖朝向牙本质。

2. 根面龋 发生在根部牙骨质的龋病损害称为根面龋,多见于老年人牙龈萎缩、根面外露或严重的牙周炎导致牙龈萎缩的牙齿。

3. 线形釉质龋 线形釉质龋是一种非典型性龋病损害,常见于亚洲和拉丁美洲儿童的乳牙列。主要发生于上颌前牙唇面的新生线处,龋病损害呈新月形。

根据龋病的进展速度可分为如下几种。

1. 急性龋 又称湿性龋。多见于儿童、青少年、孕妇或健康状况欠佳者,病变进展快,质地松软、湿润,着色较浅,呈浅棕色,易被挖器剔除。急性龋中有一种龋病进程很快,多数牙短期同时患病,称猛性龋,常见于颌面及颈部接受放疗的患者,故又称放射性龋。

2. 慢性龋 又称干性龋。病程进展缓慢,龋损呈黑褐色,质地较干硬,一般龋病都属于这种类型,尤其是成人。在龋病发展过程中,由于病变环境的改变,牙体隐蔽位置变得开放,原有致病条件发生变化,龋损不再继续发展而维持原状,称为静止龋,它也属于慢性龋。如邻面龋,由于相邻牙被拔除,龋损表面容易清洁,故龋病进程停止。

3. 继发龋 龋病治疗后,由于充填物边缘或窝洞周围牙体组织破裂,形成菌斑滞留区,或修复材料与牙体组织不密合,形成微渗漏,都可能产生龋病,为继发龋。继发龋也可因治疗不彻底的病变组织发展而成。

【临床表现】

牙齿的结构形态与龋病的发生密切相关,食物容易滞留的牙齿部位不易被清洁,是细菌活跃的场所,菌斑积聚较多,容易导致龋病的发生,包括窝沟、邻接面和牙颈部,这些都是龋病的好发部位。窝沟是牙齿发育和矿化过程中的薄弱部位;牙齿的邻接面因磨损或牙间乳头萎缩导致食物嵌塞;牙颈部是牙釉质与牙本质的交界部位,也是牙体组织的一个薄弱环节,这些都是龋病的首要发病部位。

龋齿的发展过程有色、形、质的变化,临床上常根据龋坏程度分为浅龋、中龋、深龋三个阶段。

1. 浅龋 又称釉质龋,龋坏局限于牙釉质。早期于平滑面表现为脱矿所致的白垩色斑块,随时间的发展因着色而呈黄褐色,窝沟处则呈浸墨状弥散,一般无明显龋洞,仅探诊时有粗糙感,后期可出现局限于牙釉质的浅洞,无自觉症状,探诊也无反应。

2. 中龋 龋坏已达牙本质浅层,临床检查有明显龋洞,呈黄褐色或深褐色。出现主观症状,可有探痛,对外界冷、热刺激可出现疼痛反应,冷刺激显著,但刺激去除后疼痛立即消失,无自发性痛。

3. 深龋 龋坏已达牙本质深层,临床上可见大而深的龋洞,或入口小而深层有较为广泛的破坏,对外界刺激反应较中龋的更加剧烈。

【治疗】

龋病治疗的目的是终止病变进程,保护牙髓的正常活力,恢复牙齿的解剖形态和生理功能。针对不同程度的龋坏,采取相应的治疗方案,除少数情况可用药物治疗外,多数均需采用手术治疗。

1. 药物治疗　药物治疗是在磨除龋坏的基础上,应用药物抑制龋病发展的方法,适用于恒牙尚未形成龋洞的浅龋,乳前牙的浅、中龋。常用药物有 75％氟化钠和 10％硝酸银等。具体方法:先将龋坏组织尽可能磨除,并去除龋洞边缘脆弱的牙釉质,隔离唾液,吹干牙面后用小棉球蘸取药液反复涂擦龋坏牙面 1～2 min,热空气吹干后再涂,如此重复两次。

2. 窝沟封闭　窝沟封闭又称点隙裂沟封闭,是指不去除牙体组织,在颊面或舌面的点隙裂沟涂布一层黏结性树脂,保护牙釉质不受细菌及代谢产物侵蚀,达到预防龋病发生的有效防龋方法。临床上具体操作步骤包括清洁牙面、酸蚀、冲洗、干燥、隔湿、涂布及固化封闭剂等。

3. 充填术　除对早期龋可用非手术治疗,一般龋病都要用修复的方法进行手术治疗。对已形成实质性缺损的牙齿,充填术是目前应用最广泛且成效较好的方法。充填术的基本操作过程为,先去除龋坏组织和失去支持的薄弱牙体组织,并按一定要求将窝洞制备成合理的形态,然后选用适宜的充填材料进行充填以恢复其解剖形态和生理功能。常用充填材料有银汞合金、玻璃离子黏固剂和复合树脂等。

二、牙髓炎

牙髓是牙体组织中唯一的软组织,位于牙本质包绕的牙髓腔内,仅通过狭窄的根尖孔与根间周组织相连,由于牙髓组织是处于四壁坚硬且缺乏弹性的牙髓腔中,缺乏侧支循环,一旦牙髓发生炎症,炎症渗出物不易引流,髓腔内压力增高,产生剧烈疼痛。牙髓炎是口腔中最多发和最常见的疾病之一,牙髓炎是细菌或毒素侵入牙髓引起的炎症,以自发性、阵发性疼痛为主要症状。临床上可分为可复性牙髓炎、不可复性牙髓炎、牙髓坏死、牙髓钙化和牙内吸收。

【病因】

细菌感染是导致牙髓炎的主要因素,细菌通过任何途径侵入髓腔都会引起牙髓的炎症。其中龋病是牙髓炎发生的最常见病因,当龋损破坏了牙釉质达到牙本质深层,甚至穿通牙本质到达牙髓腔内,口腔中的细菌就会感染牙髓导致牙髓炎。其他因素包括物理因素、化学因素等。

1. 细菌感染　细菌感染是牙髓炎最主要的致病因素,其细菌主要是兼性厌氧球菌和专性厌氧杆菌,如链球菌、放线菌、乳酸杆菌等。细菌感染的途径主要有以下几种。

(1)经缺损的牙体组织感染:如深龋、牙外伤、重度磨损等牙体缺损,细菌及毒素通过牙本质小管或穿髓处侵入牙髓。

(2)经牙周感染:细菌及毒素经牙周袋,通过根尖孔或侧支根管进入牙髓,此途径称为逆行性感染。

(3)血源感染:受损或病变组织将血液中的细菌吸收到自身所在的部位,这种情况在临床上极为少见。

2. 物理因素

(1) 温度刺激:过高的温度刺激或温度骤然变化会引起牙髓充血,甚至导致牙髓炎。临床上常见的异常温度刺激有高速涡轮手机备洞产生的热量、充填材料的放热反应及抛光产热等。

(2) 电流刺激:口腔中如果有两种或两种以上不同金属的修复体,通过唾液传导产生电位差,导致电流产生,对牙髓有一定的刺激。

(3) 创伤:包括急性创伤和慢性创伤,创伤能否引起牙髓炎主要取决其强度。常见的创伤有交通事故、打架斗殴、咬合创伤、磨牙症等。

(4) 其他因素:包括高空飞行、深水潜泳和激光等。

3. 化学因素

(1) 药物刺激:窝洞的消毒用药,如酚类可致牙髓受到刺激。

(2) 充填材料刺激:磷酸锌水门汀凝固可以释放出游离的磷酸,深龋直接用磷酸锌水门汀垫底会刺激牙髓,导致牙髓变性或坏死。

【临床表现】

根据牙髓炎的临床表现可分为如下几种。

1. 可复性牙髓炎 这是一种病变较轻的牙髓炎,是牙髓组织以血管扩张、充血为主,又称牙髓充血。临床检查时患牙受到温度刺激产生瞬间的疼痛,冷刺激更为敏感,当刺激去除,疼痛立即消失。可复性牙髓炎的治疗主要是去除刺激、消除炎症,一般不需要手术治疗。

2. 不可复性牙髓炎 这是病变较为严重的牙髓炎。按其临床发病和病程经过特点,又分为急性牙髓炎、慢性牙髓炎和逆行性牙髓炎。

(1) 急性牙髓炎:临床表现是发病急、疼痛剧烈。临床上所见的急性牙髓炎大多是慢性牙髓炎的急性发作。急性牙髓炎剧烈疼痛的特点是自发性和阵发性痛,温度刺激加剧疼痛。疼痛常在夜间发作,或夜间比白天剧烈,故患者难以入眠。疼痛常不能自行定位。

(2) 慢性牙髓炎:临床上最常见的牙髓炎类型,此类型的牙髓炎的发生多因龋病所致,随着龋病的逐渐侵害,牙髓也可发生慢性炎症。慢性牙髓炎一般没有剧烈的自发性疼痛,但常伴有长期的冷、热刺激痛病史,疼痛性质为钝痛。

(3) 逆行性牙髓炎:感染源来自牙周病所致的牙周袋,牙周病患牙的牙周组织遭到破坏后,细菌及毒素通过根尖孔或侧支根管、副根管逆行进入牙髓引起牙髓炎。临床表现一般为急性牙髓炎症状,为自发性和阵发性疼痛,患牙一般有牙周病病史,有松动、咬合疼痛等症状。

3. 牙髓坏死 常由各型牙髓炎导致牙髓组织的死亡所致,其次的原因有外伤、正畸治疗的创伤及修复过程对牙体过度的损伤等。一般无自觉症状,常由于牙冠变色前来就诊。变色原因是牙髓组织坏死后红细胞破裂导致血红蛋白分解产物进入牙本质小管。

4. 牙髓钙化 牙髓血液循环发生障碍，造成牙髓组织营养不良，出现细胞变性、钙盐沉积，形成髓石。髓石一般不引起临床症状，X 线检查时可发现结节性钙化或弥漫性钙化。

5. 牙内吸收 牙内吸收是指牙髓组织变性成为炎性肉芽组织，使牙体从髓腔内部开始吸收。一般无自觉症状，牙内吸收发生在髓室时，肉芽组织的颜色可透过被吸收成很薄的牙体硬组织而使该处牙冠呈粉红色。

【治疗】

牙髓炎的治疗原则是尽量保存活髓，对于不能保存活髓的患牙应去除病变的牙髓，保存患牙，恢复其原有的解剖形态，以维持牙列的完整性，对发挥其生理功能有重要意义。牙髓炎早期尽可能采取保存活髓的治疗方法，具体的治疗方法有直接盖髓术、间接盖髓术、活髓切断术等；对已感染的牙髓，无法保存活髓，则需要对牙髓进行处理，具体治疗方法有开髓术、拔髓术、干髓术、根管充填术等。

急性牙髓炎的应急治疗最好的方法是施行开髓引流减压，便可迅速缓解疼痛。开髓后可放置浸有丁香油酚或樟脑酚的小棉球在窝洞内，以达到持续止痛的目的，并可隔绝外界因素刺激暴露的牙髓。必要时可口服或注射抗生素及解热镇痛药，此外，针灸治疗也可取得镇痛的效果。

三、根尖周病

根尖周病包括急性根尖周炎和慢性根尖周炎。根尖周病是指发生于根尖部的牙周组织，包括牙骨质、牙周膜和牙槽骨的炎症性疾病，多为牙髓病的继发病。临床上急性根尖周炎又分为急性浆液性根尖周炎和急性化脓性根尖周炎；慢性根尖周炎可分为慢性根尖周肉芽肿、慢性根尖周脓肿、慢性根尖周囊肿和根尖周致密性骨炎。

【病因】

1. 感染 最常见的感染源自牙髓病，其次是牙周病通过根尖孔、侧支根管、副根管及牙本质小管而继发感染，血源性感染少见。

2. 创伤 牙齿遭受外力，如跌倒、碰撞、交通意外等，导致牙体硬组织、牙周组织及根尖周组织损伤；咬硬物，如咬瓶盖、坚果等；创伤性咬合均可导致根尖周损伤。

3. 牙源性因素 牙髓疾病用药及根管封药过量，根管器械穿出根尖孔，正畸治疗不当，拔牙不慎伤及邻牙等均可能引起根尖周损伤。

【临床表现】

1. 急性根尖周炎 急性根尖周炎是发生于牙根尖周围的局限性、疼痛性炎症，按其发展过程可分为急性浆液性根尖周炎和急性化脓性根尖周炎两个阶段。

1）急性浆液性根尖周炎 患者多有牙髓病史、外伤史或不完善的牙髓治疗史。早期根尖部牙周膜内充血、血浆渗出及白细胞浸润。患者感觉牙齿伸长，患牙早接触，咬合不适或轻微咬合痛，有时患牙用力咬紧反而稍感舒服，这是由于根尖部血液被挤向四周症状得到暂时缓解。当病变继续发展主要症状是咬合痛,疼痛为持续性、自发性、局限性的钝痛,患者能明确定位。口腔检查可见患牙叩痛剧烈,甚至松动,根尖部牙龈轻度红肿,扣诊根尖相应部位会引起疼痛,牙髓活力测试多为无反应,X线片示无明显变化。

2)急性化脓性根尖周炎 可由急性浆液性根尖周炎发展而来,也可由慢性根尖周炎急性发作而引起。表现为根尖周牙周膜破坏溶解,脓液积聚,脓肿周围有显著的炎细胞浸润和骨吸收。

急性化脓性根尖周炎在其发展过程中,因脓液所在部位不同而划分为根尖脓肿、骨膜下脓肿和黏膜下脓肿 3 个阶段(图 25-3)。

(1)根尖脓肿:脓液只局限在根尖孔附近的牙周膜内,患牙出现自发性、持续性剧烈的跳痛,患牙浮出感,咬合剧痛。患牙根尖部牙龈潮红,无明显肿胀,扣诊轻度疼痛,叩痛＋＋～＋＋＋,松动度Ⅱ°～Ⅲ°,相应的颌下淋巴结或颏下淋巴结可有肿大及压痛。

(2)骨膜下脓肿:又称牙槽骨骨膜炎或颌骨骨膜炎。患牙持续性跳痛更加剧烈,疼痛达到最高峰。影响睡眠和进食,还可伴有体温升高、身体乏力等全身症状。相应颌面部软组织肿胀、压痛,牙龈红肿,移行沟变浅,扣诊疼痛明显,扣诊深部有波动感,患牙所属区域的淋巴结可出现肿大和压痛。患牙叩痛＋＋＋,松动度Ⅲ°。严重者可在相应的颌面部出现蜂窝组织炎,表现为软组织肿胀、压痛,致使面容改变。

(3)黏膜下脓肿:当骨膜下的脓液积聚达到一定压力时,骨膜破裂,脓液到达黏膜下或皮肤下。由于黏膜下组织较疏松,疼痛随之减轻,全身症状缓解。患牙叩痛＋～＋＋,松动度Ⅰ°。根尖区黏膜的肿胀已局限,呈半球形隆起,扣诊波动感明显,脓肿较表浅而易破溃。

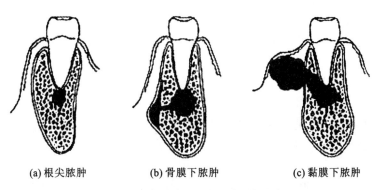

(a) 根尖脓肿　　　(b) 骨膜下脓肿　　　(c) 黏膜下脓肿

图 25-3　急性化脓性根尖周炎 3 个阶段

积聚在根尖部的脓液排脓途径如下。①脓液经根尖孔由根管进入髓腔:这种排脓通道对根尖周组织破坏最小,是比较理想的引流方式。②通过牙周膜从龈沟或牙周袋排脓:成人患牙经此方式排脓多发生于同时患有牙周病的情况,通常预后较差。③通过骨髓腔突破骨膜、黏膜或皮肤向外排放:此排脓方式是急性根尖周炎最常见的、典型的自然发展过程。这种排脓途径较为复杂，并常有颌面部蜂窝组织炎。

2. 慢性根尖周炎 慢性根尖周炎是指牙齿根尖部及其周围组织的慢性感染性病变的总称。类型包括慢性根尖周肉芽肿、慢性根尖周脓肿、慢性根尖周囊肿和根尖周致密性骨炎。

（1）慢性根尖周肉芽肿：根尖周组织受到轻微的感染刺激后产生的炎性肉芽组织。它是慢性根尖周炎的主要病变类型。一般无自觉疼痛症状，有时感觉咀嚼乏力或不适。患牙多有深龋，牙髓多已坏死，牙齿变色，对冷、热诊及电诊均无反应，有时可有叩痛，X线片示根尖部有圆形或椭圆形边界清楚的透射区，直径一般不超过 1 cm。

（2）慢性根尖周脓肿：由慢性根尖周肉芽肿中央的细胞坏死、液化形成的脓肿，或急性根尖周脓肿处理不彻底，根尖部潴留了脓液而形成。一般无自觉症状。无窦型慢性根尖周脓肿与慢性根尖周肉芽肿大致相同，有窦型慢性根尖周脓肿患牙根尖部的唇、颊侧可见窦道口，窦道口也可能开口于远离患牙的位置。X线片示根尖部为边界模糊的透射区，透射区周围骨质也较疏松。

（3）慢性根尖周囊肿：由慢性根尖周肉芽肿或慢性根尖周脓肿发展而来。根尖周囊肿生长缓慢，多无自觉症状。牙齿变色无光泽，叩诊可有不适感，对冷、热诊及电诊均无反应。X线片示患牙根尖部有圆形透射区，边界清楚且周围有白线围绕，此为诊断的重要依据。

（4）根尖周致密性骨炎：根尖周组织受到轻微、缓和并且长时间的刺激后产生的骨质增生反应，它是一种防御性反应。X线片示根尖部局限性不透射影像。

【治疗】

1. 应急处理 根尖周病急性炎症期的处置，主要是缓解疼痛及消除肿胀，待转为慢性炎症期后再做常规治疗。应急治疗的关键是掌握病变发展阶段。

（1）开髓引流是急性炎症期的首要工作，无论是浆液期还是化脓期，理想的引流方式是打开髓腔保持引流通畅，打通根尖孔，使渗出液或脓液通过根管引流，以缓解根尖压力，解除疼痛。

（2）切开排脓主要是针对骨膜下脓肿或黏膜下脓肿，切开排脓与根管开放可同时进行。切开位置正对脓肿，与前庭沟平行。

（3）调整咬合是对死髓牙治疗的常规措施，一方面减少功能得以休息，促进愈合；另一方面可减少牙折的发生。

（4）口服或注射抗生素药物或止痛药物，或行局部封闭、针灸等治疗。

2. 根管治疗术 根管治疗术是治疗牙髓坏死及根尖周病的一种理想方法，通过清除根管内的坏死物质，进行彻底消毒，充填根管，以去除根管内容物对根尖周围组织的不良刺激，防止发生根尖周病或促进根尖周病愈合的一种治疗方法。目前众多的治疗方法中，根管治疗术的远期疗效最佳。根管治疗术可分为三个步骤：根管预备、根管消毒和根管充填。在根管治疗过程中，术前、术中及术后要分别拍 X 线片，以帮助了解髓室及根管的位置、数目和形态，测量根管工作长度及为日后随访和评价疗效提供依据。

3. 其他治疗方法　必要时可进行根管外科手术，常见的有根尖刮治术、根尖切除术及根尖诱导成形术等。具体情况视病情需要而选用。

四、氟牙症

氟牙症又称氟斑牙，是牙齿在发育期间人体摄入过量的氟所引起的牙釉质发育不全，临床主要表现为牙釉质出现着色的斑块或缺损。氟斑牙有地域性，是某地区慢性氟中毒的症状之一。氟的摄入量与饮用水、食物及环境都有密切的关系。我国的流行区很多，东北三省、内蒙古、宁夏、陕西、山西、甘肃、河北、山东、贵州、福建、广东等地都有报道。氟斑牙临床表现为在同一时期萌出的牙齿的牙釉质上有白垩色至褐色的斑块，严重者还可有牙釉质的实质性缺损。临床上常按其轻、中、重度分为白垩型（轻度）、着色型（中度）和缺损型（重度）三种类型。氟斑牙多见于恒牙，很少发生在乳牙。乳牙发生的程度也较轻，这是由于乳牙胚的发育是在胚胎期和婴儿期，而胎盘对氟有一定的屏障作用。所以，氟斑牙一般多见于恒牙。对已形成的氟斑牙的处理方法：一是脱色法，适用于无实质性缺损的氟斑牙；二是可见光复合树脂修复，适用于有实质性缺损的氟斑牙。

五、四环素牙

四环素是由金霉素催化脱卤生物合成的抗生素，毒性低，但会沉积着色，还会引起牙釉质发育不全。四环素牙早期表现为牙齿呈黄色，在阳光照射下呈现明亮的黄色荧光，以后逐渐由黄色变成棕褐色或深灰色。前牙比后牙着色明显，乳牙比恒牙着色明显。治疗方法有可见光复合树脂修复、烤瓷冠修复和脱色法等。四环素牙主要是由于儿童期服用四环素族药物后，使牙齿着色形成。如果同时伴有牙釉质发育不全，就会形成重度四环素牙。所以为防止四环素牙的发生，8 岁以下的儿童及妊娠期、哺乳期的妇女禁用四环素族药物。

第二节　牙周组织疾病

牙周组织疾病是常见的口腔疾病，是引起牙列缺失的主要原因之一，也是危害人类牙齿和全身健康的主要口腔疾病。牙周组织疾病的早期症状不明显，造成牙周组织长期慢性感染，不仅损害口腔咀嚼系统的功能，还会严重影响全身健康。牙周组织疾病是指发生在牙支持组织的疾病，包括仅累及牙龈组织的牙龈炎和波及深层牙周组织的牙周炎两大类。

一、牙龈炎

【病因】

主要是局部因素刺激，包括菌斑、牙石、创伤性咬合、食物嵌塞、不良修复物、正畸装置等,一些全身因素在牙龈炎的发展中属于促进因子,可以降低或改变牙周组织对外来刺激的抵抗力,包括内分泌失调,维生素、钙、磷缺乏或不平衡,营养不良等。

【临床表现】

边缘性牙龈炎患者一般无自觉症状,常因刷牙或咬硬物时出血,或者在咬过的食物上有血渍,而促使其就诊,一般无自发性出血,主要表现为牙龈颜色变为深红或暗红色,龈乳头圆钝光亮,附着龈水肿时点彩消失,表面光滑发亮,牙龈质地松软脆弱,缺乏弹性,龈沟探诊易出血,深达 2 mm 以上,形成假性牙周袋,探诊后出血是诊断牙龈有无炎症的重要指标,龈沟液渗出增多,局部有牙垢或牙石存在。

增生性牙龈炎以青年女性多见,好发于前牙唇侧牙龈,颜色暗红,质地松软,触之易出血。牙龈肿胀、呈球状增生,甚至覆盖部分牙面,使龈沟深度超过 3 mm,形成假性牙周袋。病程较长者,牙龈炎症减轻,龈缘与龈乳头呈实质性肥大,质地坚韧,较硬有弹性。妊娠期牙龈炎在妊娠 2~3 个月症状明显,龈缘和龈乳头呈鲜红色或暗红色,松软光亮,轻探易出血。分娩后 2 个月左右牙龈炎可恢复至妊娠前水平。有时个别龈乳头增生呈球状、有蒂称妊娠瘤,分娩后可自行缩小。

服用某些药物而引起的牙龈纤维性增生和体积增大称药物性牙龈增生,常见可引起牙龈增生的药物有苯妥英钠、环孢素和硝苯地平等。药物性牙龈增生牙龈质地坚韧,呈淡粉色,一般不易出血。

【治疗】

牙龈炎的治疗以局部治疗为主,即洁治术配合局部药物治疗。牙龈增生明显者可行牙龈切除术;药物引起的牙龈炎应在内科医师协助下停药或更换药物后,再行局部治疗;全身疾病引起的牙龈炎应以治疗全身疾病为主。

二、牙周炎

牙周炎是由牙菌斑中的微生物引起的牙周支持组织的慢性感染性疾病,导致牙周支持组织的炎症。多数由长期存在的慢性牙龈炎向深部牙周组织扩展形成。

【病因】

1. 局部因素　主要是牙石、不良修复体、食物嵌塞等因素加重了牙菌斑滞留,当局部细菌毒性相对于机体抵抗力较强时,牙周致病菌使牙龈的炎症加重,导致胶原破坏、结合上皮向根方增殖,从而形成牙周袋,导致牙槽骨吸收、牙齿松动和移位。在咬合时,若咬合力过大或方向异常,超越了牙周组织所能承受的合力,致使牙周组织发生损伤的咬合,称为创伤性咬合,亦是破坏牙周组织的重要因素。

2. 全身因素　包括有内分泌失调,如性激素、肾上腺皮质激素、甲状腺素等的分泌量异常,维生素 C、维生素 D 和钙、磷的缺乏或不平衡,营养不良等。血液病与牙周组织的关系极为密切,白血病患者常出现牙龈肿胀、溃疡、出血等。血友病可发生牙龈自发性出血等。某些药物的长期服用如苯妥英钠可使牙龈发生纤维性增生;某些类型的牙周组织疾病如青少年牙周炎患者往往有家族史,因而考虑有遗传因素。

【临床表现】

1. 牙龈红肿、出血　牙周炎患者的牙龈表现出色、形、质的改变,它的变化与牙龈炎相似,但更广泛、更严重。色泽的变化是由粉红色变成深红色或暗红色,并且在形态上牙龈可呈现肿胀,探诊可导致出血,其出血多少由炎症肿胀的程度所决定。当程度严重时,说话或触动牙龈时,也会诱发出血。

2. 牙周袋形成　龈沟的深度为 3 mm 以内,超过 3 mm 以上则称为牙周袋。牙周袋是牙周炎重要的临床特征之一,也是与牙龈炎区别的主要特征。

3. 牙周袋溢脓　牙周袋形成后,由于炎症而致使牙周袋溢脓。

4. 牙龈萎缩　正常龈沟底的位置在釉牙骨质界处。由于局部的炎症或牙石刺激、不正确刷牙等,均可导致牙龈向根方退缩。

5. 牙槽骨吸收　牙槽骨吸收是牙周炎的病理变化之一。此时 X 线片上可有牙槽嵴的高度降低。吸收可呈水平状、垂直状或角形骨吸收。

6. 牙周脓肿　牙周脓肿是牙周组织内局限性化脓性炎症。窄而深的牙周袋,由于引流不畅,易形成脓肿。根据炎症过程分为急性和慢性两种。急性发病较严重,可突然发病,患者可有剧痛,可伴有局部淋巴结炎,临床检查可有明显叩痛或牙齿松动等表现。慢性一般无明显自觉症状,临床检查可见黏膜上出现窦道,有脓液流出。

7. 牙齿松动和移位　牙槽骨吸收破坏到一定程度,则可出现牙齿的松动和移位。若骨组织继续破坏,扩展到根尖区,则牙齿松动更为严重,甚至出现牙齿脱落。

8. X 线片表现　可见牙周间隙增宽,牙槽骨硬骨板模糊或消失,呈弥漫性吸收。

【治疗】

坚持以局部治疗为主,全身治疗为辅的原则。对每一位牙周炎患者均需做全面检查,经分析后作出治疗计划。在治疗过程中还需评价疗效,并可根据新的情况修改原定计划。

1. 局部治疗

(1) 基础治疗:去除牙菌斑及牙石,常用方法为龈上洁治术和龈下刮治术,这是牙周疾病治疗和预防的最基本的方法,也是巩固疗效和保护牙周组织健康的最重要的措施。另外还需去除不良修复体,纠正不良习惯(如用口呼吸),治疗食物嵌塞,当有急性炎症时,应给予药物治疗,消除炎症。对于不能保留的牙齿,应给予拔除。

(2) 手术治疗:牙周基础治疗后 1～2 个月复查疗效,若经完善的基础治疗后仍不能达到理想效果(残留牙周袋深度≥5 mm)者,则考虑手术治疗,手术方法有牙龈切除术、翻瓣术、植骨术、膜龈手术以及截根术等。

(3) 对于松动的牙齿需进行松牙固定术,缺失的牙齿要予以修复治疗,以恢复咀嚼功能。

(4) 尽早拔除确无保留价值的牙。

(5) 维护期治疗:定期检查,一般 3～6 个月复查一次,根据检查情况制订不同的治疗方案,并注意保持口腔卫生,避免牙周炎的复发。

2. 全身治疗 对患有某些全身系统疾病如糖尿病、消化道疾病等的患者,应积极治疗并控制全身疾病,以利于牙周组织恢复。对于吸烟患者应劝其戒烟。对牙周炎应用有效的抗生素治疗,并补充足够蛋白质与维生素,这可以增强结缔组织与骨组织的修复能力,效果较好。

第三节　口腔黏膜病

口腔黏膜病是指发生在口腔黏膜与软组织上的类型各异的疾病总称。临床上主要表现为口腔黏膜的正常色泽、外形、完整性及功能等的改变。

一、口腔单纯疱疹

口腔单纯疱疹是由人类单纯疱疹病毒(HSV)感染所致的病毒性皮肤黏膜病。本病有自限性,但易复发。发作时水疱以群集性为特征,能引起口周、鼻腔、生殖器等多部位感染。

【病因】

口腔单纯疱疹的病原体为单纯疱疹病毒(HSV),HSV 通常分为 HSV-Ⅰ型和 HSV-Ⅱ型。HSV-Ⅰ型主要引起除生殖器以外的皮肤、黏膜和器官的感染;生殖器部位的皮肤、黏膜及新生儿的感染是由 HSV-Ⅱ型引起的。HSV 是通过飞沫感染与直接接触致病的,尤其在机体抵抗力降低时更易诱发。

【临床表现】

1. 原发性口腔单纯疱疹 最常见的是由 HSV-Ⅰ型引起的口腔病损。以 6 岁以下儿童较多见,尤其是 6 个月至 2 岁更多见,因为多数婴儿出生后,即有对抗 HSV 的抗体,这是一种来自母体的被动免疫,4~6 个月时自行消失,2 岁前不会出现明显的抗体效价。成人也可发病。

原发性口腔单纯疱疹发病前常有接触单纯疱疹病损患者的接触史。其发病分为以下四期。①前驱期:经过 4~7 天的潜伏期后出现发热、头痛、疲乏不适、全身肌肉疼痛,甚至咽喉肿痛等急性症状,下颌下和颈上淋巴结肿大,有触痛。患儿流涎、拒食、烦躁不安。1~2 天后,口腔黏膜广泛充血、水肿,附着龈和龈缘也常可见急性炎症的症状。②水疱期:口腔黏膜任何部位皆可发生成簇小水疱,似针头大小,特别是邻近乳磨牙(成人是前磨牙)的上腭和龈缘处更明显。水疱疱壁薄、透明,不久溃破,形成浅表溃疡。③糜烂期:尽管水疱较小,但汇集成簇,溃破后可形成大面积糜烂,并造成继发感染,上覆淡黄色假膜。④愈合期:糜烂面逐渐缩小、愈合,且不留瘢痕。整个病程需 7~10 天。但未经适当治疗者,恢复较缓慢。

2. 复发性口腔单纯疱疹 原发性口腔单纯疱疹愈合以后,有 30%~50% 的病例可能发生复发性损害。一般复发感染的部位在口唇或接近口唇处,故又称复发性唇疱疹。

发病早期,患者可感到轻微的疲乏与不适,病损区有刺激、灼痛、痒、张力增加等症状。大约在 10 h 以内,出现水疱,常为多个成簇的水疱,单个水疱少见,周围有轻度的红斑。一般情况下,水疱可持续到 24 h 以内,随后破裂,接着是糜烂、结痂。从开始到愈合约 10 天,但继发感染常延缓愈合的过程,并使病损处出现小脓疱,愈合后不留瘢痕,但可有色素沉着。损害复发时,总是在原先发作过的地方或邻近位置发生,诱发因素较多,如阳光、局部机械损伤,特别是轻度发热,如感冒等。

【诊断】

大多数病例根据临床表现都可作出诊断。原发感染多见于婴幼儿,发病急,全身症状重,口腔黏膜和唇周围出现成簇小水疱,破溃后形成溃疡,在口周皮肤形成痂。复发性感染成人多见,全身反应较轻,多见于口角、唇红部黏膜及皮肤,破溃后结痂,有自限性。

【治疗】

1. 抗病毒治疗 核苷类抗病毒药物:主要有阿昔洛韦、伐昔洛韦等。

利巴韦林:又称病毒唑、三氮唑核苷。是一种广谱抗病毒药,可用于治疗口腔单纯疱疹。

2. 局部用药

(1) 口腔黏膜用药。①漱口液:0.1%～0.2%葡萄糖氯己定(洗必泰)溶液、复方硼酸溶液,有杀菌、消毒作用。②抗生素糊剂:可用 5% 金霉素甘油糊剂或 5% 四环素甘油糊剂局部涂擦。③散剂:西瓜霜粉剂、中药的锡类散均可局部使用。④含片:华素片、溶菌酶片等含化。

(2) 唇部及口周皮肤用药:①5% 阿昔洛韦软膏、喷昔洛韦乳膏局部涂抹;②5% 碘苷的二甲基亚砜液局部涂抹;③0.1%～0.2%葡萄糖氯己定溶液或生理盐水湿敷。

3. 对症处理、支持治疗 对症处理:麻醉剂局部涂擦以减轻疼痛,伴有高热者可用解热镇痛药退热。

支持治疗:全身症状较重者应卧床休息,静脉输液以维持体液平衡,补充 B 族维生素和维生素 C 等。

二、复发性阿弗他溃疡

复发性阿弗他溃疡(RAU)是最常见的口腔黏膜病,又称复发性口疮或阿弗他口炎,患病率接近 20%。本病具有复发性、自限性和周期性的特点。

【病因】

本病的发病原因和发病机制尚不明确,存在个体差异,本病的发生可能与下列因素有关:免疫因素、遗传因素、环境因素、系统性疾病因素、感染因素、营养因素、精神心理因素、内分泌因素等。

【临床表现】

1. 轻型阿弗他溃疡 约占 RAU 患者的 80%,多数患者初发病时均为此型。溃疡好发于唇、舌、颊、软腭、前庭沟等无角化或角化较差的黏膜,附着龈及硬腭等角化黏膜很少发病。溃疡发生一般为3~5个散在分布,早期为局灶性黏膜充血、水肿,呈粟粒状红点,灼痛明显,继而形成浅表溃疡,呈圆形或椭圆形,直径<5 mm,中央凹陷,表面覆盖一层淡黄色假膜,四周黏膜充血、红肿,形成红晕,疼痛明显,影响进食和语言。7~10天溃疡可自行愈合,不留瘢痕。溃疡复发的间隙期从半月至数月不等,有的患者会出现此起彼伏、迁延不愈的情况。有些患者有较规则的发病周期如月经前后,或常在劳累之后发病。

2. 重型阿弗他溃疡 亦称复发性坏死性黏膜腺周炎或腺周口疮。溃疡愈合后可形成瘢痕或组织缺损,故也称复发性瘢痕性口疮。该型约占8%,好发于青春期。溃疡大而深,似"弹坑"状,可深达黏膜下层腺体及腺周组织,直径>1 cm,溃疡边缘红肿、微隆,基底微硬,表面有灰黄色假膜或灰白色坏死组织。持续时间较长,可达1~2个月甚至更长,通常是1~2处溃疡,疼痛剧烈,愈后可留瘢痕。初始好发于口角,后期有向口腔后部蔓延的趋势。发生于口腔后部如舌腭弓、软硬腭交界处时可造成组织缺损,影响言语及吞咽功能。可伴有全身不适、局部淋巴结肿痛。溃疡可在先前愈合处再次复发。

3. 疱疹样溃疡(herpetiform ulcers,HU) 亦称口炎型口疮,占RAU患者的10%左右。好发于成年女性,好发部位及病程与轻型阿弗他溃疡相似,但溃疡直径较小,约2 mm,数目多,可达十几个或几十个,散在分布,似"满天星"。邻近溃疡可融合成片,黏膜充血、发红,疼痛较重,唾液分泌量增加。可伴有头痛、低热及全身不适、局部淋巴结肿痛等症状。

【诊断】

根据复发性、自限性的特点及临床体征即可作出诊断,对大而深且长期不愈合的溃疡,需做活检以明确诊断,尽早排除恶变可能。

【治疗】

RAU病因尚不明确,目前仍无根治的特效方法。治疗原则是全身和局部治疗、中医和西医治疗、生理和心理治疗相结合,以消除病因、增强体质、减少复发次数、延长复发间隙期、减轻疼痛、促进愈合。

1. 局部治疗 以消炎、止痛、促进愈合、防止感染为目的。

(1)消炎类药物。①药膜:子羟甲基纤维素钠、山梨醇中加入金霉素、氯己定、表面麻醉剂、肾上腺皮质激素。具有减轻疼痛、保护创面、延长作用时间的功效。②含片:华素片、溶菌酶片,具有抗病毒、抗菌、消肿止痛等作用。③含漱剂:用3%的硼酸液或0.2%的氯己定含漱。④散剂:复方皮质散、中药锡类散、西瓜霜、冰硼散等。⑤超声雾化剂:在生理盐水中加入庆大霉素、地塞米松、利多卡因,制成合剂用雾化器雾化。

(2)止痛类药物:1%普鲁卡因或2%利多卡因稀释后于饭前或疼痛难忍时涂于溃疡处,有止痛作用。

(3)腐蚀性药物:腐蚀性药物烧灼溃疡面可使组织蛋白凝固,形成假膜,促进溃疡愈合。常用药物有10%硝酸银或50%三氯醋酸等。

（4）局部封闭：对长期不愈合或疼痛明显的溃疡可用 25 mg/mL 醋酸泼尼松混悬液在溃疡基底黏膜下封闭，有止痛、促进愈合的作用。

（5）理疗：利用激光、微波或口内紫外灯等物理手段治疗，有减少渗出、促进愈合的作用。

2. 全身治疗 目的是对因治疗、控制症状、减少复发、促进愈合。

（1）肾上腺皮质激素：有抗炎、抗过敏、降低血管通透性、减少渗出等作用。如泼尼松片、地塞米松片等。

（2）细胞毒类药物：又称抗代谢类药物，如环磷酰胺、甲氨蝶呤等能抑制细胞 DNA 合成及细胞增殖，非特异性杀伤抗原敏感性小淋巴细胞，抑制其转化为淋巴母细胞，因而具有抗炎作用。

（3）沙利度胺片：有免疫抑制作用，临床应用于顽固性溃疡的治疗，疗效较好。

（4）免疫增强剂：左旋咪唑、胸腺素、转移因子、卡介苗等有增强机体细胞免疫的作用；丙种球蛋白、胎盘球蛋白对体液免疫功能降低者有效。

（5）中医药：辨证施治或内服昆明山海棠片、六味地黄丸等中成药。

三、口腔念珠菌病

口腔念珠菌病是由念珠菌属感染所引起的急性、亚急性或慢性口腔黏膜疾病。近年来，由于抗生素和免疫抑制剂在临床上的广泛应用，导致菌群失调或免疫力降低，口腔念珠菌病的发生率也相应增高。

【病因】

白色念珠菌是口腔念珠菌病最主要的病原菌。25%～50%的健康人口腔、阴道、消化道可带有白色念珠菌，但不发病，在某些致病因素影响下，白色念珠菌可由非致病型转为致病型，故又称白色念珠菌为条件致病菌。

【临床表现】

口腔念珠菌病分型尚不统一，可按病损特征及病变部位等分型，国际上过去普遍采用 Lehner（1966 年）提出的分型标准，最新标准做了如下修改：

- 伪（假）膜型念珠菌病：可表现为急性或慢性
- 急性红斑型（萎缩型）念珠菌病
- 慢性红斑型（萎缩型）念珠菌病
- 慢性增殖型（肥厚型）念珠菌病

临床上相对常见的是前三型，以下是各型的临床表现。

（1）伪（假）膜型念珠菌病：可发生于任何年龄的人，但以新生儿最多见，发生率为 4%，又称新生儿鹅口疮或雪口病，多在出生后 2～8 日内发生，好发部位为颊、舌、软腭及唇。损害区黏膜充血，有散在的色白如雪的柔软小斑点，如帽针头大小，不久即相互融合为白色或蓝白色丝绒状斑片，并可继续扩大蔓延至扁桃体、咽部、牙龈。斑片附着不十分紧密，稍用力可擦掉，暴露红的黏膜糜烂面，伴轻度出血。患儿烦躁不安、啼哭、哺乳困难,有时有轻度发热,全身反应一般较轻。

（2）急性红斑型（萎缩型）念珠菌病:多见于成年人,本型又被称为抗生素口炎,常由于广谱抗生素长期应用而致,且大多数患者原患有消耗性疾病,如白血病、营养不良、内分泌紊乱、肿瘤化疗后等。主要表现为黏膜充血、糜烂及舌背乳头呈团块萎缩,周围舌苔增厚。患者常首先有味觉异常或味觉丧失,口腔干燥,黏膜灼痛。

（3）慢性红斑型（萎缩型）念珠菌病:又称牙托性口炎,多发生于戴义齿的患者。损害部位常在上颌义齿侧面接触的腭、龈黏膜上,女性患者多见。临床表现为义齿承托区黏膜发红、水肿,形成红色散在红斑。在红斑表面可有颗粒增生。舌背乳头可萎缩,舌颜色发红。

（4）慢性增殖型（肥厚型）念珠菌病:又称念珠菌白斑,可发生于颊黏膜、舌背及腭部。颊黏膜病损,常对称分布于口角内侧三角区,呈结节状或颗粒状增生,或呈紧密的白色角化斑块,类似于一般黏膜白斑。腭部病损可由牙托性口炎发展而来,黏膜呈乳头状或结节状增生;舌背病损,可表现为丝状乳头增殖。

【诊断】

明确诊断口腔念珠菌病,除依靠病史和临床表现外,还需实验室检查证实病变组织中病原菌的存在。常用于念珠菌检测的方法有涂片法、分离培养等。

【治疗】

口腔念珠菌病以局部治疗为主,但严重病例及慢性念珠菌感染常需辅以全身治疗才能奏效。

1. 局部药物治疗

（1）2%～4%碳酸氢钠溶液:用于哺乳前后洗涤口腔,以消除能分解产酸的残留凝乳或糖类,使口腔成为碱性环境,可阻止白色念珠菌的生长和繁殖。轻症患儿不用其他药物,病变在 3 天内即可消失,但仍需继续用药数日,以预防复发。也可用本药在哺乳前后洗净乳头,以免交叉感染或重复感染。

（2）甲紫（龙胆紫）水溶液:口腔黏膜以用 0.05% 浓度为宜,每日涂搽 3 次,以治疗婴幼儿鹅疮和口角炎。

（3）氯己定:0.2% 溶液冲洗或含漱,或 1% 凝胶局部涂布,也可与制霉菌素配伍成软膏或霜剂,其中亦可加入适量去炎舒松,以治疗口角炎、牙托性口炎等。

2. 抗真菌药物治疗

（1）酮康唑:成人剂量为口服 200 mg,1 次/日,2～4 日为 1 个疗程。

（2）氟康唑:新型广谱高效抗真菌剂,疗效优于酮康唑。剂量:首次 200 mg/d,以后 100 mg/d,连续使用 7～14 天。

（3）伊曲康唑:对氟康唑耐药的感染可选用伊曲康唑治疗。剂量:每日口服 100 mg。

3. 增强免疫力 对于身体衰弱、有免疫缺陷或与之有关的全身性疾病者,需辅以增强免疫力的措施,如注射胸腺肽、转移因子等。

4. 手术治疗 对于癌前损害,在治疗期间应严密观察,定期复查,若治疗效果不明显或患者对药物不能耐受,可考虑手术切除。

四、口腔白斑病

口腔白斑病是指发生在口腔黏膜上以白斑为主的损害,不具有其他任何可定义的损害特征;一部分口腔白斑病可转化为癌。

【病因】

本病的发病与局部因素的长期刺激和某些全身因素有关。局部因素主要包括吸烟、咀嚼槟榔、酒、醋、辣、烫、不良修复体、残冠、残根、白色念珠菌感染等。全身因素包括微量元素、微循环改变、易感的遗传素质、脂溶性维生素缺乏等。

【临床表现】

本病多以中老年较多,男性多于女性,好发于颊部黏膜咬合线区域,舌部次之,唇、前庭沟、腭、牙龈也可发生。

口腔白斑病可分为均质型与非均质型两大类,均质型包括斑块状、皱纹纸状,非均质型包括颗粒状、疣状、溃疡状等。

1. 斑块状 口腔黏膜上出现白色或灰白色的均质型较硬的斑块,质地紧密,损害轻度隆起或高低不平。

2. 皱纹纸状 多见于口底和舌腹,损害面积不等,可累及舌侧牙龈,表面高低起伏状如白色皱纹纸,基底柔软,早期有粗糙不适感,也可有刺激痛。

3. 颗粒状 亦称颗粒-结节状白斑,口角区黏膜多见。损害呈三角形,底边位于口角;损害的色泽为红白相间,红色区域表面"点缀"着结节样或颗粒状白斑。本型白斑多数可以发现白色念珠菌感染。

4. 疣状 损害区粗糙感明显,呈灰白色隆起,表面高低不平,伴有乳头状或毛刺状突起,触诊微硬,可因溃疡形成而发生疼痛。

5. 溃疡状 在增厚的白色斑块上出现糜烂或溃疡,伴有或不伴有局部刺激因素。患者疼痛感明显。

【诊断】

根据临床表现、病理检查、脱落细胞检查及甲苯胺蓝染色可明确诊断。诊断时应注意癌变问题。有3%～5%的白斑患者发生癌变,尤其应高度警惕发生在口底舌腹部,形态为疣状或颗粒状的白斑,注意定期复查,必要时取活检。

【治疗】

(1)卫生宣教是口腔白斑病早期预防的重点。

(2)去除局部刺激因素。

(3)局部使用维 A 酸乳膏。

(4)口服维 A 酸类药物。

(5)内服维生素 AD(鱼肝油丸)或维生素 A(5 万 U/天)。

(6) 对溃疡状、疣状、颗粒状应及时做手术切除并做活检。

五、口腔扁平苔藓

扁平苔藓(lichen planus,LP)是一种伴有慢性浅表性炎症的皮肤-黏膜角化异常性疾病。口腔扁平苔藓(oral lichen planus,OLPS)是口腔黏膜病中最常见的疾病之一,好发于中年人,且女性多于男性。

【病因】

该病的发病机制尚未完全明确,目前的研究表明,其发病与精神因素(如疲劳、焦虑、紧张)、免疫因素、内分泌因素、感染因素、微循环障碍因素、微量元素缺乏以及某些全身疾病(如糖尿病、感染、高血压、消化道功能紊乱)有关。

【临床表现】

中年女性多见,病损大多呈左右对称,患者多无自觉症状,常偶然发现。有些患者遇辛辣、热、酸、咸刺激时,局部敏感灼痛。有些患者黏膜有粗糙感、木涩感、烧灼感,自觉口干,偶有虫爬样感。病损呈粟粒大小的白色或灰白色丘疹,构成各种花纹,以白色条纹和白色斑块为主,与正常黏膜之间没有清晰的界限。白色条纹间及四周可发生充血、糜烂甚至溃疡。

【诊断】

根据口腔白色角化病损间以红色充血、白色细线条或针头大小的丘疹组成网状、环状、树枝状、斑块、条纹等图案可明确诊断。如难以确诊时,可进行活检。

【治疗】

1. 心身调理 详细询问病史,调整心理状态。

2. 局部治疗

(1) 消除局部刺激因素,如烟酒、牙石、残根、残冠、尖锐牙尖、龋洞或牙体缺损等不良修复体等。

(2) 肾上腺皮质激素:可用软膏、药膜、喷雾剂等形式。

(3) 用氯己定漱口或制霉菌素含漱液,局部还可以用制霉菌素药膜或糊剂。

3. 全身治疗 对于急性大面积或者多灶糜烂型口腔扁平苔藓,可使用全身药物治疗。

(1) 口服肾上腺皮质激素:对急性大面积或多灶糜烂型口腔扁平苔藓患者可采用小剂量、短疗程方案。成人可口服泼尼松 15～30 mg/d,服用 1～3 周。

(2) 雷公藤与昆明山海棠:成人口服雷公藤多苷片的计量和疗程为 0.5～1 mg/(kg•d),2 个月为 1 个疗程,可使用 1～4 个疗程,昆明山海棠片成人口服剂量为每次 0.5 g,每天 3 次。

(3) 中医药:辨证论治选用药物。

(4) 其他辅助治疗药物:补充维生素等。

(张扬帆　陈宏丽)

第二十六章 口腔颌面外科疾病

第一节 口腔颌面部感染

一、概述

口腔颌面部感染是因致病微生物入侵引起的口腔颌面部软、硬组织局部乃至全身的复杂的病理反应过程。口腔颌面部感染具有感染性疾病的共性，但因口腔颌面部具有自身的解剖特点和生理特性，因此其感染的发生、发展和预后具有特殊性。牙源性感染和婴幼儿腺源性感染较常见。

口腔颌面部感染有如下特点。

（1）口腔颌面部是消化道与呼吸道的起始端，长期与外界相通，是人体的暴露部分，各种细菌在这些部位聚集、滋生、繁殖，当机体抵抗力下降时，容易发生感染。

（2）牙齿生长于上、下颌骨内，龋病、牙髓炎和牙周病的病变若不及时控制，感染可通过根尖和牙周组织向颌骨和颌周蜂窝组织蔓延。牙源性感染是口腔颌面部独有的感染。

（3）口腔颌面部有很多潜在的筋膜间隙，内含有疏松结缔组织，这些组织的抗感染能力较弱，感染可通过此途径迅速扩散和蔓延。

（4）颌面部的血液和淋巴管丰富，感染可循血液引起败血症或脓毒血症。颜面部的静脉瓣稀少或缺如，当静脉受到挤压或面部肌肉收缩时，容易导致血液逆流，特别是内眦静脉和翼静脉丛直接与颅内海绵窦相通，使得从鼻根到两侧口角连线形成的三角区内发生的感染，易向颅内扩散引起海绵窦血栓性静脉炎、脑膜炎和脑脓肿等严重并发症，故称此三角区为"危险三角"。口腔、颜面及上呼吸道的感染，还可经面颈部淋巴管导致区域性淋巴结发炎，尤其是婴幼儿淋巴网状内皮系统发育不够完善，较易发生腺源性感染。

（5）颌面部的汗腺、毛囊和皮脂腺长期暴露在外，也是细菌的常驻部位，当其受到损伤时，细菌可经破损的皮肤、黏膜引起局部感染。

口腔颌面部感染多属于化脓性感染，常见的致病菌是金黄色葡萄球菌和溶血性链球菌，偶见厌氧菌所致的腐败坏死性感染。口腔颌面部感染以牙源性感染最多见，经淋巴途径的腺源性感染多见于婴幼儿，损伤性、血源性、医源性感染较少见。感染的诊断可根据病史、症状、体征及特殊检查方法,如穿刺、超声波和影像学检查。口腔颌面部感染的治疗包括全身治疗和局部治疗,局部治疗应在全身抗感染治疗的基础上进行,脓肿形成后及时切开引流,分泌物可行药物敏感试验,还应将病灶牙、死骨或异物清除。累及多个间隙感染,出现呼吸或吞咽困难者,可尽早切开减压,缓解呼吸困难。腐败坏死性蜂窝组织炎,一旦明确诊断应立即切开,防止感染进一步扩散。

二、下颌第三磨牙冠周炎

冠周炎是牙齿萌出过程中所引起的一种并发症,主要表现为牙冠周围软组织的炎症。临床上多见于下颌第三磨牙(俗称智齿),其次,上颌第三磨牙亦可发生。本病多发生于 18～30 岁。

【病因】

人类在进化过程中,下颌骨体逐渐缩短,导致第三磨牙萌出时位置不足而不能正常萌出,出现第三磨牙阻生。阻生牙的牙冠部分或全部被牙龈覆盖,构成较深的盲袋,是细菌生长繁殖的场所。当冠周软组织受到牙萌出和咀嚼时的压力时,造成局部血运障碍,细菌即可入侵。当机体抵抗力强时,局部症状不明显,当机体疲劳过度、睡眠不足、月经期、发热等导致抵抗力下降时冠周炎即可发作。

【临床表现】

炎症早期仅感磨牙后区不适,无全身症状。炎症加重时,局部有胀痛或跳痛,炎症累及咀嚼肌时出现不同程度的开口困难,咀嚼或吞咽时疼痛加重。此时有全身不适、发热、畏寒、头痛、食欲不振等症状。血常规检查白细胞稍有升高。

口腔检查可见下颌第三磨牙萌出不全或阻生,牙冠周围黏膜红肿、溃烂、触痛,盲袋溢脓,有时形成冠周脓肿,严重时面部患区肿胀,患侧下颌下淋巴结肿痛。

【诊断】

根据病史、临床表现、口腔检查及 X 线片等可明确诊断。

【治疗】

急性期以消炎、镇痛、建立引流、对症处理为主。急性期过后应及早处理病灶牙或覆盖的牙龈组织。症状严重者应配合全身治疗,包括注意休息,选择流质饮食,应用有效抗生素。

三、口腔颌面部间隙感染

口腔颌面部间隙感染亦称颌周蜂窝组织炎,是颜面、口腔周围组织及口咽部潜在间隙中化脓性炎症的总称。间隙感染的弥散期称为蜂窝组织炎,化脓局限期称为脓肿。

(一)眶下间隙感染

眶下间隙位于眼眶下方上颌骨前壁与面部表情肌之间。其上界为眶下缘,下界为上颌骨牙槽突,内界为鼻侧缘,外界为颧骨。眶下间隙感染多来自上颌尖牙及第一双尖牙或上颌切牙的根尖化脓性炎症或牙槽脓肿;此外可因上颌骨骨髓炎的脓液穿破骨膜,或上唇底部与鼻侧的化脓性炎症扩散至眶下间隙。

临床表现以眶下区红肿热痛最明显,上、下眼睑水肿造成睁眼困难、鼻唇沟变浅,脓肿压迫眶下神经时疼痛加剧。口腔内上颌前部龈唇沟明显肿胀、变浅,有压痛和波动感。感染还可向邻近间隙扩散,引起眼眶蜂窝组织炎、颞和颊部蜂窝组织炎、海绵窦血栓性静脉炎。

眶下蜂窝组织炎脓肿形成后,应从上颌前牙或前磨牙前庭沟黏膜转折处,横行切开黏膜直达骨面,用止血钳分离至尖牙窝,即可见脓液流出,用生理盐水冲洗后,放置引流条。除非脓肿已达皮下非常表浅,一般不在颜面切开,眶下区皮肤切口一般沿眼轮匝肌肌纤维方向或皮纹方向做弧形切口。

（二）咬肌间隙

咬肌间隙位于咬肌与下颌升支外侧骨壁之间。其周界上、下、前、后、内、外分别为颧弓下缘、下颌骨下缘、咬肌和下颌支前缘、下颌支后缘、下颌支外侧骨板、咬肌和腮腺。周围被致密的筋膜包绕,中间为疏松结缔组织。

咬肌间隙为最常见的颌面部间隙感染之一。感染最多见来自于下颌第三磨牙冠周炎,也可见于下颌磨牙的根尖感染和下颌骨骨髓炎。

临床表现为以下颌角为中心的急性炎性,局部红肿、跳痛、压痛,红肿范围上方超过颧弓,下方达颌下,前到颊部,后至颌后区。肿胀区有凹陷性水肿,不易扪到波动感,有严重开口受限,这是由于咬肌肥厚,咬肌下形成脓肿很难自行破溃,如脓肿得不到及时引流,则容易并发下颌骨升支边缘性骨髓炎。

咬肌间隙感染在局部穿刺抽出脓液后,应及时切开引流。切口在下颌角下缘下1.5～2.0 cm,做5 cm左右的弧形切口,以引流通畅为原则。切开皮肤、皮下组织、颈阔肌,沿下颌骨外侧面分离咬肌,进入咬肌间隙,引出脓液,切开与分离过程中应注意保护面神经下颌缘支和面动脉。切开后探查下颌升支骨面,如疑有骨髓炎发生,应刮除粗糙骨壁。

（三）口底蜂窝组织炎

口底蜂窝组织炎是口底弥散性多间隙感染,包括双侧下颌下、双侧舌下、颏下间隙在内的五个间隙感染。感染分为化脓性和腐败坏死性两种,前者以金黄色葡萄球菌感染为主,后者是厌氧菌或腐败坏死性细菌为主引起的。腐败坏死性口底蜂窝组织炎是颌面部最严重的感染之一。

感染来源:下颌牙齿的化脓性或坏疽性根尖周炎或第三磨牙冠周炎扩散;口咽部软组织损伤后继发口底多间隙感染扩散;扁桃体炎、口炎、颏下或下颌下淋巴结炎扩散。

临床表现:化脓性感染的患者,全身出现高热、寒战等症状,白细胞总数升高。感染最初从一侧舌下或下颌下间隙开始,逐渐波及整个口底间隙,因口底升高而致舌体抬高,影响语言、咀嚼和吞咽功能。口底组织早期较硬,压痛明显,逐渐变软则可扪及波动感。腐败坏死性感染的患者,肿胀范围广泛,上至面颊部,下至颈部甚至前胸上部,颌周口底肿胀坚硬,触之有捻发音,口底抬高,呈半开口状,累及舌根压迫会厌可致窒息。全身中毒症状严重,体温不一定高,患者神志淡漠,脉搏快弱,呼吸急促,呈中毒性休克状态。如不及时治疗,有生命危险。腐败坏死性口底蜂窝组织炎应从防治窒息和中毒性休克入手,进行及时、全面的治疗,主要是应用有效抗生素控制感染、局部及时切开引流等。

四、化脓性腮腺炎

【病因】

最常见的致病菌是金黄色葡萄球菌。多数并发于一些患有严重疾病(如急性传染病)或大手术后的患者。正常时,腮腺分泌的大量唾液经腮腺导管排入口腔,重病及消耗性疾病,如急性传染病后期或胸、腹部大手术后的患者,机体抵抗力下降,全身及口腔的免疫力减弱,唾液分泌功能障碍,致病菌经腮腺导管逆行进入腺体而发生化脓性腮腺炎。此外,外伤或周围组织炎症的扩散,涎石、瘢痕挛缩等亦可引起本病。

【临床表现】

(一)急性化脓性腮腺炎

急性化脓性腮腺炎很少为首次急性发作,大多为慢性炎症的急性发作,多为单侧受累。主要表现为腮腺区疼痛、肿大、压痛。导管口轻度红肿、疼痛。炎症进一步发展,则可使腺组织化脓、坏死,此时疼痛加剧,呈持续性疼痛或跳痛,腮腺区以耳垂为中心肿胀明显,耳垂被上抬,炎症扩散到腮腺周围组织可引发蜂窝组织炎。因腮腺中的纤维结缔组织将腮腺分隔为很多小叶,腮腺炎形成的脓肿多为分散在小叶内的散在多发性脓肿,不易扪及波动感。患者全身中毒症状明显,体温可高达 40 ℃ 以上,出现脉搏、呼吸加快,白细胞总数增加等。

(二)慢性复发性腮腺炎

慢性复发性腮腺炎多为双侧受累,临床上较为常见。患者一般无全身症状,不能明确发病时间,多因腮腺反复肿胀、疼痛而就诊。患者可有腮腺区持续轻微疼痛、不适及口干、口臭等症状。晨起时自觉腺体部胀痛,有时自觉有黏稠而有咸味的液体从导管口突然流出。检查可见腮腺稍肿大,有轻度触痛感,导管口肿胀发红,挤压腮腺可见黏稠脓性或混浊分泌物从导管口溢出,颊部黏膜下可扪及粗硬的条索状腮腺导管。X 线造影可显示腮腺导管粗细不均,呈腊肠样改变,末梢导管呈点状、球状扩张,排空迟缓,主导管及腺内导管无明显异常。

【诊断】

急性化脓性腮腺炎根据病史及典型体征可作出诊断,但急性化脓性腮腺炎不宜行腮腺造影。慢性复发性腮腺炎诊断主要根据临床表现及腮腺造影。

【治疗】

1. 急性化脓性腮腺炎　炎症早期可用热敷、理疗、饮入酸性饮料或口含维生素 C 片增加唾液分泌。已发展至化脓时,必须切开引流,因常为多发性脓肿,应注意向不同方向分离,分开各个腺小叶的脓腔,冲洗后放置引流条。

2. 慢性复发性腮腺炎 儿童慢性复发性腮腺炎具有自愈性,大多在青春期后痊愈。因此,以增强抵抗力、防止继发感染、减少发作为原则。有急性炎症表现,可用抗生素。保守治疗无效者,可根据情况行腮腺导管结扎术或腮腺切除术。

第二节 口腔局部麻醉与拔牙术

一、局部麻醉

局部麻醉简称局麻,是指用局麻药物暂时阻断机体一定区域内神经末梢和神经的传导,从而使该区域疼痛消失。但其他感觉如温度觉、触觉等依然存在。局麻时,患者意识完全清醒,能与医师很好配合,因此是一种安全、简便、效果确切的麻醉方法。但不适于不合作的患者以及局部有炎症的部位。

(一)常用局麻药物

1. 利多卡因 口腔科临床应用最广泛的局麻药物。该药物具有起效快、作用强、弥散广、对组织无刺激、无明显扩张血管的特点。利多卡因还具有安全而迅速的抗室性心律失常的作用,因而心律失常患者首选此药。阻滞麻醉与浸润麻醉常用浓度为1%~2%,一次最大剂量为 0.4 g。

2. 布比卡因 其麻醉时间是利多卡因的 2 倍,麻醉强度比利多卡因强 4 倍,此药物在体内蓄积少,毒副作用小,是一种较安全的长效局麻药。每次最大剂量不超过 0.2 g。

3. 丁卡因 穿透力强,主要用于表面麻醉,1~3 min 即可见效,常用浓度为 2%,一般不用于浸润麻醉。

4. 碧兰麻 药品名称为复方盐酸阿替卡因注射液,主要成分为 4% 盐酸阿替卡因和 1∶100000 肾上腺素。本品组织渗透性强,麻醉效能高,毒副作用小,已广泛用于临床。一般用于局部浸润麻醉。

(二)口腔常用局麻方法

1. 表面麻醉 将局麻药物涂布或喷射于术区表面,局麻药物被吸收后使末梢神经麻痹,达到镇痛的目的。常用药物是 1% 丁卡因或 2%~4% 利多卡因。表面麻醉适用于表浅黏膜下脓肿切开引流,松动牙齿的拔除,舌根、软腭或咽部检查,以及气管内插管前的黏膜表面麻醉。

2. 浸润麻醉 将局麻药物注射于组织内,以阻断该区域内神经末梢的传导,产生镇痛的麻醉效果。适用于口腔颌面部软组织手术及牙、牙槽突手术。常用药物为 1%~2% 利多卡因。方法是在术区唇颊侧黏膜皱折处进针,首先牵拉黏膜,针头刺入黏膜后注射少量药物,稍候数秒再在骨膜面上滑行到所拔牙齿根尖部注入药物,此时可松弛黏膜使药物易于渗透弥散。由于上下颌牙槽突前部的骨质较疏松,药物可经骨面小孔渗透至手术区的神经丛,产生麻醉效果。

3. 阻滞麻醉 将局麻药物注射到神经干或其主要分支附近,以阻断神经末梢传入的刺激,使该神经分布区产生麻醉效果。常用药物为2%利多卡因,使用时均可加肾上腺素或碧兰麻。优点是麻醉效果较肯定,麻醉区域广泛,可避免多次注射,注射药量少,注射部位远离病变区,可减少疼痛、避免感染扩散。注射时严格遵循无菌操作,防止感染发生,深部注射前一定要回抽,检查无回血后方可注射药物。阻滞麻醉常用于上颌后牙和下颌牙的拔除。

(1)上牙槽后神经阻滞麻醉(上颌结节注射法)。

麻醉区域:除第一磨牙近中颊根外的同侧磨牙、牙槽骨及相应颊侧牙龈、黏骨膜。

适应证:上颌磨牙拔除术,相应的颊侧牙龈、黏膜和上颌结节手术。

麻醉方法:进针点在上第二磨牙远中颊根相应的移行沟处。注射时,患者取坐位,头后仰,半张口,上颌平面与地面成45°角,针尖斜面沿着骨膜面向后、上、内推进,深度为2~2.5 cm,回吸无血后注射局麻药物1~1.5 mL。若进针点靠前、偏下、内转不够则不能准确注射,进针过深易发生血肿。

(2)腭前神经阻滞麻醉(腭大孔注射法)。

麻醉区域:同侧上颌前磨牙、磨牙腭侧牙龈、黏骨膜。

适应证:上颌前磨牙、磨牙拔除术及腭部手术。

麻醉方法:进针点为腭大孔,位于上颌第三磨牙腭侧龈缘至腭中线凹面连线的中点,覆盖其上的黏膜可见小凹陷。注射时患者取坐位,头后仰,大张口,上牙合面与地面成60°角,注射针从对侧下颌尖牙与第一磨牙之间,向后上外方向进针,刺入腭部黏膜,达骨面后回抽,无血时注入局麻药物0.5 mL,注射部位不可过后,用药量不可过大,否则易引起恶心、呕吐。

(3)下牙槽神经阻滞麻醉(翼下颌注射法)。

麻醉区域:同侧下牙、下颌骨、第一前磨牙以前的唇颊侧牙龈、黏骨膜、下唇。麻醉成功时患者可感到同侧下唇、口角麻木。

适应证:同侧下颌牙拔除术及下颌骨、牙槽突及下唇部手术。

麻醉方法:进针点在翼下颌皱襞外侧、颊脂垫尖部。患者大张口,下牙合面与地面平行,注射器置于对侧两前磨牙之间,与中线成45°角,注射针平行于下颌平面并高于下颌平面1 cm,缓慢进针2~3 cm即可触及下颌升支内侧骨面,回抽无血后注射局麻药物1.5~2 mL。注射不宜过深或过高,否则可引起暂时性面瘫。

(4)舌神经阻滞麻醉。

麻醉区域:同侧下颌舌侧牙龈、黏骨膜、口底黏膜、舌前2/3部分。麻醉成功时舌尖有麻木、肿胀感。

适应证:同侧下颌牙拔除术、口底及舌前2/3的手术。

麻醉方法:在相当于下颌神经沟水平,舌神经位于下牙槽神经的前内方约1 cm处。注射时,患者体位与下牙槽神经阻滞麻醉的相同,下牙槽神经阻滞注射后,将针后退1

cm 注射局麻药物 0.5～1 mL。

（5）颊神经阻滞麻醉。

麻醉区域：同侧下颌第二前磨牙以后的颊侧牙龈、黏骨膜，及颊部黏膜、肌肉、皮肤。

适应证：下颌第二前磨牙以后的牙齿拔除术、颊部手术。

麻醉方法：注射时，患者体位与下牙槽神经阻滞麻醉相同，下牙槽神经和舌神经阻滞注射后，将针退至黏膜下，注射局麻药物 0.5～1 mL。也可在腮腺导管口下后 1 cm 处进针。

（三）局麻并发症及其防治

1. 晕厥　晕厥是一种突发性、暂时性意识丧失，通常是由于一时性中枢缺血所致。患者注射局麻药物时（或后）出现头晕、胸闷、面色苍白、全身出冷汗、四肢厥冷无力、脉快而弱、恶心、呼吸困难等症状。重者可出现心率减慢，血压急剧下降，短暂的意识丧失。

防治原则：术前做好检查及思想工作，消除紧张情绪，避免在空腹时进行手术。一旦发生晕厥立即停止注射，迅速放平座椅，将患者头部置于低位，松解衣领，保持呼吸通畅。必要时以芳香氨酒精或氨水刺激呼吸。重者可针刺人中穴，吸入氧气，静脉注射高渗葡萄糖溶液。

2. 过敏反应　较少见，有延迟反应和即刻反应两种。延迟反应常是血管神经性水肿，偶见荨麻疹、药疹、哮喘和过敏性紫癜。即刻反应是指使用极少量药物后立即发生的极严重的类似中毒的反应，如突然惊厥、昏迷、呼吸及心跳骤停而死亡。

防治原则：术前详细询问有无局麻药物过敏史，过敏及过敏体质的患者可选用利多卡因，并预先做皮肤过敏试验。一旦发生严重的过敏反应，如呼吸、心跳停止，则按心肺复苏方法迅速抢救。

3. 中毒　当单位时间内局麻药物进入血液循环的速度超过分解速度时，血内药物浓度升高，达到一定的浓度时会引起中毒症状。临床表现为烦躁不安、话多、颤抖、恶心、呕吐、气急、多汗、血压上升，严重者出现全身抽搐、缺氧、发绀，或迅速出现脉搏细弱、血压下降、神志不清，随即出现呼吸、心跳停止。

防治要点：用药前应了解药物毒性大小及一次最大用药量。注入药物前要坚持回抽无血后再缓慢注射局麻药物。对年老体弱者应适当控制麻醉药用量。一旦发生中毒反应，应立即停止注射，中毒轻微者置患者于平卧位，松解颈部衣扣，保持呼吸道畅通。重者需给氧、补液、抗惊厥、应用激素及升压药等抢救措施。

4. 血肿　血肿系由注射针刺破血管所致。常见于上牙槽后神经阻滞麻醉。表现为黏膜下或皮下出现紫红色淤斑或肿块，数日后，血肿处颜色开始逐渐变浅呈黄绿色，并缓慢吸收消失。

防治原则：注射前检查注射针尖，不能有倒钩，注射时不要反复穿刺，减少刺破血管的机会。若局部已出现血肿，可立即压迫止血，并予冷敷；在出血停止 24 h 之后，改用热敷，促使血肿吸收消散。必要时可适当给予抗生素及止血药物。

5. 感染　注射针被污染,局部或局麻药物消毒不严密,或注射中经过感染灶,均可将感染带入深层组织,引起间隙感染。主要表现为注射后 15 天局部红、肿、热、痛明显,甚至有张口受限或吞咽困难及全身症状。

防治原则:注射时严格遵守无菌操作规程,防止注射针头污染,避免经过或直接在炎症区注射。已发生感染者应按炎症的治疗原则处理。

此外,暂时性面瘫、注射针折断、暂时性牙关紧闭等其他并发症,在临床上也可发生。

二、牙拔除术

牙拔除术是运用全麻或局麻,通过手术的方法,将不能再行使口腔功能的牙拔除。它既是口腔颌面外科应用最广泛的手术,又是治疗某些牙病的手段。

(一)适应证

(1)牙周病:因条件所限不能治疗的晚期牙周病牙。

(2)牙体缺损:牙体有严重龋坏,不能修复的患牙。但如牙根及根周情况良好,可经治疗后做桩冠或覆盖义齿,不必拔除。

(3)根尖周病:不能用根管治疗等方法保留的根尖周炎病变。

(4)牙外伤:牙因外伤折裂至龈下,或同时有根折,不能用其他治疗方法保存者。骨折线上的牙,应根据具体情况决定,一般应尽量保留。

(5)错位牙:如影响功能及美观、引起疾病或创伤等,均应拔除。

(6)阻生牙:引起邻牙龋坏或反复引起冠周炎的阻生牙。

(7)额外牙:位置不正或妨碍美观和功能的额外牙也应拔除。

(8)治疗需要:因矫正畸形需要进行减数的牙;因义齿修复的需要应拔除的牙;放疗前为预防严重并发症而需拔除的牙;良性肿瘤或囊肿波及的牙,因不能保留或因治疗需要而应拔除者。

(9)滞留乳牙:影响恒牙萌出者应当拔除。但在成人牙列中的乳牙,下方无恒牙或恒牙阻生时,如乳牙无松动且有功能,则不必拔除。

(10)病灶牙:对疑为引起某些疾病的病灶牙也应拔除。引起某些局部疾病如颌骨骨髓炎、上颌窦炎等的病灶牙,应在急性炎症得到控制后拔除。

(二)禁忌证

(1)有严重的心血管疾病和血压在 180/100 mmHg 以上的。一般的心脏病患者,只要没有心功能不全的表现(如轻微活动或平卧时心慌、气短),都可以拔牙。但拔牙时应做到:麻醉剂中不要加肾上腺素,以免出现心动过速,诱发心力衰竭;麻醉完全、动作轻巧,尽量减少不良刺激、出血或损伤;拔牙前后应给予抗感染处理,如心脏病患者的抵抗力降低,较正常人容易合并感染。

(2)出血性疾病:如血友病、原发性血小板减少性紫癜的患者,体内凝血过程有障碍,故有出血倾向。拔牙后出血难止,会引起大出血而发生生命危险。而白血病患者,由于极易发生感染,拔牙后的创口也可成为一个感染灶,从而导致严重的全身性感染,且难以控制。因此,这些患者患牙病时,应作保守治疗。

(3)月经、妊娠、哺乳期:因月经期可发生代偿性出血,应暂缓拔牙。在妊娠期前3个月和后3个月不能拔牙,容易导致流产和早产。妊娠第4、5、6月拔牙较为安全。对有习惯性流产或习惯性早产史的患者,在妊娠期间禁止拔牙。

(4)严重的肝、肾功能损害以及肝病活动期。各种急性肾病、急性肝炎患者均应暂缓拔牙。慢性病患者如慢性肝炎、肝硬化、慢性肾病等,拔牙前应补充适量的维生素 K,促进凝血酶原合成,以补充纤维蛋白原的不足,避免发生意外。

(5)恶性肿瘤患者以及精神病患者的发作期应避免拔牙。

(6)糖尿病症状未被控制以前。血糖控制在 160 mg/dL 以内、无酸中毒症状时,方可拔牙。术前、术后常规使用抗生素控制感染。

(7)剧烈的运动、劳动及饮酒之后不宜拔牙。

(8)牙源性急性炎症期:下颌第三磨牙急性冠周炎、腐败坏死性龈炎、急性传染性口炎患者,应暂缓拔牙。但急性炎症期是否拔牙应根据换牙部位、炎症程度、手术的难易,以及患者的全身情况综合考虑。如急性颌骨骨髓炎患牙已松动,拔除后有助于建立引流、减少并发症、缩短疗程。

(三)拔牙前的准备

1. 患者的准备 拔牙前患者应了解自身的机体状况,如最近有没有其他疾病、最近用过何种药物、有无药物过敏史、是否疲劳、拔牙后能否休息等,并把这些情况向医生说明。牙拔除术大多在局麻下进行,术前应进行必要的解释工作,以取得患者的主动配合。

2. 术前检查与设计 首先询问病史,特别注意有无拔牙禁忌证,必要时应做各种相关的补充检查。其次要进行详细的局部检查,确定所要拔除的牙位、拔牙原因及是否符合拔牙适应证、根据患者的个体情况选择麻醉方法及药物,同时要估计术中可能出现的情况及确定对策。最终确定拔牙方法和拔牙器械。

3. 患者体位 患者多采用坐位,头部应稍后仰,下颌与术者的肘关节在同一高度或稍低。拔上颌牙时,使张口时上颌平面约与地面成 45°角,拔下颌牙时应使张口时下颌平面与地面平行。术者一般位于患者右前方。

4. 手术区处理 所有应用的器械和敷料均需经严格的消毒处理;术区及麻醉穿刺区以 2% 的碘酊消毒。复杂牙拔除术应行口腔洁治术和口外消毒。

5. 器械准备 主要器械为拔牙钳、牙挺。辅助器械中较常用的有牙龈分离器、刮匙,以及切开和分离骨膜、凿除牙槽骨、修整牙槽嵴、缝合等所需的器械。

(四)基本步骤

牙拔除术基本步骤包括分离牙龈、挺松患牙、安放拔牙钳、拔除患牙以及拔除牙的检查及拔牙创的处理等。

1. 分离牙龈 分离牙龈的目的是避免安放拔牙钳时损伤牙龈,或拔牙时将牙龈撕裂,导致术后牙龈出血。分离应达牙槽嵴顶。

2. 挺松患牙 对坚固不松动的牙、死髓牙、冠部有大的充填物或牙冠破坏较大时,应先用牙挺挺松至一定程度,然后换用拔牙钳。

3. 安放拔牙钳 选择正确的拔牙钳;张开钳喙,核准牙位后紧贴牙面沿牙冠内外侧推插至龈下,紧握钳柄夹紧牙体,确保钳喙在运动时不伤及邻牙。

4. 拔除患牙 拔牙钳夹紧后,拔牙力的应用主要为摇动、扭转和牵引。摇动适用于扁根的下前牙、双尖牙及多根的磨牙,摇动幅度从小到大,同时感知阻力小的方向,然后将牙拔出。扭转用于圆锥形根的牙,如上颌前牙。牵引应与扭转或摇动结合进行。牵引方向应为阻力较小的方向。拔除过程不可使用暴力。

5. 拔除牙的检查及拔牙创的处理

(1) 拔除牙的检查:应检查拔除牙是否完整、牙根数目是否符合、牙龈有无撕裂、拔牙创内有无残留异物,牙槽窝应做压迫复位,修整过高的牙槽中隔、骨嵴或牙槽骨壁,用棉卷压迫止血。

(2) 拔牙创的处理:撕裂的牙龈要缝合,残留的异物及肉芽组织要刮净,复位牙槽窝,在拔牙创表面横置消毒纱布。

6. 拔牙后医嘱

(1) 压迫棉卷 30 min 后弃去。

(2) 拔牙当日不要刷牙和漱口。

(3) 拔牙术后 2 h 后可进食,食物不宜过热,勿用拔牙侧咀嚼,勿用舌舔伤口,更不宜反复吸吮。

(4) 拔牙后 24 h 内可能有少量渗血,属正常现象,如有鲜血不断流出应及时复诊。

(5) 拔牙后 1~2 天创口有轻度疼痛,属正常现象,可口服止痛药缓解。如疼痛日趋加重应及时复诊。

(五) 拔牙并发症的预防及处理

1. 晕厥 在口腔局麻和牙拔除术中,有时出现晕厥,其临床表现为面色苍白、出冷汗、头晕、胸闷、脉快而弱,心悸甚至晕倒。一般多与精神过度紧张、空腹、休息睡眠不足、体质较差有关。处理方法:立即平卧或取头低足高位,针刺人中,松解衣服腰带,用棉球蘸少许氨水经鼻吸入,一般在短时间内即可恢复。预防方法:先给患者作好解释工作,消除紧张、顾虑情绪,空腹者嘱先进食后拔牙,疲倦睡眠不足或体质较差者,劝嘱患者休息好后再来拔牙。

2. 出血 首先要查清出血原因,根据不同情况给予不同处理。

局部因素出血:牙龈撕裂造成出血,可缝合牙龈以止血。牙槽小血管破裂出血,可用止血粉、明胶海绵、棉卷加压止血。仍不易止血者可用碘仿纱条填塞,并将其缝合;固定于牙龈上,待 24~48 min 后逐渐取出。

全身因素出血:如血液病、肝病等致拔牙创出血,除进行局部止血外,还须根据不同病情采取全身治疗措施,如注射止血药物、输血等。

3. 干槽症 干槽症是在拔牙后,牙槽窝内血凝块腐败分解,骨壁裸露,继发感染,出现剧烈疼痛,严重者影响半侧头痛,夜不能眠,症状可持续 10～15 天以上。多由于拔牙时创伤较大,时间较长,异物感染等因素所引起的。处理:先用 3% 过氧化氢、生理盐水洗净伤口,然后用碘仿纱条加丁香油、抗生素放入牙槽窝内。同时内服镇痛消炎药物,保持口腔清洁,每日或隔日换药一次,可逐渐好转。

第三节　口腔颌面部损伤

　　口腔颌面部位于人体暴露部位,容易受到损伤,由于颌面部损伤时,可能同时伴发其他部位的损伤和危及生命的并发症。在诊治过程中,应对伤员做全面检查,并迅速判断伤情,根据伤情的轻重缓急,妥善决定救治的先后步骤。

一、口腔颌面部损伤的特点

　　1. 口腔颌面部血运丰富在损伤时的利弊 一方面,由于血运丰富,伤后出血较多,易形成血肿;组织水肿反应快而重,如口底、舌根等部位损伤,可因水肿、血肿而影响呼吸道通畅,甚至引起窒息。另一方面,由于血运丰富,组织抗感染与再生修复能力较强,创口易于愈合。因此,清创术中应尽量保留组织,减少缺损,争取初期缝合。

　　2. 牙损伤时的利与弊 颌面损伤时常伴牙损伤。牙碎块可将牙齿上的结石和细菌带入深部组织,引起创口感染。颌骨骨折线上的龋坏牙可导致骨创感染,影响骨折愈合。是否存在咬合关系紊乱,是诊断颌骨骨折的重要体征,而恢复正常的咬合关系是治疗颌骨骨折的重要标准。在治疗牙、牙槽骨或颌骨损伤时,常需利用牙做结扎固定的基牙。

　　3. 易损伤毗邻重要器官 颌面部上接颅脑,上颌骨或面中 1/3 部损伤容易并发颅脑损伤,包括脑震荡、脑挫伤、颅内血肿和颅底骨折等,其主要临床特征是伤后有昏迷史。颅底骨折时可有脑脊液自鼻孔或外耳道流出。口腔颌面部损伤易引起腮腺、面神经及三叉神经受损,导致涎瘘、面瘫、受损三叉神经分布区域麻木感等。

　　4. 有时伴有颈部伤 颈部为大血管和颈椎所在,下颌骨损伤容易并发颈部伤,因此要注意有无颈部血肿、颈椎损伤或高位截瘫。

　　5. 影响进食和口腔卫生 颌面损伤后,影响张口、咀嚼和吞咽功能,妨碍正常进食,需选用适当的饮食和喂食方法,以维持患者的营养。进食后应及时清洗口腔,注意口腔卫生,预防创口感染。

　　6. 易发生感染 口腔颌面部腔窦多,内有大量细菌存在,如与创口相通,则易发生感染。在清创处理时,应尽早关闭与这些腔窦相通的创口,以减少感染的机会。

　　7. 面部畸形 颌面部受损伤后,常有不同程度的面部畸形,应尽早恢复其容貌,减轻心理负担。

二、口腔颌面部损伤的急救

口腔颌面部损伤患者可能出现一些危重情况,如窒息、出血、休克、昏迷等,应及时抢救或请相关科室协助抢救。在急救中还应注意防治感染。

(一) 窒息的急救处理

窒息按发生的原因可分为阻塞性窒息和吸入性窒息。

阻塞性窒息的原因:异物(血凝块、呕吐物、游离组织块或异物等)阻塞、组织移位(下颌骨骨折后舌后坠、上颌骨骨折端移位)、肿胀(口底、舌根、咽侧及颈部血肿或组织水肿)压迫造成窒息。

吸入性窒息是由于直接将血液、涎液、呕吐物或其他异物吸入气管、支气管甚至肺泡内而引起。

对阻塞性窒息的患者,应根据具体情况,采取不同措施:如因血块及分泌物等阻塞咽喉部的患者,应迅速取出阻塞物;因舌后坠而引起窒息的患者,应将舌牵拉出口外;上颌骨骨折端下垂移位的患者,在迅速清除口内分泌物或异物后,可将上颌骨向上提,以通畅呼吸道;咽部肿胀压迫呼吸道的患者,可以由口腔或鼻腔插入通气导管,以解除窒息。如遇窒息濒死,可紧急行气管切开术。

对吸入性窒息的患者,应立即进行气管造口术,通过气管导管,迅速吸出血性分泌物及其他异物,恢复呼吸道通畅。这类患者在解除窒息后,应严密注意防治肺部并发症。

(二) 出血的急救处理

应根据损伤部位、出血性质(毛细血管、静脉、动脉)及现场条件,采取相应的措施。常用的止血方法有压迫止血法、结扎止血法和药物止血法等。

压迫止血法:包扎压迫止血法可用于毛细血管、小静脉、小动脉的止血。处理时将软组织先复位,然后用多层纱布敷料覆盖在损伤部位,再用绷带加压包扎,即可止血。指压止血法适用于出血较多的紧急情况。用手指压迫出血动脉的近心端,暂时止血,然后再用其他方法进一步止血。

结扎止血法:比较常用而可靠的止血方法,需在无菌操作下进行。可结扎出血的血管或在远处结扎出血动脉的近心端。

药物止血法:适用于组织渗血、静脉和小动脉出血。

三、口腔颌面部软组织损伤

(一) 擦伤

擦伤为皮肤与粗糙物体相摩擦,引起表皮和真皮的浅层损伤。多发生在面部突出的部位,如颊、额、鼻尖与颏部。创面有毛细血管渗血和组织液渗出。疼痛较敏感,常伴烧灼感。

（二）挫伤

挫伤为钝性物体直接打击所致的闭合性皮下组织、肌肉、骨膜、关节损伤。皮下软组织挫伤后受伤区域肿胀、疼痛并伴压痛，可出现皮肤淤斑，形成血肿。肌肉损伤时，可出现不同程度的功能障碍，如张口受限等。关节挫伤后出现关节区疼痛、肿胀以及张口受限等。

（三）刺伤、割伤

刺伤常为尖锐的物品刺入组织所致；割伤为由锐利器械（如刀片或玻璃碎片）割裂组织所造成的开放性损伤。刺伤创口小而伤道深，根据刺入的程度可形成盲管伤，也可见贯通伤，伤道可达鼻腔、鼻窦、眼眶，甚至深达颅底。割伤创缘整齐，创面一般均较清洁，一般无组织缺损或较少缺损，但可造成重要结构的损伤，如：血管破裂出血或面神经切断，造成面瘫；涎腺导管切断则发生涎瘘。

面部损伤患者只要全身情况允许，或经过急救后好转，应尽早对局部创口进行早期外科处理，即清创术（debridement）。清创术是预防创口感染和促进愈合的基本方法。

1. 彻底冲洗创口　先用消毒纱布盖住创口，用肥皂水、外用盐水洗净创口四周的皮肤；如有油垢，可用汽油或洗洁剂擦净。然后在麻醉下用大量生理盐水或 1%～3% 双氧水冲洗创口，同时用纱布团或软毛刷反复擦洗，尽可能清除创口内的细菌、泥沙、组织碎片或其他异物。在清洗创口的同时，可以进一步检查组织损伤的情况。

2. 清理创口　冲洗创口后，行创周皮肤消毒、铺巾、清创处理。原则上尽可能保留颌面部组织。除确已坏死的组织外，一般仅将创缘略加修复即可。唇、舌、鼻、耳及眼睑等处的撕裂伤，即使大部分游离或完全离体，只要没有感染和坏死，也应尽量保留，争取缝回原位，仍有可能愈合。清理创口时要进一步去除异物，可用刮匙、刀尖或止血钳除去嵌入组织的异物。

3. 缝合　由于口腔颌面部血运丰富，组织再生力强，在伤后 48 h 之内，可在清创后行严密缝合；甚至超过 48 h，只要创口无明显化脓感染和组织坏死，在充分清创后，仍可行严密缝合。首先要缝合、关闭与口、鼻腔和上颌窦相通的创口。对裸露的骨面应争取用软组织覆盖。创口较深者要分层缝合，消灭死腔。

四、口腔颌面部硬组织损伤

口腔颌面部硬组织损伤包括牙槽骨损伤、颌骨骨折。

（一）牙槽骨损伤

牙槽骨损伤是由于外力直接作用于牙槽骨所致。临床上上颌前牙部牙槽骨骨折最为常见。

【临床表现】

患者有外伤史。骨折片可触及异常活动，摇动骨折段上某一患牙，其余牙随之移动。可伴有牙损伤，骨折区软组织肿胀、撕裂、出血。X 线片上可见骨折线。

【治疗原则】

局麻下将牙槽突及牙齿复位,然后利用骨折线附近正常牙列行牙弓夹板结扎固定,注意固定装置应跨过骨折线至少3个牙位,才能固定可靠。伴有牙脱位和牙髓炎的患者,应由牙髓科医师协助治疗。

(二)颌骨骨折

【临床表现】

1. 下颌骨骨折 下颌骨骨折发生率在颌骨骨折中最高。骨折好发部位为髁状突颈部、下颌角、正中联合、颏孔区。

(1)面部畸形,咬合关系错乱,伴双侧髁状突骨折时前牙呈开牙合状。

(2)骨折段移位,影响因素包括创伤力大小及方向、骨折的部位、肌肉的牵拉、骨折线的方向、骨折段有无牙齿、骨折线的数量等。

(3)骨折后疼痛、肿胀,出现不同程度的咀嚼、吞咽困难及张口受限。

(4)可伴有牙龈撕裂、牙齿损伤,损伤下牙槽神经时,可出现下唇麻木。

2. 上颌骨骨折 上颌骨骨折又称为面中1/3骨折。常为面部遭受钝性打击力而致。其骨折可单独发生,但多数为相邻组织同时遭受损伤。由于上颌骨具有特殊的拱形构造,骨折发生率远低于下颌骨。临床上通常按上颌骨骨折好发部位分为 LeFort I 型、LeFort II 型、LeFort III 型。

LeFort I 型(低位骨折):由梨状孔下方、牙槽突上方(基部)向两侧水平后延至上颌翼突缝。

LeFort II 型骨折(中位骨折):由鼻额缝向两侧横过鼻梁、眶内侧壁、眶底、颧上颌缝,再由上颌骨侧壁至翼突。

LeFort III 型骨折(高位骨折):骨折线横过鼻根、眶部,经颧额缝达翼板。

3. 颧骨及颧弓骨折 颧骨和颧弓是面侧部比较突出的部分,易受撞击而发生骨折。颧骨、颧弓骨折可单独发生,也可同时存在。临床表现为颧面部塌陷畸形、张口受限、复视、神经症状、淤斑等。

【诊断】

应结合病史,详细询问受伤原因,认真全面检查,结合症状、体征,不难作出诊断。未明确骨折部位情况,常拍摄X线片辅助诊断,必要时行上下颌骨CT和上下颌骨三维重建。

【治疗原则】

有颅脑损伤者,应首先处理颅脑损伤。应在无全身并发症后或全身情况稳定后,及早复位固定。治疗应以复位重建骨折前咬合关系,早期进行功能训练为原则。

根据骨折的不同情况可选用手法复位、牵引复位和切开复位。新鲜的单纯性骨折可直接进行手法复位;复杂性骨折,或超过2周以上的陈旧性骨折大多需牵引复位;已纤维愈合的陈旧性骨折常用切开复位。骨折线上的牙除可能导致感染及影响骨折愈合者外一般不应拔除。常用固定方法有单颌固定、颌间固定、坚强内固定和颅颌固定。上颌骨骨折固定时间一般为 3 周,下颌骨骨折固定时间一般为 4～6 周。同时全身应用抗生素进行抗感染治疗。

颧骨、颧弓骨折后,如仅有轻度移位,畸形不明显,无张口受限、复视及神经受压等功能障碍者,可做保守治疗。凡有面部塌陷畸形、张口受限、复视者均应视为手术适应证。虽无功能障碍但有明显畸形者也可考虑手术复位内固定。

第四节　口腔颌面部肿瘤

口腔颌面部肿瘤系头颈肿瘤的重要组成部分,包括囊肿、良性肿瘤和瘤样病变、恶性肿瘤。口腔颌面部良性肿瘤以牙源性和上皮源性多见,而恶性肿瘤则以上皮组织来源最多,以鳞状细胞癌最常见。对口腔颌面部恶性肿瘤应根据肿瘤性质、临床表现,结合患者全身情况,具体分析,确定治疗原则与方法。早发现、早诊断、早治疗是根治恶性肿瘤的关键。

一、口腔颌面部囊肿

（一）软组织囊肿

1. 皮脂腺囊肿　皮脂腺囊肿中医学又称"粉瘤",是因皮脂腺排泄管阻塞,逐渐增多的内容物扩张皮脂腺囊状上皮而形成潴留性囊肿,囊内为白色凝乳状皮脂腺分泌物。

【临床表现】

常发生于面部,大小不一,生长缓慢,呈圆形。囊肿位于皮内,突出于皮肤表面,与周围组织界限清楚,质软,无压痛,活动度好,中央有一小色素点。

【治疗】

在局麻下手术切除,切除范围应包括与囊壁粘连的皮肤,切口选择沿皮纹方向的梭形切口。

2. 黏液囊肿

【临床表现】

黏液囊肿是最常见的黏液腺囊肿。大多因创伤造成黏液腺导管损伤,致黏液外渗或潴留所致。青壮年好发,常见部位在下唇及舌尖腹侧。囊肿呈半透明浅蓝色水疱状,大多为黄豆至樱桃大小,质软有弹性。囊肿一旦破溃,流出蛋清样透明黏稠液体,囊肿可暂时消失,不久又复肿大。反复发病易使局部组织瘢痕化,颜色呈白色。

【治疗】

在局麻下手术切除。囊肿摘除要完整,和囊肿相连的腺体应一并摘除,以免复发。

3. 舌下腺囊肿　舌下腺囊肿是因舌下腺导管阻塞或腺体损伤,致涎液潴留所致。

【临床表现】

常见于青年人,临床上分为三型。

单纯型：此型为舌下腺囊肿的典型表现。位于舌下区,囊肿呈浅蓝色,质软有波动感,一般位于口底一侧,长大后似重舌。囊液呈黏稠状,略带黄色。有消长史。

口外型：又称潜突型。表现为下颌下区肿物,口底囊肿不明显,触之柔软,与皮肤无粘连,低头时肿物可增大。穿刺可见蛋清样液体。易误诊为下颌下腺囊肿。

哑铃型：上述两种类型的混合。口内舌下区及口外下颌下区均可见肿物。

【治疗】

将舌下腺与囊肿一并摘除,以达到根治的目的。

（二）颌骨囊肿

颌骨囊肿根据组织来源分为牙源性颌骨囊肿和非牙源性颌骨囊肿。其中牙源性颌骨囊肿又可分为以下几种。

1. 根尖囊肿　根尖囊肿是由于根尖肉芽肿、慢性炎症刺激引起牙周膜内的上皮增生、变性、液化,周围组织液不断渗出而形成。

2. 始基囊肿　始基囊肿是在炎症或损伤刺激后,成釉器的星网状层发生变性,并有液体渗出,蓄积其中而形成的囊肿。

3. 含牙囊肿　含牙囊肿又称滤泡囊肿,发生于牙冠或牙根形成之后,在缩余釉上皮与牙冠之间出现液体渗出而形成含牙囊肿。

4. 牙源性角化囊肿　牙源性角化囊肿来源于原始的牙胚或牙板残余,有人认为即为始基囊肿。牙源性角化囊肿典型的病理表现是囊壁的上皮肌纤维包膜较薄,在纤维包膜内有时含有子囊（或称卫星囊腔）或上皮岛。囊内为白色或黄色的角化物或油脂样物。

【临床表现】

囊肿多发于青少年,生长缓慢,早期无自觉症状。继续生长,骨质膨胀可造成面部畸形,扣诊有乒乓球感;始基囊肿、含牙囊肿、牙源性角化囊肿,囊腔内可含牙,临床上可出现口内缺牙现象。X线上显示为一清晰圆形或卵圆形的透明阴影,边缘整齐,周围常呈现一明显白色骨质反应线,但角化囊肿中有时边缘可不整齐。

【治疗】

一旦确诊,应采用外科手术摘除。上颌囊肿如波及上颌窦,应同时进行上颌窦根治术,将囊壁与上颌窦整个黏膜同时刮除;牙源性角化囊肿容易复发,也有恶变的可能,因此手术刮除要求更彻底,必要时可在囊肿外围切除部分骨质。

二、口腔颌面部良性肿瘤和瘤样病变

（一）成釉细胞瘤

成釉细胞瘤是一种常见的颌骨中心性肿瘤。因瘤细胞的形态与牙胚中的造釉细胞相似,故称为成釉细胞瘤。

【临床表现】

成釉细胞瘤多见于青壮年,好发于下颌磨牙区及下颌升支部。生长缓慢,病程较长,可数年至十年。一般无明显自觉症状。肿瘤大小不等,可为实质性或囊性。由于肿瘤逐渐增大使颌骨膨隆，颜面出现畸形，骨板受压吸收、变薄，按之常有"乒乓球"样感。当肿瘤侵犯牙槽骨时，可使牙根吸收、牙齿移位甚至脱落。如并发感染可出现红肿、疼痛等炎症症状。肿瘤压迫下牙槽神经时，患侧下唇及颊部有麻木不适感，当肿瘤的皮层骨质完全吸收，即向颌骨外扩展，可影响咀嚼、语言等功能。骨质破坏较多时，还可能发生病理性骨折。

X 线表现不一，以多房型多见，呈多个圆形或卵圆形、大小不等的透射区阴影，相互重叠或融合，边缘呈切迹状。少数可表现为单囊型阴影。

【治疗】

采用手术治疗。本病虽属良性肿瘤，但呈局部浸润性生长。选择单纯挖除的手术方法，容易复发，反复发作可发生恶变。因此，手术时需将肿瘤周围至少 0.5 cm 范围内的正常骨质包括肿瘤整块切除。做下颌骨截骨时，最好能同时植骨以维持外形及恢复下颌骨的功能。

（二）唾液腺多形性腺瘤

唾液腺多形性腺瘤又称混合瘤，是口腔颌面部最常见的肿瘤之一。好发于腮腺，其次为腭部及颌下腺。下面以腮腺混合瘤为例叙述其临床表现及治疗原则。

【临床表现】

多见于中年人，一般无明显自觉症状，生长缓慢，病程可达数年甚至数十年之久。肿瘤多表现为耳下区的韧实肿块，表面呈结节状，边界清楚，中等硬度，与周围组织无粘连，一般活动性好，无压痛，但位于硬腭或颌后区者活动度较差。

如肿瘤突然生长加快，移动性减少甚至固定，出现疼痛或面瘫等，应考虑恶变。

【治疗原则】

腮腺混合瘤的治疗以手术彻底切除为原则。术前一般不宜做活检。手术时不宜采用剜除肿瘤的方法而应将肿瘤连同其周围的腮腺组织一并切除。术中要注意保护面神经。如有恶变，应按恶性肿瘤的治疗原则处理。

（三）血管瘤

血管瘤是由血管内皮增生而来，多属先天性。多见于面部皮肤、皮下组织和口腔黏膜（如唇、舌、颊、口底等）。血管瘤的生物学行为是可以自发性消退的。其病程分为增生期、消退期和消退完成期。

【临床表现】

增生期最初表现为毛细血管扩张，周围可见白色晕状区域；很快变为红色斑片状，高低不平似杨梅状。在婴儿第一生长发育期，约 4 周内快速生长。如生长在面部，除影响美观外还可导致运动障碍，如闭眼、张口运动等；有的还会继发感染。快速增生可持续至婴儿的第二生长发育期，即 4～5 个月。一般在 1 年后进入消退期，消退期可持至 10 岁左右，一般在 10～12 岁完成，即所谓的消退完成期。

【治疗】

血管瘤的治疗方法很多，应根据肿瘤的类型、部位、深浅及患者的年龄等因素而定。

常用的方法有手术切除、放疗、冷冻外科、硬化剂注射及激光照射等。

三、口腔颌面部恶性肿瘤

口腔颌面部的恶性肿瘤以癌为常见,肉瘤较少。癌中绝大多数为鳞状细胞癌,其次为腺性上皮癌,还有基底细胞癌、未分化癌、淋巴上皮癌等。

口腔癌大部分发生于暴露部位,且常有癌前病变过程,这对口腔癌的早期发现、早期治疗是有利的。所谓癌前病变是一种可能演变为癌的病理变化,如白斑、皲裂、色素斑、慢性溃疡等。并非所有这些病变都会发展为癌,还要取决于其他因素,最后演变为癌的仅为少数。为了预防口腔癌的发生,应积极治疗上述病变,并消除各种不良的慢性刺激因素,如戒烟、拔除残根及残冠和去除不良修复物等。对于可疑病变,应严密随访,必要时做活检或切除。

【临床表现】

口腔癌按其发生部位可分为龈癌、唇癌、颊癌、舌癌、口底癌、腭癌、上颌窦癌等。一般认为口腔前部的癌肿分化程度较高,口腔后部的癌肿分化程度较低。

口腔癌常表现为溃疡型、浸润型和乳头型三种。初起时常为局部溃疡、硬结或小结节。一般无明显的自发性疼痛,随着癌肿迅速生长并向周围及深层组织浸润,可出现疼痛。肿物呈硬结状,表面有溃疡,或边缘隆起呈菜花状,基底较硬,中心可有坏死,伴有恶臭。肿物表面常伴有感染,易出血。不同部位的癌肿因破坏邻近组织、器官而出现不同的症状和功能障碍。如舌癌有明显的疼痛、不同程度的舌运动受限,并影响吞咽、语言等功能,恶性程度较高,发展快,早期即可有淋巴结转移。龈癌常波及牙槽骨,容易导致牙齿松动或脱落,继续扩展可侵犯颌骨,累及神经,可引起疼痛或麻木。

口腔癌的转移主要是循淋巴引流至区域淋巴结,最常见的是颌下淋巴结和颈深淋巴结。少数可循血行转移。晚期可有远处转移,常见的是肺,并可出现恶病质。

【治疗】

口腔癌的治疗应根据癌肿的病变情况(如组织来源、分化程度、生长部位、病变大小、淋巴结转移等)和患者的全身状况来决定治疗方案。治疗措施有手术切除、放疗、化疗、免疫治疗、冷冻外科、激光及中草药治疗等。多数病例应采用综合治疗以取得较好的疗效。手术切除仍是口腔癌的重要治疗手段。局部病灶应采用根治性清除,必要时需做颌下淋巴结清扫术或颈淋巴结清扫术。

第五节 颞下颌关节疾病

颞下颌关节由颞骨的下颌关节凹、下颌骨的髁状突及二者之间的关节盘、关节四周的关节囊和关节韧带组成。常见的疾病有以下 3 种:颞下颌关节紊乱综合征、颞下颌关节脱位、颞下颌关节强直。

一、颞下颌关节紊乱综合征

颞下颌关节紊乱综合征并非指单一疾病,它是一类病因尚未完全清楚而又有相同或相似临床症状的一组疾病的总称。关节内微小创伤与精神心理因素是本病的两个主要致病因素。此外,本病的发生与免疫学因素、两侧关节发育不对称和关节囊薄弱等解剖学因素有关,一些口腔不良习惯也可导致此病,如偏侧咀嚼习惯、夜磨牙、紧咬牙等。

颞下颌关节紊乱综合征的发展过程一般有三个阶段、功能紊乱阶段、结构紊乱阶段、器质性破坏阶段。

颞下颌关节紊乱综合征虽然病程较长,并经常反复发作,但本病有自限性,一般不会发生关节强直。

临床表现有以下三个主要症状。

1. 下颌运动异常 这包括开口度异常及开口形异常、开闭运动出现关节绞锁等。

2. 疼痛 开闭口运动及咀嚼时关节区和(或)关节周围肌群疼痛。一般无自发痛,并可伴有不同程度的头痛及耳的症状。

3. 弹响及杂音 在下颌运动过程中,颞下颌关节常有弹响音、摩擦音、破碎音。

治疗应针对病因及发展阶段进行。先选择保守疗法(理疗、热敷、封闭及调整关节等),严重的器质病变者可手术治疗。

二、颞下颌关节脱位

颞下颌关节脱位指张大口时,髁状突脱出关节之外而不能自行复位。关节脱位按部位可分为单侧脱位和双侧脱位;按性质可分为急性脱位、复发性脱位和陈旧性脱位;按髁突脱出的方向、位置又可分为前、后、上及侧脱位。临床上以急性前脱位最为常见。外伤导致的髁状突向上、向后及向侧方移位常合并下颌骨骨折及颅脑损伤。

(一) 急性前脱位

急性前脱位是临床上最常见的颞下颌关节脱位。

【病因】

引起关节脱位的因素很多,包括:①外伤,尤其是张口状态下受到外力打击;②突然张大口,如打哈欠、唱歌、咬大块食物等;③口腔及咽喉治疗时,长时间张口过度或滥用暴力。

【临床表现】

患者呈开口状,不能闭合。耳屏前空虚。双侧关节脱位则前牙明显张开,后牙通常无接触,下颌前伸,两颊变平,颏部前突。单侧关节脱位,颏中线偏向健侧。外力所致的关节脱位应进行 X 线检查以排除颌骨骨折。

【治疗】

急性前脱位后应及时复位。如因翼外肌痉挛伴有剧烈疼痛,复位前应先进行颞下颌关节及翼外肌封闭。

(1) 复位:复位前,应消除患者紧张状态,使患者尽量放松,配合术者完成复位治疗。手法复位的方法有口内法、口外法及颌间复位法，以口内法最实用。如果脱位时间过长，一般复位方法无效时，可配合肌肉松弛剂或在全麻下复位。

（2）限制下颌运动：复位后，应采用颅颌绷带或颌间橡皮圈牵引限制下颌运动，以使关节囊及关节韧带修复，调整肌肉功能。

（二）复发性脱位

【病因】

常由于急性前脱位治疗不当引起。长期翼外肌功能亢进者、老年人、慢性长期消耗性疾病患者、韧带松弛者也常发生复发性脱位。

【临床表现】

复发性脱位通常在患者大开口时发作，在进食、打哈欠及治疗牙齿时，患者突然感到下颌运动失常，不能闭口，临床表现与急性前脱位相同。

【治疗】

对于复发性脱位，可进行硬化剂注射或手术治疗防止复发。复发性关节脱位手术治疗原则：①限制髁状突转动；②去除阻碍髁状突滑动的解剖结构。手术方法包括关节囊紧缩术、关节结节增高术、关节结节凿平术及关节镜外科。

三、颞下颌关节强直

因器质性病变导致长期开口困难或完全不能开口者，称为颞下颌关节强直，分为两类：关节内强直（真性关节强直）和关节外强直（假性关节强直）。

【临床表现】

关节内强直：一侧或两侧颞下颌关节内的病变，使关节内发生纤维性或骨性粘连，致开口困难或完全不能开口。最常见的病因为感染，尤以化脓性中耳炎为多见。一般临床表现除开口困难外，还有面下部发育障碍而致畸形。颏部偏向患侧，患侧下颌体和升支短小，相应面部较为丰满；健侧下颌发育正常，面部反而扁平狭长，易将健侧误诊为强直侧。在发生双侧强直时，整个下颌发育障碍，下颌内缩、后退，俗称小下颌，检查可见严重的错𬌗畸形，口腔卫生差。若关节内强直发生于成人，则因下颌骨已发育完全，故无面容畸形。

关节外强直：上下颌间皮肤黏膜或深层组织有瘢痕形成，致开口困难，故又称为颌间瘢痕挛缩。关节外强直的常见原因是上颌骨后部、下颌骨升支部的开放性骨折，火器伤及颜面各种物理性和化学性的三度烧伤，造成面颊部组织出现广泛瘢痕。临床表现为开口困难或不能开口，但无下颌发育障碍和错𬌗畸形。

【治疗】

关节内强直的治疗原则为截除骨连接处的一段骨质，填入肌肉、筋膜、皮肤及塑胶帽等内以形成假关节，但术后易复发。关节外强直的治疗方法为切除颌间挛缩瘢痕后用皮片（薄层或全层皮肤）或皮瓣修复。

（陈宏丽）

参考答案

第一章

一、名词解释

1. 视路:视觉传导的通路,指从视网膜光感受器开始到大脑枕叶视中枢的传导径路,包括视网膜、视神经、视交叉、视束、外侧膝状体、视放射和大脑枕叶视中枢。

2. 眼附属器:保护和支持眼球的组织结构,包括眼睑、结膜、泪器、眼外肌和眼眶。

3. 黄斑:距视盘颞侧约 3 mm 处有一中央无血管的凹陷区,解剖上称为中心凹,临床上称为黄斑。

二、填空题

1. 房水、晶状体、玻璃体、角膜

2. 眼球壁、眼球内容物

3. 黄斑

三、选择题

1. B   2. B   3. D

四、问答题

1. 眼球壁由外向内分为三层,分别为纤维膜、葡萄膜和视网膜。纤维膜由角膜和巩膜组成,葡萄膜由虹膜、睫状体和脉络膜组成。眼球内容物包括房水、晶状体和玻璃体。

2. 房水循环途径:睫状突上皮细胞→后房→瞳孔→前房→前房角→小梁网→巩膜静脉窦→集液管、房水静脉→睫状前静脉→血液循环。

房水的功能:①为眼内组织提供营养和氧,尤其是角膜和晶状体,并排除代谢产物;②调节眼内压;③是屈光介质之一,有屈光作用。

第二章

一、名词解释

1. 视力:视锐度,是指视网膜的黄斑中心凹分辨相邻两物点的能力。

2. 视野:眼向正前方固视不动时所见的空间范围,反映了周边视力。

3. 暗适应:当人从强光下进入暗处时,开始对周围物体无法辨认,之后逐渐能看清暗处的物体,这种对光的敏感度渐增,最终达到最佳状态的过程称为暗适应。

二、填空题

1. 指测法、眼压计测量法。

2. 55°,70°,60°,90°

3. 颜色

三、选择题

1. C 2. A 3. B

四、问答题

包括两大类:视觉心理物理学检查及视觉电生理检查,其中视觉心理物理学检查包括视力、视野、色觉、暗适应、立体视觉、对比敏感度检查。

第三章

一、填空题

1. 20,2~3

2. 彻底冲洗结膜囊

二、问答题

1. 冲洗结膜囊的适应证:

(1) 内眼手术前冲洗结膜囊以清洁消毒。

(2) 眼部组织受伤时,结膜囊内存留大量的异物,冲洗及中和化学物质。如化学伤需要急救时在没有冲洗液的情况下,可用清水、凉开水、自来水冲洗,应分秒必争。

(3) 某些眼部疾病时,结膜囊冲洗可以减少分泌物、脱落坏死组织和致病菌。

2. 泪道冲洗。

注意事项:①将患者的头部紧靠在椅背上,固定头部。②泪小点狭小者,先用泪点扩张器扩大泪点,再行冲洗。③急性泪囊炎及急性泪囊周围炎的患者严禁冲洗泪道,禁止挤压泪囊区。④操作动作要轻、稳、准确,以免损伤周围组织。⑤注入冲洗液时,观察下睑是否肿胀,如出现肿胀,为冲洗液注入皮下,形成假道,应立即停止冲洗,给予抗感染治疗,避免发生感染。

3. 眼部冷敷具有镇痛、消肿、止血、防止炎症扩散的作用。

第四章

一、名词解释

1. 沙眼:由沙眼衣原体引起的一种慢性传染性角膜结膜炎,是导致视力下降甚至失明的主要疾病之一。

2. 干眼症:任何原因引起的泪液质或量异常,或动力异常导致的泪膜稳定性下降,并伴有眼部不适和(或)眼表组织病变特征的多种疾病的总称。

二、选择题

1. ACD 2. A 3. B 4. A

三、问答题

1.(1) 诊断:睑板腺囊肿合并感染(左上)。鉴别诊断:与睑腺炎相鉴别。后者为急性化脓性炎症,无局部结节的病史,而睑板腺囊肿合并感染则有局部结节病史,然后继发感染。

(2)治疗:局部热敷;局部使用抗生素,待炎症消退后行睑板腺囊肿切刮术。如出现脓点,也可先切开排脓,炎症消退后再行睑板腺囊肿切刮术。

2.结膜充血与睫状充血的鉴别要点:

结膜充血部位,越靠近穹窿部越明显,颜色鲜红色,来源于结膜血管,形态屈曲,可随结膜而移动,滴入 0.1% 肾上腺素后充血消失,常见病为结膜炎症性疾病。

睫状充血部位,越靠近角巩膜缘部越明显,颜色暗红色或深红色,血管来源于角膜缘深层血管网,呈毛刷状,不随结膜移动,结膜囊滴入 0.1% 肾上腺素后充血不消失,常见病有角膜炎、青光眼等。

3. WHO 诊断沙眼的标准:

至少符合下述标准中的 2 条:①上睑结膜有 5 个以上滤泡;②典型的睑结膜瘢痕;③角膜缘滤泡或 Herbert 小凹;④广泛的角膜血管翳。

4. 沙眼致盲的主要机制主要是由于各种原因导致的角膜血管化和角膜混浊,它包括以下几个方面。

(1)沙眼的活动期,大量的角膜新生血管翳使得角膜变混浊,遮盖瞳孔区。

(2)沙眼晚期睑内翻倒睫时,倒睫毛长期摩擦角膜,可导致角膜混浊和角膜溃疡甚至角膜穿孔。

(3)沙眼晚期的实质性结膜干燥症,导致角膜上皮的角化而变混浊,此外,大量的新生血管长入角膜内,加重了角膜的混浊。

5. 目前干眼症的诊断尚无统一标准。诊断的主要依据包括以下 4 个方面:①症状;②泪液分泌量不足和泪膜不稳定;③眼表面上皮细胞损害;④泪液渗透压增加。

第五章

一、选择题

1. A　2. B　3. C　4. D　5. E　6. A　7. ABCD

二、问答题

(1)铜绿假单胞菌性角膜炎(右眼)并前房积脓。

(2)其他细菌性角膜炎、病毒性角膜炎、真菌性角膜炎。

(3)角膜刮片、培养、药敏试验。

(4)治疗方法:①局部使用抗生素,可选用氨基糖苷类、喹诺酮类,滴眼液频繁滴眼,开始 30 min 内每 5 min 1 次,之后每 15～30 min 1 次;睡前使用抗生素眼膏;必要时结膜下注射。治疗中应根据细菌学及药敏结果及时调整使用有效的抗生素,病情控制后维持用药一段时间,以防复发。②使用 1% 阿托品眼药水防治虹膜睫状体炎。③局部使用胶原酶抑制药如依地酸二钠、半胱氨酸等减轻溃疡发展,口服维生素 C、B 族维生素促进溃疡愈合。④如药物治疗无效,病情迅速发展,导致角膜穿孔者可考虑治疗性角膜移植。

第六章

一、选择题

1. D 2. E 3. ACDE 4. ABCE 5. ABD

二、问答题

(1) 诊断:①双急性闭角型青光眼(右临床前期,左急性发作期);②双老年性白内障。依据:①左眼红、痛一周,伴视物不清及恶心,查体示视力右1.0,左0.1,眼压右15 mmHg,左52 mmHg,左角膜水肿,双眼前房浅,左瞳孔中度散大,对光反射迟钝;②双晶状体混浊。

(2) 治疗方案:①左眼使用药物降低眼压到正常后,可考虑行左小梁切除术,右虹膜YAG激光打孔术。1%毛果云香碱滴眼液,5 min点1次,连点4次,30 min点1次,连点4次,后改为每日3到4次。20%甘露醇注射液250 mL快速静脉滴注,30 min输完。1%~2%卡替洛尔滴眼液,每日2次,点左眼。醋甲唑胺500 mg,每日2次,口服,或布林左胺滴眼液,每日2次,点左眼。②双眼点抗白内障滴眼液,如卡他林滴眼液等。

第七章

一、名词解释

白内障:混浊的晶状体。

二、选择题

1. B 2. D 3. B

三、问答题

1. 混浊的晶状体称为白内障。晶状体混浊且矫正视力低于0.7以下者是临床和流行病学调查采用的白内障视力标准。

2. 年龄相关性白内障按部位分为皮质性、核性、后囊膜下白内障。皮质性白内障按病情的发展过程分为初发期、未熟期、成熟期、过熟期。

3. ①人工晶体植入术;②使用框架眼镜;③使用角膜接触镜。

4. (1) 双年龄相关性白内障(右成熟期、左未熟期)。

(2) 右眼可行白内障手术治疗。左眼局部点抗白内障滴眼液。右眼术前常规做全身和眼局部检查,无手术禁忌证,方可手术。

第八章

一、名词解释

1. 葡萄膜炎:发生在葡萄膜、视网膜、视网膜血管和玻璃体的炎症,与种族、性别、年龄、全身免疫状态等多种因素有关。

2. 交感性眼炎:一只眼穿通性外伤或内眼手术后,经过一段时间的慢性葡萄膜炎后,另一只眼也发生同样的病变,外伤眼或手术眼称为诱发眼,另一只眼称为交感眼。

3. KP:炎性细胞、渗出物及脱失的色素逐渐附着在角膜后壁,下方沉积得多,上方沉积得少,形成基底向下、尖角向上的三角形或扇形的角膜后沉着物。

4. 瞳孔闭锁:虹膜的瞳孔缘与晶状体发生全部后粘连。

二、填空题

1. 脉络膜、视网膜

2. 防止虹膜后粘连、增加血供、减轻症状、减少炎性渗出

3. 感染性、非感染性

三、选择题

1. A 2. A 3. A 4. E

四、问答题

1. 急性虹睫炎并发症有角膜混浊、继发性青光眼、并发性白内障、低眼压和眼球萎缩。

2. 急性虹睫炎的处理原则是散瞳,迅速控制炎症,预防和减少并发症的发生。

3. (1) 左眼急性虹睫炎。

(2) 复方托品酰胺滴眼液,每日 4 次,点左眼。观察瞳孔是否散大,有无虹膜后粘连。因该患者发病时间短,一般来说,瞳孔应能拉开并散大。含激素的抗生素或激素滴眼液点左眼,如百利特滴眼液或典必舒滴眼液,每日 6 次,点左眼。双氯芬酸钠滴眼液,每日 6 次,点左眼。地塞米松注射液 5 mg 球侧注射,每日 1 次,连用 3 天。详细询问病史,是否有过风湿、结核病等疾病,若有,则行内科治疗,严格控制此病,保证此病不在活动期。

第九章

一、名词解释

视网膜脱离:视网膜神经上皮层和色素上皮层之间的分离。

二、选择题

1. C 2. E 3. B 4. A 5. E 6. D 7. D 8. A 9. B 10. A

三、问答题

1. 视网膜中央动脉阻塞的临床表现:突然发生的一侧眼无痛性视力丧失,患眼瞳孔直接对光反射消失,而间接对光反射存在。眼底检查:视网膜缺血呈灰白色水肿,而黄斑区因视网膜较薄,水肿不明显,可透见其深面的脉络膜红色背景,形成"樱桃红斑"。视网膜动脉变细,并可见血液呈节段状流动。数周后,视网膜水肿消退,视网膜萎缩,视盘颜色苍白,血管变细,此时虽可见到动脉血流恢复通畅,但视网膜功能已丧失。

2. 视网膜脱离可分为孔源性(原发性)、渗出性(继发性)及牵拉性三类。早期有眼前黑影漂浮和闪光感或幕样遮挡,及对应于视网膜脱离区的视野缺损。随着脱离范围扩大累及黄斑部,则视力有不同程度下降,直至仅存光感。患者眼压多偏低。眼底检查

可见视网膜脱离区呈灰白色波浪状隆起,其上有暗红色的视网膜血管。用间接检眼镜、三面镜等进行检查,多可找到视网膜裂孔。裂孔最多见于颞上象限赤道部附近,也可见于锯齿缘或后极部,呈红色,边界清楚。找不到裂孔者应排除渗出性视网膜脱离。

第十章

一、名词解释

1. 近视:眼在调节放松状态下,平行光线通过眼的屈光系统屈折后,焦点落在视网膜之前的一种屈光状态。

2. 远视:眼在调节放松的状态下,平行光线经过眼的屈光系统屈折后,聚焦在视网膜之后的一种屈光状态。

3. 弱视:视觉细胞在视觉发育期间,收到的有效刺激不足,导致单眼或双眼最佳矫正视力低于0.8,或低于同龄儿童的平均视力,而眼部并无器质性病变的一种视觉状态。

二、选择题

1. D 2. E 3. C

三、问答题

1. 弱视按照发病机制分为斜视性弱视、屈光参差性弱视、形觉剥夺性弱视、屈光不正性弱视。

2. 远视根据调节状态可分为如下几种。

(1) 隐性远视:未行睫状肌麻痹验光不会发现的远视,这部分远视被调节所掩盖,在充分睫状肌麻痹验光后表现出来。

(2) 显性远视:未行睫状肌麻痹验光表现出来的远视。

(3) 全远视:隐性远视和显性远视的总和,是睫状肌麻痹后的最大正镜度数。

(4) 绝对性远视:调节无法代偿的远视,需通过镜片矫正,是常规验光中矫正正常的最小正镜度数。

(5) 随意性远视:显性远视和绝对性远视之差,即自身调节所掩盖的远视度数,是未行睫状肌麻痹验光可以发现的远视。

3. 近视的病因如下。

(1) 遗传因素:调查发现遗传在近视发生发展中起重要作用,一般认为,病理性近视属常染色体隐性遗传,而单纯性近视为多因素遗传,既服从遗传规律又有环境因素参与,以环境因素为主。

(2) 发育因素:婴幼儿期眼球较小,为生理性远视,但随着年龄增长,眼球各屈光成分协调生长,逐步正视化。如果眼轴过度发育,即成为轴性近视。

(3) 其他因素:研究表明近视的发生主要与长时间近距离阅读、用眼不卫生有关。此外,大气污染、微量元素的不足、营养成分的失调和照明不足、字迹模糊不清等也是形成近视的原因。最新研究提示,离焦点理论揭示的规律在近视发展中起重要作用,即外界物体成像于视网膜之后,容易使眼轴变长导致近视产生。

第十一章

一、选择题

1. A 2. C 3. ABDE 4. ACDE 5. D 6. E

二、问答题

1. 急救:伤后争分夺秒地在现场彻底冲洗眼部,此为处理酸、碱烧伤的最重要一步。冲洗时应翻转眼睑、转动眼球、暴露穹窿部,将结膜囊内的化学物质彻底冲洗干净,必要时切开结膜行结膜下冲洗或行前方穿刺术。

(1)中和冲洗:酸烧伤用弱碱(2%碳酸氢钠溶液、磺胺嘧啶钠溶液)冲洗;碱烧伤用弱酸(3%硼酸溶液)冲洗,石灰烧伤用 0.37%～0.5%依地酸钠溶液、10%酒石酸胺溶液冲洗,此两种溶液有利于钙质的排出,一般专用于石灰烧伤者。

(2)前房穿刺:放出含酸、碱物质的房水,以新生房水代之,新生房水内含大量营养物质及抗体,有利于痊愈。

治疗:

(1)首先控制感染,局部和全身应用抗菌药物。阿托品每日散瞳以避免虹膜后粘连。中和注射:酸烧伤用碳酸氢钠溶液、磺胺嘧啶钠溶液结膜下注射,碱用维生素 C 结膜下注射。应用胶原酶抑制剂,防止角膜穿孔。

(2)防止睑球粘连,可安放隔膜,或行自体球结膜、口腔黏膜移植。角膜溶解变薄,可行角膜、羊膜、口腔黏膜等移植。

(3)后期治疗:针对并发症行手术治疗。如矫正睑外翻、睑球粘连、青光眼手术等。

2. 眼挫伤的临床特点如下。

眼挫伤是由机械性钝力作用于眼部引起。致伤程度与致伤物的大小、作用时间、速度和压力等因素有关。眼球是个不易压缩的、内含液体的球体,由于力的传导,眼挫伤时除在打击部位产生直接损伤外,还会引起多处间接损伤。所以眼挫伤的患者可以引起眼从前往后各个部分不同的病变和表现,且有的表现具有滞后性,因此对眼挫伤评估要全面,不要只看到现象。

第十二章

一、名词解释

眼眶蜂窝组织炎:眶隔前后眶内软组织的一种急性化脓性炎症。

二、选择题

1. A 2. C 3. D 4. D 5. ABCD 6. ABC

三、问答题

眼眶蜂窝组织炎发病的主要临床表现:发病急,症状较严重。眼球明显前突,眼睑红肿,球结膜高度充血水肿,甚至突出于睑裂之外。触诊时眼睑紧张而有压痛。如是神经及眶尖受累,则视力明显减退,瞳孔异常,眼球运动受限,眼底可见视网膜静脉扩张,视盘水肿、渗出等。此外常伴有发热、恶心、呕吐、眼痛及头痛等症状;如有海绵窦血栓形成,尚可出现烦躁不安、惊厥、谵妄、昏迷和脉搏缓慢,耳后乳突部水肿。

第十四章

一、名词解释

1. 危险三角:自鼻根部与上唇三角形区域,静脉缺乏静脉瓣,感染易随血液反流到颅内,此区称为危险三角。

2. 光锥:在锤骨柄前下方有一三角形反光区。

3. Little区:鼻中隔前下方黏膜内血管丰富,是儿童和青壮年鼻出血主要发生的部位,故临床上称此区域为易出血区。

4. 咽峡:由腭垂、软腭游离缘、舌根、腭舌弓和腭咽弓所围成的环形狭窄部分。

5. 气管杈:左、右主支气管分叉处形成树枝样结构。

二、填空题

1. 鼓室、鼓窦、咽鼓管、乳突

2. 上颌窦、蝶窦、筛窦、额窦

3. 鼻咽、口咽、喉咽

4. 上颌窦、前组筛窦、额窦

三、选择题

1. E 2. B 3. C 4. D 5. C

四、问答题

1. 外鼻静脉分布的临床意义:外鼻静脉主要经内眦静脉和面静脉汇入颈内静脉,其中内眦静脉经眼上、下静脉与海绵窦相通;而面静脉无静脉瓣,血液可逆向流动,故鼻部皮肤感染,受挤压或治疗不当时可引起海绵窦血栓性静脉炎。临床上将鼻根部与上唇三角形区域称为"危险三角"。

2. 由腺样体、咽鼓管扁桃体、腭扁桃体、舌扁桃体、咽侧索及咽后壁淋巴滤泡构成咽淋巴环的内环,内环淋巴与颈部淋巴结构成的咽淋巴环的外环互相交通,故咽部感染或肿瘤易沿此途径由内环向外环淋巴结扩散或转移。

3. 鼓膜的标志包括:鼓膜的中心部最凹处相当于锤骨柄的尖端,为鼓膜脐;在锤骨柄前下方有一三角形反光区,为光锥;沿锤骨柄作一假想线,再经鼓膜脐作一与之垂直的假想线,可将鼓膜分为前上、前下、后上、后下4个象限。

第十五章

一、选择题

1. A 2. C 3. C

二、问答题

1. 上颌窦穿刺冲洗术用于上颌窦内病变的活检和分泌物的冲洗,是诊断及治疗上颌窦疾病的常用方法之一。

2. 音叉试验结果的比较如下表所示。

试验方法	听力正常	传导性聋	感音神经性聋
林纳试验(RT)	(+)	(一)或(±)	(+)
韦伯试验(WT)	居中	→患耳	→健耳
施瓦巴赫试验(ST)	(±)	(+)	(一)

3. 支气管镜检查主要适应证如下:①检查和取出气管、支气管异物;②吸出下呼吸道潴留的分泌物、血液,或取出干痂及假膜;③诊断原因不明的咯血、肺不张、肺气肿、久治不愈的肺炎怀疑有呼吸道异物或其他病变者;④气管切开术后呼吸困难未解除或拔管困难;⑤气管、支气管病变的局部治疗,如切除小的良性肿瘤或肉芽组织、止血、滴药和灌洗;⑥收集下呼吸道分泌物做细菌培养和组织标本。

第十六章

一、问答题

1. **滴鼻法注意事项**:勿将滴管或滴瓶接触患者,以免污染药液;在滴药时,药液不应流入咽部;若药液流入咽部,说明头向后垂或侧垂不够,应调整位置后,再滴药;对严重高血压患者不应采用垂头位滴药,以免发生意外。

2. **雾化吸入法的操作步骤及注意事项**:使用超声雾化吸入器或雾化吸入器。将药液放入吸入器内,启动吸入器,或将吸入器接通氧气或气泵,将吸入器面罩罩住口、鼻,或将吸入器开口端含入口中进行吸入。将药液吸完为止。使用易引起过敏的药物,应先做过敏试验。

3. **洗耳法**其目的为清除外耳道稠厚的脓液、异物及已软化的耵聍。

4. **洗耳法注意事项**:水温应与体温接近,否则会引起前庭反应;急性化脓性中耳炎,禁止冲洗;切勿正对鼓膜、耵聍或异物冲洗,以免损伤鼓膜或将异物推向深部。

5. **咽部喷雾法的主要目的**:局部麻醉,消除咽部反射,便于检查或治疗;喷雾芳香润滑剂,用于治疗慢性或萎缩性咽炎。

第十七章

一、名词解释

1. **变应性鼻炎**:发生于鼻腔黏膜的变态反应性疾病,以鼻痒、频繁发作的喷嚏、大量清水样涕及鼻塞等症状为主要临床特征。

2. **鼻中隔偏曲**:鼻中隔的上下或前后径偏离中线,向一侧或两侧弯曲,或者局部形成突起引起鼻腔功能障碍并产生临床症状的一种疾病。

3．臭鼻征：萎缩性鼻炎患者鼻腔黏膜、骨质结构等遭到破坏后形成的脓痂经过细菌腐败发出奇特的臭味。

二、选择题

1．D　2．B　3．D　4．A　5．D

三、问答题

1．慢性单纯性鼻炎和慢性肥厚性鼻炎的比较如下。

（1）慢性单纯性鼻炎鼻塞呈间隙性、交替性，鼻涕稍多，呈黏液性，无闭塞性鼻音，嗅觉减退不明显；慢性肥厚性鼻炎鼻塞呈持续性，鼻涕不多，呈黏液性或黏脓性，不易擤出，可出现嗅觉减退、闭塞性鼻音。

（2）慢性单纯性鼻炎偶尔会出现全身反应如头痛、头昏、咽干、咽痛，无耳鸣、耳闭塞感；慢性肥厚性鼻炎则常出现全身反应，伴有耳鸣、耳闭塞感。

（3）慢性单纯性鼻炎下鼻甲黏膜肿胀，暗红色，表面光滑，柔软，有弹性，对麻黄碱有明显的反应；慢性肥厚性鼻炎下鼻甲黏膜肥厚，暗红色，表面不平，呈结节状或桑葚样，鼻甲肥大，硬实，无弹性。

（4）慢性单纯性鼻炎治疗以保守治疗为主，而慢性肥厚性鼻炎以手术治疗为主。

2．变应性鼻炎的典型症状：鼻痒、喷嚏、大量清水样鼻涕及鼻塞为主要临床特点。

3．鼻出血的病因：鼻出血的病因有鼻腔局部因素和全身因素。

（1）局部因素：鼻部外伤，鼻腔及鼻窦的炎症，鼻中隔病变，鼻腔、鼻窦及鼻咽部的良性肿瘤或恶性肿瘤。

（2）全身因素：

① 血液系统疾病：各种凝血功能异常的疾病，如血友病、白血病和大量应用抗凝药物后，还有血小板减少性紫癜、再生障碍性贫血等。

② 心血管系统疾病：如高血压、血管硬化和充血性心力衰竭等。

③ 急性发热性传染病：如流感、出血热、麻疹、疟疾、伤寒和传染性肝炎等。

④ 肝、肾等慢性疾病和风湿热等：肝功能损害可导致凝血因子缺乏而引起凝血功能障碍；尿毒症时由于肾功能不全导致体内毒素积聚，易导致小血管损伤；风湿热患者由于高热及鼻黏膜血管脆性增加而引起鼻出血。

⑤ 内分泌系统疾病：主要见于女性青春期或月经期，因内分泌失调，可发生鼻出血和先兆性鼻出血。

⑥ 其他：遗传性出血性毛细血管扩张症，还有营养障碍或维生素缺乏，磷、汞、砷、苯等化学物质中毒等都可影响凝血机制而致鼻出血。

处理方法如下。

（1）一般处理：消除患者的紧张情绪和恐惧感，予以安慰，使其镇静，必要时给予镇静剂。并嘱患者尽量勿吞咽血液，以免刺激胃部引起呕吐，并加重全身症状。一般出血或小量出血者取半卧位，大量出血疑有休克者，应取平卧位，并及时建立静脉通道，补充血容量，必要时输血。同时仔细检查鼻腔，必要时在鼻内镜下检查，明确出血部位及严重程度。在选择适宜的止血方法止血成功后，详细了解病史、出血诱因、出血量的多少，并做相应的检查以明确出血的病因，进一步治疗原发病。

(2) 常用止血方法如下。

① 简易止血法：出血量少者可用冷水袋或湿毛巾敷前额和后颈，以促使血管收缩减少出血；或用浸以1%麻黄碱生理盐水或0.1%肾上腺素的棉片置入鼻腔暂时止血，或同时压迫鼻翼数分钟。

② 烧灼法：适用于反复小量出血且有明确的出血部位或出血点者。其原理如下：破坏出血部位组织，使血管封闭或凝血。具体的烧灼方法如下：化学药物烧灼法、YAG激光、射频或微波等，因操作简单，烧灼温和，损伤小而常用。应用烧灼法止血前，先用浸有1%丁卡因和0.1%肾上腺素溶液的棉片麻醉和收缩出血部位及其附近黏膜。必要时可在鼻内镜下以双极电凝或电刀烧灼止血。

③ 填塞法：对于出血较剧、出血部位不明者或烧灼法效果不佳者可选用鼻腔填塞法止血。常用的填塞材料有凡士林油纱条、碘仿纱条、气囊或水囊等，现在新型的填塞材料有可吸收材料如淀粉海绵、明胶止血海绵或纤维蛋白绵等，不可吸收材料如膨胀海绵、藻酸钙纤维敷料等。当前鼻孔填塞法未能奏效时，则联合后鼻孔填塞法。填塞法的缺点是患者较痛苦，取出填塞物时对黏膜损伤较大，有再出血的可能。

④ 血管结扎法。

⑤ 血管栓塞法。

(3) 全身治疗：包括止血药物的辅助治疗，镇静剂的应用，高血压者给予降压处理，有贫血或休克者应纠正贫血或行抗休克治疗。

第十八章

一、名词解释

1. 腺样体面容：腺样体肥大的患儿因腺样体堵塞后鼻孔，引起长期鼻塞和张口呼吸，致使颅面骨发育异常，出现上颌骨变长、下颌下垂、唇厚、上唇上翘、下唇悬挂、面容呆板、反应迟钝。

2. OSAHS：睡眠呼吸暂停综合征是指成人于7 h的夜间睡眠时间内，至少有30次呼吸暂停，每次呼吸暂停时间至少10 s以上；或每小时呼吸暂停的平均次数即呼吸暂停指数大于5。睡眠呼吸暂停综合征有中枢型、阻塞型和混合型。由于上气道塌陷堵塞引起的呼吸暂停和低通气不足，称为阻塞性睡眠呼吸暂停低通气综合征(OSAHS)。

3. 咽异感症：在临床上常泛指除疼痛之外的各种咽部异常感觉或幻觉，如咽部瘙痒、紧迫感、烧灼感、附着感、球塞感、蚁行感、无进食困难的吞咽梗阻感等。中医学称为“梅核气”。

二、问答题

1. 临床上为了便于描述，常将扁桃体大小分为三度：Ⅰ度指扁桃体仅局限于扁桃体隐窝内，介于咽腭弓与舌腭弓之间；Ⅱ度指扁桃体超过咽腭弓但未到达中线；Ⅲ度指扁桃体肿大接近中线或两侧扁桃体几乎堵塞咽腔。

2. 急性扁桃体炎按其病理及临床表现分为如下两种：①急性卡他型扁桃体炎，为病毒感染所致。炎症仅局限于扁桃体表面黏膜，隐窝与实质无明显改变。咽痛程度不一，吞咽痛有轻有重，常伴有低热、头痛、身体乏力、食欲不振等全身症状。检查可见扁桃体充血、肿胀，扁桃体表面及隐窝无明显渗出物及脓点。②急性化脓性扁桃体炎，为细菌感染所致。炎症不仅侵犯扁桃体表面黏膜，并且深及扁桃体隐窝及实质。其症状较急性卡他型扁桃体炎更为严重。咽痛剧烈，吞咽时尤为明显，疼痛可向耳根部放射。本病常伴有严重的全身症状，如畏寒、高热、头痛、寒战、四肢酸软无力等。若为小儿患者，则可出现抽搐甚至惊厥、呕吐或昏睡等。检查见扁桃体肿大，表面充血，隐窝口有黄白色脓点，可融合成片状假膜，假膜仅局限于扁桃体表面，棉签轻擦可拭去，且无创面及出血。颌下淋巴结可扪及肿大、压痛。

第十九章

一、名词解释

1. 喉阻塞：喉部及邻近组织的病变致喉部呼吸通道发生堵塞，引起呼吸困难，故又称喉梗阻。是喉科常见急症之一。

2. 急性声门上喉炎：急性会厌炎，指发生于会厌且限于声门上的急性炎症。急性会厌炎起病突然且病情进展急速，死亡率极高，为喉科急重症之一。

3. 四凹症：喉阻塞时，空气不易通过声门进入肺部，由辅助呼吸的胸腹肌代偿，加强活动，扩张胸部，但肺叶不能相应膨胀，故胸腔内负压增加，将胸壁及其周围的软组织吸入，故出现胸骨上窝、锁骨上窝、胸骨剑突下或上腹部、肋间隙的吸气性凹陷，称为四凹症。

二、问答题

1. 喉阻塞的分度及其处理原则如下：为区分病情轻重，准确掌握治疗原则及手术时机，将喉阻塞引起的呼吸困难分为四度。

一度：安静时无呼吸困难表现，活动或哭闹时有轻度的吸气性呼吸困难、吸气性喘鸣和吸气性胸廓周围软组织凹陷。此时找出病因，针对病因治疗。一般不需进行气管切开。

二度：安静时也有轻度的吸气性呼吸困难、吸气性喘鸣和吸气性胸廓周围软组织凹陷。活动或哭闹时加重，但不影响进食及睡眠，无烦躁不安及缺氧症状。脉搏正常。在此阶段积极治疗病因，炎性疾病者可用抗生素及类固醇激素治疗，呼吸道异物尽早取出，一般不需气管切开，但应做好气管切开准备。喉部肿瘤需考虑进行气管切开。

三度：吸气性呼吸困难明显，吸气时喘鸣声响亮，四凹症显著，缺氧症状明显，出现烦躁不安、不易入睡、不愿进食等症状。三度时应严密观察病情，做好气管切开准备。若为炎症因素，可试用抗生素及类固醇激素和氧气吸入等治疗，如疗效不佳则需立即气管切开术。肿瘤患者需先进行气管切开，待呼吸困难缓解后再予以相关治疗。

四度：呼吸极度困难，出现严重缺氧，表现为坐卧不安，手足乱动，出冷汗，面色苍白或发绀,血压下降,大小便失禁,最后昏迷窒息甚或死亡。必须立即进行气管切开。若病情十分紧急,可先行环甲膜切开。

2. 与成人比较,小儿喉部的生理解剖特点如下。

(1)喉腔狭小,喉软骨柔软,黏膜与黏膜下层附着疏松,黏膜下富含淋巴组织和腺体,感染后黏膜肿胀,吸气时软骨内陷易引起喉梗阻。

(2)小儿机体抵抗力和免疫力不如成人。

(3)小儿咳嗽机能较差,下呼吸道的分泌物不易排出。

(4)小儿的神经系统不稳定,容易受到刺激发生喉痉挛。故小儿急性喉炎比成人严重得多,主要表现为阵发性犬吠样咳嗽,不同程度的吸气性呼吸困难、吸气性喘鸣和吸气期四凹症(胸骨上窝、锁骨上窝、肋间隙及剑突下软组织凹陷)。如治疗不及时,呼吸困难加重,此时患儿烦躁不安、面色苍白、口唇发绀、出汗、神志昏迷不清,最终呼吸、循环功能衰竭而死亡。

第二十章

一、选择题

1. A 2. B 3. D 4. E 5. C 6. B 7. C 8. A 9. C 10. A

二、问答题

1. 目前认为分泌性中耳炎的主要病因是咽鼓管功能障碍、中耳局部感染和变态反应等。

2. 传统上将慢性化脓性中耳炎分为单纯型、骨疡型和胆脂瘤型。

3. 化脓性中耳炎感染扩散的常见途径有经骨壁破损区、解剖通道或未闭合骨缝、血行途径扩散。

4. 梅尼埃病的主要诊断依据:①反复发作的旋转性眩晕,持续 20 min 至数小时,至少发作 2 次以上。常伴恶心、呕吐、平衡障碍,无意识丧失。可伴水平型或水平旋转型眼震。②至少 1 次纯音测听为感音神经性聋。早期低频听力损失,听力波动,随病情进展听力损失逐渐加重。③间歇性或持续性耳鸣,眩晕发作前后多有变化。④耳胀满感。⑤排除其他病变引起的疾病。

5. 非遗传性获得性感音神经性聋常见临床类型:药物性聋、特发性聋、老年性聋、创伤性聋、感染性聋、全身系统性疾病相关性聋等。

第二十一章

一、名词解释

脑脊液鼻漏:脑脊液经破裂或缺损的蛛网膜、硬脑膜和颅底骨板流入鼻腔或鼻窦,再经前鼻孔或鼻咽流出。

二、问答题

1. 鼻骨骨折的诊断要点:

（1）有外伤史。

（2）鼻出血、外鼻畸形。

（3）鼻骨侧位 X 线片检查提示鼻骨骨质不连续。

2. 支气管、气管异物处理：

气管、支气管异物是危及患者生命的急症，及时诊断，尽早取出异物，以保持呼吸道通畅。气管、支气管异物可经直接喉镜或支气管镜经口腔，或在个别情况下经气管切开取出异物，这是治疗气管、支气管异物最有效的方法。对于支气管深部细小异物，可通过纤维支气管镜取出。极个别通过支气管镜确实无法取出的异物，可行开胸手术、气管切开取出异物。

第二十二章

一、填空题

1. 咽隐窝　放疗

二、问答题

1. 鼻咽癌的临床表现如下。

（1）鼻部症状：早期为涕中带血或回吸性血涕。当肿瘤堵塞后鼻孔或侵入鼻腔后部时，出现鼻塞，并随着肿瘤的增大而进行性加重。

（2）耳部症状：肿瘤堵塞或压迫咽鼓管口，可出现听力减退、耳鸣、耳闷胀感或鼓室积液。

（3）颅内转移症状：肿瘤经破裂孔向颅内转移，出现头痛、面部麻木、复视、上睑下垂、眼球运动障碍或固定、视力减退甚至失明。

（4）咽及喉部症状：由于颈部淋巴结转移肿块压迫穿出颅底的Ⅳ～Ⅶ脑神经，而发生软腭瘫痪、吞咽困难、声嘶、患侧舌肌瘫痪与萎缩等。

（5）颈淋巴结转移症状：鼻咽癌首先转移到颈深淋巴结上群。

（6）远处转移：转移至身体其他部位而出现相应症状。

2. 鼻咽癌的治疗原则：鼻咽癌以放疗为主，可辅助化疗与中医中药疗法。只有在下列情况下才考虑手术治疗：①放疗后复发或尚有病灶残留；②肿瘤对放射线不敏感；③放疗无效的颈部转移病灶。

3. 鼻咽血管纤维瘤的治疗方法：以手术切除为主。术前可采取放疗、雌激素治疗、血管结扎及介入治疗等手段来减少术中出血。

4. 喉癌的扩散转移途径：晚期喉癌可通过直接扩散、淋巴转移和血行转移等途径扩散转移。

5. 喉癌分为声门上癌、声门癌和声门下癌三型。

（1）声门上癌：早期为喉部异物感或不适感。稍晚期出现咳嗽、痰中带血、喉痛，还可出现颈部转移性肿块，多无声嘶。晚期出现呼吸困难、声嘶和吞咽痛。

（2）声门癌：最多见，部位多在一侧声带的前、中 1/3，早期出现声嘶，逐渐加重。晚期因癌肿较大，患侧声带固定，致声门裂狭窄，发生呼吸困难，甚至窒息。

（3）声门下癌：早期可无症状。发展到侵及声带时，发生声嘶。晚期则出现呼吸困难及颈部淋巴结转移。

参 考 文 献

[1] 瞿佳. 眼科学[M]. 北京:高等教育出版社,2009.

[2] 彭志源. 医院临床眼科技术操作规范[M]. 合肥:安徽音像出版社,2007.

[3] 苏启明. 眼耳鼻喉口腔科学[M]. 4版. 北京:人民卫生出版社,2002.

[4] 樊明文. 牙体牙髓病学[M]. 3版. 北京:人民卫生出版社,2008.

[5] 王斌全,龚树生. 眼耳鼻喉口腔科学[M]. 6版. 北京:人民卫生出版社,2011.

[6] 卢爱工,张敏. 眼耳鼻咽喉口腔科护理学[M]. 2版. 西安:第四军医大学出版社,2012.

[7] 惠延年. 眼科学[M]. 6版. 北京:人民卫生出版社,2004.

[8] 赵堪兴,杨培增. 眼科学[M]. 7版. 北京:人民卫生出版社,2011.

[9] 褚仁远. 眼病学[M]. 2版. 北京:人民卫生出版社,2011.

[10] 席淑新. 眼耳鼻咽喉口腔护理学[M]. 2版. 北京:人民卫生出版社,2006.

[11] 刘家琦,李凤鸣. 实用眼科学[M]. 2版. 北京:人民卫生出版社,2005.

[12] 王勤美. 屈光手术学[M]. 2版. 北京:人民卫生出版社,2011.

[13] 刘家琦,李凤鸣. 实用眼科学[M]. 3版. 北京:人民卫生出版社,2010.

[14] 田勇泉. 耳鼻咽喉头颈外科学[M]. 7版. 北京:人民卫生出版社,2009.

[15] 黄选兆. 实用耳鼻咽喉头颈外科学[M]. 北京:人民卫生出版社,2008.

[16] 王正敏,陆书昌. 现代耳鼻咽喉科学[M]. 北京:人民军医出版社,2001.

[17] 田勇泉. 耳鼻咽喉-头颈外科学[M]. 6版. 北京:人民卫生出版社,2004.

[18] 韩德明. 耳鼻咽喉头颈外科学[M]. 北京:高等教育出版社,2005.

[19] 马秀岚. 耳鼻咽喉科鉴别诊断学[M]. 北京:军事医学科学出版社,2003.

[20] 于萍,王荣光. 嗓音疾病与嗓音外科学[M]. 北京:人民军医出版社,2009.

[21] 孔维佳. 耳鼻咽喉科头颈外科学[M]. 2版. 北京:人民卫生出版社,2010.

[22] 张志愿. 口腔科学[M]. 7版. 北京:人民卫生出版社,2008.

[23] 皮昕. 口腔解剖生理学[M]. 6版. 北京:人民卫生出版社,2007.

[24] 邱蔚六. 口腔颌面外科学[M]. 6版. 北京:人民卫生出版社,2008.

彩 图

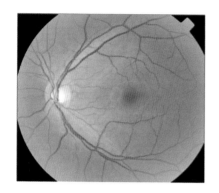

彩图 1　正常眼底图

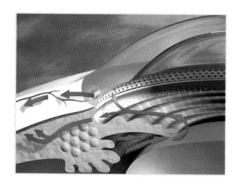

彩图 2　房水循环途径示意图

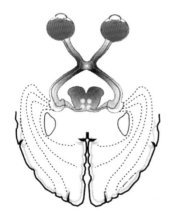

彩图 3　视路示意图

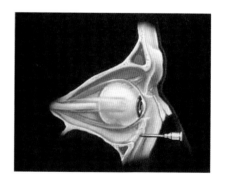

彩图 4　球后注射

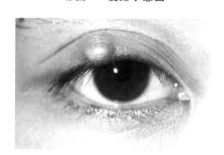

彩图 5　外睑腺炎,睑缘皮肤局部红肿、硬结

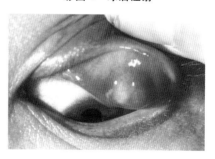

彩图 6　内睑腺炎,睑结膜面可见硬结

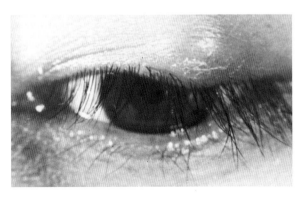

彩图 7 睑板腺囊肿

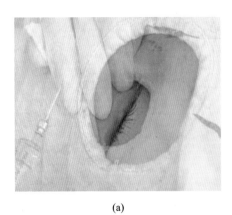

(a)

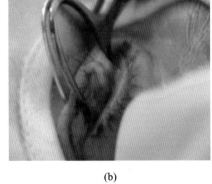

(b)

彩图 8 睑板腺囊肿手术切除

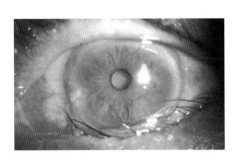

彩图 9 睑内翻和倒睫

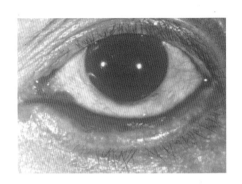

彩图 10 睑外翻,下睑结膜充血肥厚

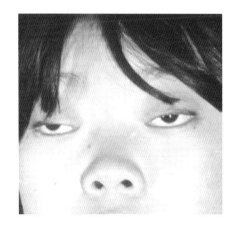

彩图 11　上睑下垂

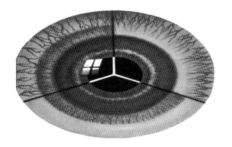

彩图 12　三种类型充血

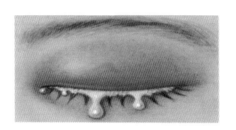

彩图 13　睑裂大量脓性分泌物,睑缘红肿

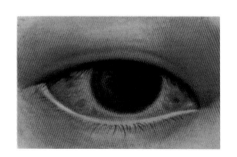

彩图 14　结膜下出血

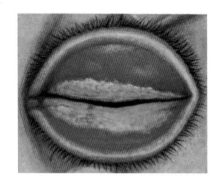

彩图 15　真膜和伪膜

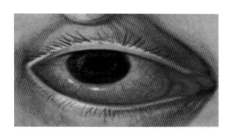

彩图 16　球结膜水肿

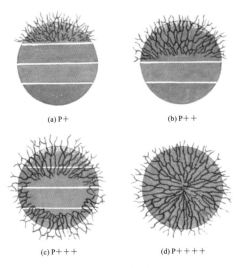

(a) P＋

(b) P＋＋

(c) P＋＋＋

(d) P＋＋＋＋

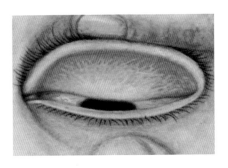

彩图 17　结膜瘢痕

彩图 18　沙眼角膜血管翳

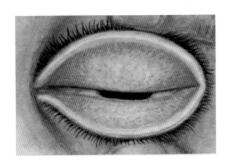

彩图 19　沙眼睑结膜瘢痕

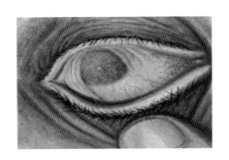

彩图 20　实质性角结膜干燥症

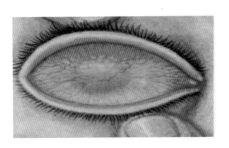

彩图 21　沙眼角膜血管翳，角膜混浊

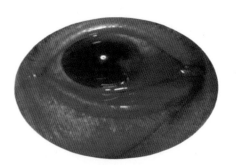

彩图 22　进行期翼状胬肉（充血明显，
组织肥厚，头部角膜浸润）

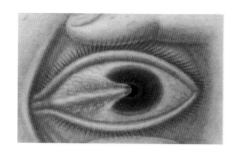

彩图 23　静止期翼状胬肉(血管稀疏,组织菲薄)

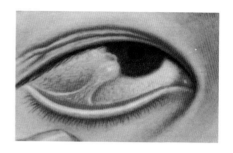

彩图 24　假性胬肉(本例为烧伤所致睑球粘连)

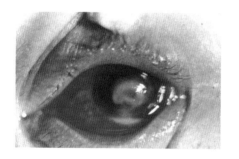

彩图 25　细菌性角膜炎(革兰氏阳性菌)

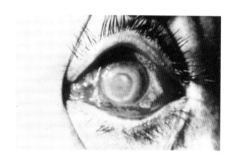

彩图 26　铜绿假单胞菌性角膜炎早期

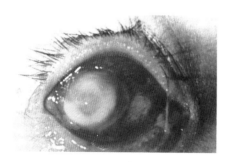

彩图 27　铜绿假单胞菌性角膜炎中期

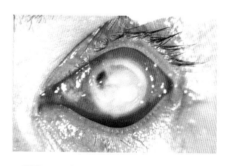

彩图 28　铜绿假单胞菌性角膜炎晚期

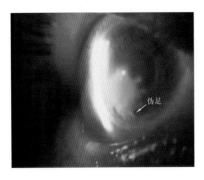

彩图29 真菌性角膜炎(可见伪足)

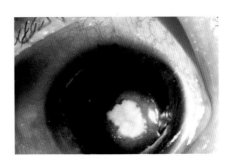

彩图30 病灶边缘不整齐,周边免疫环明显

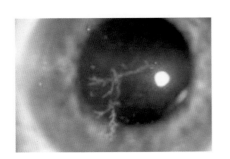

彩图31 树枝状角膜炎

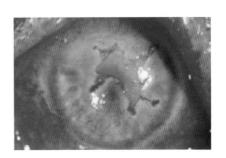

彩图32 地图状角膜炎

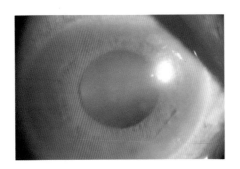

彩图33 原发性急性闭角型青光眼急性发作期

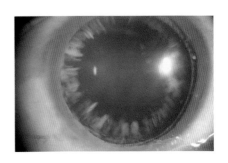

彩图34 初发期皮质性白内障

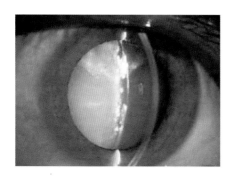

彩图 35　膨胀期皮质性白内障

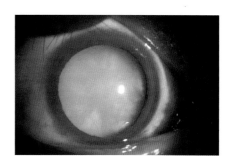

彩图 36　成熟期皮质性白内障

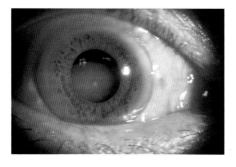

彩图 37　过熟期皮质性白内障

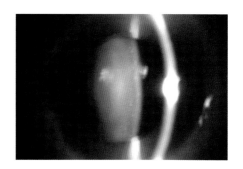

彩图 38　核性白内障

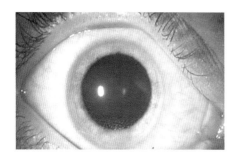

彩图 39　角膜后沉着物(羊脂状)

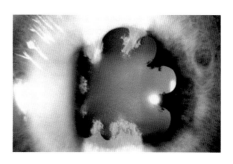

彩图 40　花瓣样瞳孔

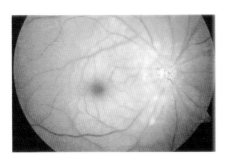

彩图 41　视网膜中央动脉阻塞

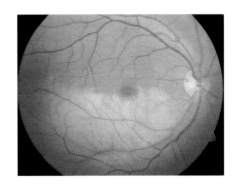

彩图 42　视网膜分支动脉阻塞

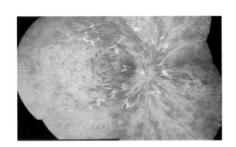

彩图 43　视网膜中央静脉阻塞

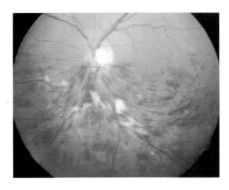

彩图 44　视网膜分支静脉阻塞

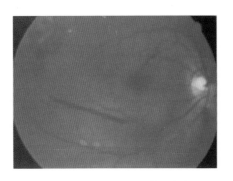

彩图 45　特发性视网膜血管炎

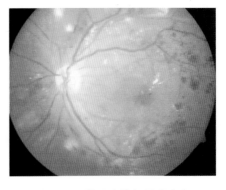

彩图 46　糖尿病性视网膜病变

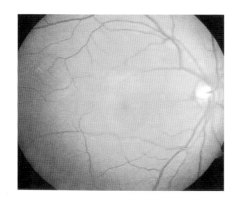
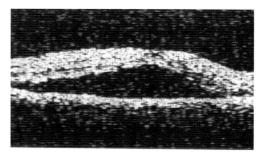

彩图 47　中心性浆液性脉络膜视网膜病变　　彩图 48　　中心性浆液性脉络膜视网膜病变 OCT 图

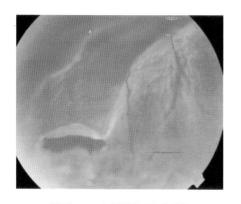
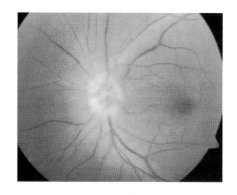

彩图 49　孔源性视网膜脱离　　　　　　　彩图 50　　视盘炎

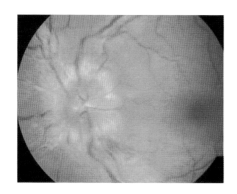
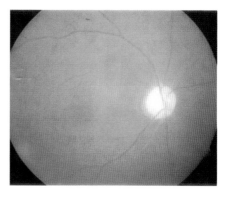

彩图 51　视盘水肿　　　　　　　彩图 52　视神经萎缩